药物化学（第3版）

孟繁浩　主编

U0214217

清华大学出版社
北京

内 容 简 介

本教材根据教育部制定的高等教育药学专业高职高专培养目标,在内容、章节组织和编写等方面紧扣高职高专药学专业培养目标,坚持"三基""五性"原则,在章节安排上与国内现行的执业药师考试接轨,突出针对性、新颖性、特色性和实用性。在编写上注意药物化学与相关学科的衔接与相互渗透,力求取材适当,循序渐进,密切联系生产实际。增加了思政内容和数字内容,相关案例、知识拓展、短视频、习题与参考答案等以二维码形式体现,可以扫码阅读学习。全书共计 23 章。该教材可供药学、药物制剂、临床药学、中药学、制药工程、医药营销等药学类专业高职高专学生教学使用,也可以作为执业药师资格考试、临床药师培养以及相关科研人员的参考书。

图书在版编目(CIP)数据

药物化学 / 孟繁浩主编. -- 3 版. -- 北京 : 清华大学出版社,2025. 3. -- ISBN 978-7-302-68402-2

Ⅰ. R914

中国国家版本馆 CIP 数据核字第 2025XZ5284 号

责任编辑:罗 健
封面设计:刘艳芝
责任校对:李建庄
责任印制:刘海龙

出版发行:清华大学出版社
   网 址:https://www.tup.com.cn, https://www.wqxuetang.com
   地 址:北京清华大学学研大厦 A 座   邮 编:100084
   社 总 机:010-83470000   邮 购:010-62786544
   投稿与读者服务:010-62776969, c-service@tup.tsinghua.edu.cn
   质量反馈:010-62772015, zhiliang@tup.tsinghua.edu.cn
印 装 者:天津安泰印刷有限公司
经 销:全国新华书店
开 本:185mm×260mm 印 张:15.5   字 数:375 千字
版 次:2011 年 9 月第 1 版 2025 年 3 月第 3 版 印 次:2025 年 3 月第 1 次印刷
定 价:59.80 元

产品编号:098898-01

编委会名单

主　编　孟繁浩

副主编　张廷剑　梁经纬　孙驰宇

编　委　（按姓氏拼音排序）

高志超（辽宁省肿瘤医院）

宫帼唯（遵义医科大学珠海校区）

李洪雷（南京医科大学康达学院）

梁经纬（海南医学院）

刘　然（深圳职业技术大学）

刘凯利（济宁医学院）

孟繁浩（中国医科大学）

孙驰宇（沈阳医学院）

王　新（齐鲁医药学院）

杨晓娟（新乡学院）

张　毅（安徽新华学院）

张廷剑（中国医科大学）

张星海（济南市中心医院）

第3版
前言

高等医药教育担负着培养医药人才和促进生产力发展的艰巨任务和重要责任。本教材是在前2版《药物化学》的基础上，通过调整、更新编写而成的。本教材的编写充分考虑到高职高专药学专业人才培养的目的与需求，同时参考最新版《中华人民共和国药典》和执业药师考试的相关要求，从实际出发，以培养具备实用能力的药学人才为目的，重点提高学生分析问题和解决问题的能力，以实现高职高专高等教育的培养目标。

本教材主要供药学、药物制剂、临床药学、中药学、制药工程、医药营销等药学类专业高职高专学生教学使用，也可以作为执业药师资格考试、硕士研究生入学考试、临床药师培养以及相关科研人员的参考书。

本教材根据教育部制定的高等教育药学专业高职高专培养目标，在内容、章节组织和编写等方面紧扣高职高专药学专业培养目标，坚持"三基""五性"原则，在章节安排上与国内现行的执业药师考试接轨，突出针对性、新颖性、特色性和实用性。编写过程中力求取材适当，循序渐进，密切联系生产实际。全书按药物作用的靶点或药效分类，以药物化学结构与生物活性的关系为主线，讨论了药物的结构和性质、药物与机体的相互作用、药物作用的分子机制、药物在体内的代谢过程、药物的毒性和副作用等，简述了各类药物的构效关系。在编写上注意药物化学与相关学科的衔接与相互渗透，论述了各类药物的发展，特别是新结构类型药物的研究进展，反映当代药物化学研究与开发的最新成果。增加了思政内容和数字内容，相关案例、知识拓展、短视频、习题与参考答案等以二维码形式体现，可以扫码阅读学习。

在本教材编写过程中，中国医科大学和清华大学出版社给予了大力支持，参考并借鉴了许多国内外相关教材和资料，在此一并表示衷心的感谢。限于编者的水平和经验，书中难免存在疏漏和错误，恳请广大读者和同仁提出宝贵意见。

中国医科大学　孟繁浩
2025 年 1 月于沈阳

目 录

第一章

绪　论

学习重点

1. 掌握药物化学研究的内容和任务。
2. 熟悉药品的质量和生产管理规范,熟悉药物的命名方法和命名原则。
3. 了解药物化学的发展过程。

第一节　药物化学的研究内容和任务

药物是指用于预防、治疗、诊断疾病,或为了调节人体某种功能的物质。根据药物的来源和性质的不同,药物可分为天然药物(中药)、化学药物和生物药(生物制品)。其中,化学药物是目前临床应用中主要使用的药物,也是药物化学研究的主要对象。化学药物可以是无机矿物质、合成有机化合物、从天然产物中分离得到的有效成分,或者通过发酵方法得到的抗生素等。

药物化学(medicinal chemistry)是建立在多种化学学科和生命科学学科基础上,连接化学与生命科学并使其融合为一体的交叉学科。药物化学是一门发现与开发新药、设计和合成化学药物、阐明药物的化学性质、研究药物分子与机体生物大分子之间相互作用规律以及药物的化学结构与生物活性(如药理活性、毒性等)之间的关系(构效关系,structure-activity relationship,SAR)等多方面的综合性学科,是药学领域中的重要学科。随着现代科学技术的快速发展,特别是近年来信息学、计算机科学及分子生物学等学科的发展充实了药物化学的内容,使其成为一门极具生机与活力的朝阳学科。

药物化学的研究内容主要是分子之间的相互作用及其所引起的生物效应。具体包括基于生命科学研究揭示的药物作用靶点(受体、酶、离子通道、核酸等),参考其内源性配体或底物的结构特征,设计新的药物结构分子;通过各种途径和技术寻找先导化合物(如内源性活性物质、活性代谢物、天然有效成分等),并对其进行结构改造和优化;研究药物的合成、工艺及稳定性;研究药物与生物大分子相互作用的方式及其在生物体内吸收、分布和代谢的规律及代谢产物;研究化学药物的构效关系;利用现代信息学和计算机技术,进行计算机辅助药物设计(computer-aided drug design,CADD)等。

随着社会生产力的不断提升,人类对药物的需求也日益增长。一方面,我们对药物的要求变得更加严格；另一方面，由于药物耐药性的增加以及新兴疾病的出现，如艾滋病（获得性免疫陷综合征，acquired immune deficiency syndrome，AIDS）、非典型肺炎（severe acute respiratory syndrome，SARS）、疯牛病（牛海绵状脑病，bovine spongiform encephalopathy，BSE）和甲型流感（hemagglutinin 1 neuraminidase 1，H1N1）等，我们迫切需要研发出相应的药物，以应对这些疾病对人类的威胁。因此，药物研究变得尤为重要，我们需要不断努力，寻求新的治疗方法，以维护人类的健康与安全。药物化学在小分子药物研究与开发中起到了极其重要的作用。一般而言，一个新药从最初设想到上市，需要12～15年的时间，所需费用高达8亿～12亿美元。

第二节　药物化学的近代发展

任何学科的形成和发展都与当时的科学技术水平、经济建设要求以及相关学科的促进密不可分。人类对自然的探索和认识是一个永无止境的过程。人们品尝存在于生活环境中的各种植物（如神农尝百草的传说），发现其中有些植物能够带来舒适感或者具有明确的治疗效果，于是将其作为药物使用；同时，一些植物也被用于打猎、战争或其他特别用途，因为它们具有毒性作用。通过反复实践，其相应的作用就得到肯定，而相应的物质就成了以后人们用来解除某种痛苦的药物。

1803年，F. Sertürner（1783—1841年）尝试从鸦片中提取其主要成分，并将其命名为morphium（吗啡），然后用几只家养的小狗及自己做了生物学功能试验；1925年，Robert Robinson确定了吗啡的结构式；1826年，默克公司将吗啡作为药物开始进行商业化生产；1952年人们最终成功地全合成了吗啡。此后，药物化学家们通过结构改造和构效关系的研究，开发了一系列结构简单、合成简便、疗效更好、各具特色的类似物（如哌替啶）。F. Sertürner对鸦片主要成分的研究标志着一个新学科——药物化学的诞生，同时也标志着药物研究与开发新时代的来临，随后一个接一个的生物碱被分离出来（表1-1）。这些活性成分的分离和鉴定，说明天然产物中所含的化学物质是其产生治疗作用的物质基础，不仅为临床应用提供了准确适用的药品，而且也为现代药物化学的发展奠定了基础。

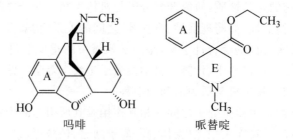

吗啡　　　　　　哌替啶

表 1-1　生物碱的发现与分离

年代	名　称	作　用
1803	吗啡（morphine）	镇痛
1817	那可汀（narcotine）	镇咳
1817	吐根碱（emetine）	止吐；治疗阿米巴痢疾
1818	士的宁（马钱子碱，strychnine）	兴奋中枢神经

续表

年代	名　　称	作　　用
1818	藜芦碱(西伐丁,cevadine)	降血压
1819	秋水仙碱(colchicine)	痛风
1820	咖啡因(caffeine)	兴奋中枢神经
1820	奎宁(quinine)	疟疾
1827	毒芹碱(coniine)	杀虫
1828	尼古丁(烟碱,nicotine)	杀虫
1831	乌头碱(aconitine)	强心
1832	可待因(codeine)	镇咳
1833	阿托品(atropine)	解痉
1833	蒂巴因(thebaine)	镇痛
1842	可可碱(theobromine)	兴奋中枢神经
1848	罂粟碱(papaverine)	扩张血管
1851	胆碱(choline)	神经递质
1860	可卡因(cocaine)	麻醉
1870	毒蕈碱(muscarine)	兴奋神经

除了在植物中提取分离活性物质外,人们也开始从有机化合物中寻找可以用作药物的活性物质,并且相应的研究工作十分有效。1832 年,Charles Gergardt 将水杨酸与另一种化学品混合得到了一个新的化合物,但是反应很慢,需要很长时间才能完成,因此没有继续深入研究;1897 年,Felix Hoffmann 在试图寻找某种药物来减轻他父亲的关节疼痛的过程中,对 Charles Gergardt 的试验进行了重复,结果发现了乙酰水杨酸(阿司匹林);1899 年,阿司匹林作为解热镇痛药上市,1915 年,阿司匹林片剂已经作为非处方药销售,并且阿司匹林的新用途还在不断地被发现。阿司匹林是人类历史上第一个用化学方法对天然产物进行改造而得到的药物,阿司匹林的成功上市,标志着药物化学的研究由原来的天然产物提取分离,又增加了新的研究内容——半合成研究,现代药物化学从此得到了迅速的发展。

继阿司匹林之后,特别是在 20 世纪 20 至 30 年代,涌现出了各种药物,如麻醉药、镇静药、镇痛药、非甾体抗炎药等。这些药物实际上都与人们的主观感觉有关,以人类本身的体验作为药效的根据。在此期间,构效关系研究也开始在药物化学中起步,人们开始探索药物的药效团(pharmacophore),并对复杂的天然产物进行结构改造和修饰,以寻找其结构简化类似物。如普鲁卡因是对可卡因进行结构改造而成功得到的局部麻醉药,这种研究模式至今仍是一种有效的新药研究手段。

阿司匹林	普鲁卡因	青霉素

微生物学的发展,也进一步推动了药物化学的发展。1928 年,Alexander Fleming 在实验中偶然发现了人类第一个抗生素——青霉素。青霉素的发现开辟了抗生素药物的新纪元,为医学治疗领域上带来了一次革命。数十年来,青霉素拯救了无数肺炎、脑膜炎、脓肿、

败血症患者的生命，其医用价值至今仍不可估量。青霉素的出现促使人们开始从真菌和其他微生物中分离和寻找抗生素，同时开展了半合成抗生素的研究；随着四环素、链霉素、氯霉素、红霉素等类型抗生素的相继问世，特别是链霉素的发现，使得当时认为是不治之症的结核病得以攻克，是药物化学对人类的重要贡献之一。抗生素和半合成抗生素目前已成为临床应用的主要抗感染药物。

在药物研究与开发的方法上，试验模型逐步从人类本身转到动物及动物的器官上；特别是从1933年以后，随着磺胺类药物的出现，生物活性的研究进入了细胞水平，逐步形成了一套完整的新药研究系统，从而使药物安全性与有效性得到了保障。磺胺类药物的发现，为细菌感染性疾病的治疗提供了很好的药物，同时也为化学治疗药物的发展奠定了牢固的基础。在磺胺类药物研究与开发中，总结出了许多有价值的药物化学原理，如电子等排原理、立体选择原理、定量构效关系等，这些基本原理至今还在实践中被广泛应用。

随着生命科学研究的深入，人们逐渐认识到体内存在的微量生物活性物质在体内扮演着重要角色，对调节体内功能和维持生命起到非常重要的作用。20世纪30年代内源性活性物质的研究取得了突破性进展，如利用动物性器官和孕妇尿作为原料提取制得甾体激素；50年代发现皮质激素具有广泛的抗炎免疫抑制作用；60年代发现甾体口服避孕药；80年代后期发现一氧化氮在体内的重要作用，并在此基础上开展了对NO供体和NO合成酶抑制剂的研究。

20世纪60年代，随着细胞及分子生物学研究取得的重要进展，以酶或受体为靶标而设计的一系列新类型药物研制成功，如β受体拮抗剂盐酸普萘洛尔于1964年上市，钙通道阻滞剂硝苯地平于1979年上市，血管紧张素转换酶抑制剂卡托普利于1981年上市，为心脑血管疾病的治疗提供了有效的药物。

20世纪80年代以后，随着人类基因组、蛋白质组和生物芯片等研究的深入，大量与疾病相关的基因被发现，这给新药设计提供了更多的作用靶点；新的药物作用靶点一旦被发现，往往会成为一系列新药发现的突破口。与此同时，新药的设计和研究，由单纯的化学方法向以生物学为导向、化学和分子生物学相结合的方向发展。

我国的药物化学基础薄弱，基本上是从头开始逐步发展壮大。1949年中华人民共和国成立后，化学制药工业得到较快的发展，尤其是在改革开放以后得到迅速发展，现已形成了教学、科研、生产、质控、市场营销等比较全面的医药工业体系。我国现有医药工业企业3600多家，可以生产化学原料药近1500种，总产量40多万吨，已成为世界第二大药品生产国。

知识扩展
1-1

知识扩展
1-2

我国初期的药物研究与开发战略是创仿结合、仿制为主。实践证明，这是一条正确的道路。我国因而实现了以较少的投入、较快的速度将我国的医药发展水平提高到全球的前列。20世纪90年代初期，我国实施了药品专利法和药品行政保护。经过几十年的发展，我国药品研究与开发逐步过渡到了全面创新时代，其中药物化学工作者的贡献功不可没。

第三节　药品的质量和生产管理规范

药物是一种特殊的商品，药物质量的优劣直接影响人们的身体健康和生命安全，"安全有效、质量可控"是药品研究、生产必须遵循的原则。特别是在药物的研究与开发阶段，需要对其质量进行系统、深入的研究，制定出科学、合理、可行的质量标准，并不断地修订和完善，以控制药物的质量，保证药物在有效期内安全有效。

　　各个国家为确保药物质量,均制定了各自的药品质量标准,药典是国家控制药品质量的标准,具有法律约束力。因此,药典在保障人民用药安全和有效、保证和提高药品质量、促进药物研究等方面,都具有重要作用。我国于 1953 年制定和颁布了《中华人民共和国药典》,自 1985 年以后每 5 年重新修订出版一次。此外,《药品注册标准》和《药品卫生标准》等也是具有法律效力的药品标准。未列入国家药典的药品,按国家有关药品标准执行。

　　药品质量标准是根据药品的理化性质和生物学性质而制定的,并用以检测该(批号)药品的质量是否达到要求的技术规定,药品质量标准应能准确地反映药品的全面特征。因此,在制定药品质量标准的过程中,除了药品本身外,还要考虑药品的来源、工艺、生产和贮运过程中的各个环节。

　　含量分析：药物有效成分的含量是反映药物纯度的重要标志,而药物中存在的杂质可能影响药物的疗效并且可能是导致毒副作用的根源。药物的杂质是指在生产和贮存过程中引入或产生的药物以外的物质,包括由于分子手性的存在而产生的非治疗活性的光学异构体等,所以质量好的药物应该是达到一定的纯度且杂质的量越少越好。但考虑到完全除去杂质的困难性以及除去杂质增加的生产成本等因素,一般情况下,在不影响药物疗效和人体健康的前提下,允许存在一定量的杂质。

　　药品的生物效价：对于某些药品,当理化性质或者其他测试不能全面反映其质量时,可以用生物效价来进行检测。生物测定的重要作用在于它提供了产品生物效价的信息,可评价批与批之间的稳定性和一致性,并监测不曾预料、不易发现的构象变化。

　　生物等效性：理论上,不管是何种剂型,如果有等量的药物有效成分到达体内的作用位点,则会产生相同的药效或临床效果,即它们在功效和安全性方面是等同的,这就是生物等效性。但是,仅仅含有等量药物有效成分的不同剂型的药物,并不一定是生物等效的。这是因为制剂组分上的任何变化都可能会影响药物在体内的吸收、分布、代谢和消除,从而可能会对药物的安全性、耐受性产生显著的影响。

　　目前,各国对药品的生产过程一般都有严格的控制。中国药品生产需要符合《药品生产质量管理规范》(Good Manufacturing Practice of Medical Products,GMP),GMP 对各类药物的各个生产环节进行了明确、详细的规定。

　　药物的安全评估主要在临床前研究阶段及临床阶段系统进行,即非临床安全评估与临床安全评估。药品的非临床安全评估是指在实验室条件下进行的各种毒性试验,其中包括急性毒性试验、长期毒性试验、生殖毒性试验、致突变试验、致癌试验、各种刺激性试验、依赖性试验及与评价药品安全性有关的其他毒性试验。新药非临床安全性评价对判断新药能否进入人体临床研究,预测临床研究的风险程度和为临床研究提供重要的安全性依据起着举足轻重的作用。药品的非临床安全评估需要严格遵循药物非临床研究质量管理规范(Good Laboratory Practice of Drug,GLP)进行。

　　临床安全评估通常分为Ⅰ、Ⅱ、Ⅲ和Ⅳ期,需要严格遵循药物临床研究质量管理规范(Good Clinical Practice,GCP)进行。新药临床安全性评价贯穿临床试验各个阶段,在临床试验期间出现的不良事件,不管是否与试验用药有关,研究者均应在原始记录中记录该不良事件,并转抄至病例报告中。如果怀疑与药物有关(药物不良反应),必须迅速向药品监督管理部门报告。

　　对于已经上市的药物,如果发现问题也有可能暂停销售、召回或者取消上市。医药企业应该具有对其产品负责任的意识,并以此建立企业的信誉。默沙东公司自主召回"万络"

(Vioxx)就是一个很好的例子。万络（罗非昔布）于1999年获得美国食品药品监督管理局(Food and Drug Administration, FDA)批准,作为缓解骨关节炎疼痛和炎症以及成人痛经药物而上市;2000年6月默沙东公司的一项安全研究报告称,与萘普生相比,万络有递增严重心血管疾病的风险,主要包括心脏病发作和脑卒中;2002年4月在万络标签上增加了心血管意外风险的信息;2004年9月默沙东公司权衡利弊,最终做出了自愿召回万络的决定。

第四节　药物的名称

大部分药物都有3个名称:化学名、通用名和商品名。

化学名:药物的化学名是准确的系统名称,英文化学名是国际通用的名称,它符合由国际纯粹化学和应用化学联合会(International Union of Pure and Applied Chemistry, IUPAC)制定的命名规则,但一般药物的化学名非常冗长。现在多以美国化学文摘(chemical abstracts, CA)为依据,对药物认定其基本母核,其他部分均将其看成是取代基。如镇痛药盐酸哌替啶（pethidine hydrochloride)的英文化学名为1-methyl-4-phenyl-4-piperidine-carboxylic acid ethyl ester hydrochloride,中文化学名为1-甲基-4-苯基-4-哌啶甲酸乙酯盐酸盐。

通用名:也称为国际非专利药品名称(International Nonproprietary Name, INN),是世界卫生组织(World Health Organization, WHO)推荐使用的名称。一个药物只有一个药品通用名,不受专利和行政保护,是所有文献、资料、教材以及药品说明书中标明的有效成分的名称,药品通用名也是药典中使用的名称。我国药典委员会编写的《中国药品通用名称》是中国药品通用名称(China Approved Drug Names, CADN)命名的依据,基本是以世界卫生组织推荐的INN为依据,结合我国具体情况而制定的;中文名尽量和英文名相对应,可采取音译、意译或音译和意译相结合,以音译为主。如盐酸哌替啶就是通用名。INN中对同一类药物常采用同一词干,CADN对这种词干规定了相应的中文译文,这种命名方法给医学或药学工作者记忆及使用带来了方便。

商品名:药品作为商品,是制药企业的产品,商品名和商标一样可以进行注册和申请专利保护;药品的商品名是制药企业为保护自己所开发产品的生产权和市场占有权而使用的名称,商品名只能由该药品的拥有者和制造者使用,代表着制药企业的形象和产品的声誉。因此,含有相同药物活性成分的药品在不同的国家可能以不同的商品名销售,即使在同一个国家由于生产厂商的不同也会出现不同的商品名。按照中国新药评审的要求,对商品名有一些要求,如商品名不能暗示药物的作用和用途,应高雅、规范、简易顺口等。

习题及参考答案

（孟繁浩）

第二章

药物的化学结构与生物活性

学习重点

1. 掌握药物物理化学性质、键合特性、立体结构及官能团对药效的影响；掌握生物电子等排原理、前药、硬药和软药对药效的影响。

2. 熟悉药物在体内的生物转化反应(氧化、还原、水解等)和结合反应(与葡萄糖醛酸、磺酸、氨基酸、谷胱甘肽的结合,乙酰化、甲基化结合等)。

3. 了解药物结构修饰的作用及常用方法(酯化和酰胺化、成盐、成环和开环修饰等)。

药物分子在体内的作用过程通常分成三个时相,即药剂相(pharmaceutical phase)、药代相(pharmacokinetic phase)和药效相(pharmacodynamic phase)。药剂相是药物在体内作用的初始过程,决定用药的效率。药代相可分为吸收、分布、生物转化和排泄四个阶段,构成了机体在时间和空间上对药物的作用和处置。药效相是药物在作用部位与受体发生相互作用,通过刺激或放大作用、级联反应或直接引发生物体的物理或化学变化,导致宏观上可以观测到的药效或毒性效应。当药物与疾病相关的靶标发生作用,产生所希望的药效,即获得治疗效果;如与正常组织作用,产生的不良反应,即为毒性。

影响这三个时相最根本的因素是药物的化学结构,即化学结构决定药物的生物活性。通过对药物的化学结构进行改造和修饰,可以改善药物的吸收情况,延长药物的作用时间,降低药物毒副作用,提高药物生物利用度。研究药物的化学结构与生物活性的内在关系,简称构效关系(structure-activity relationship,SAR),是药物化学中的一项重要内容。

第一节　药物的化学结构与药效

药物按作用方式可分为结构特异性药物和结构非特异性药物。结构非特异性药物的药理作用主要受其理化性质的影响,而与其化学结构类型关系较少。结构特异性药物的药理作用依赖于药物分子特异的化学结构,该化学结构与受体相互作用后才能产生生物活性,因此化学结构的变化会直接影响其药效。大部分药物属于结构特异性药物。

药物在体内的药效主要决定于两个因素:一是药物在作用部位的浓度;二是药物与受体的相互作用。药物必须以一定浓度到达作用部位才能产生药效。药物在体内的转运过程影响药物到达作用部位的浓度,而转运过程则以药物的理化性质和结构为基础。药物与受体的相互作用主要依赖于药物的化学结构。药物与受体产生相互作用，首先应在立体结构上互补或在电荷分布上相匹配，其次要通过适当的键合作用进行结合，形成药物-受体复合物。因此，药物的理化性质、立体结构、电荷分布和键合特性都与药物的药效密切相关。

一、药物的理化性质对药效的影响

药物的理化性质如溶解度、脂水分配系数、解离度等均能对药效产生影响。

1. 药物的溶解度和脂水分配系数对药效的影响

人体中的体液、血液和细胞浆液都是水溶液，药物要转运扩散至血液或体液，需要溶解在水中，要求药物有一定的水溶性（又称为亲水性）。而药物在通过各种生物膜（包括细胞膜）时，由于这些膜是由磷脂组成的，又需要其具有一定的脂溶性（称为亲脂性）。由此可见，药物亲水性或亲脂性的过高或过低都对其生物活性产生不利影响，药物拥有适宜的溶解性和脂水分配系数才具有最好的生物活性。

在药学研究中，评价药物亲水性或亲脂性大小的标准是药物的脂水分配系数，用 P 来表示，其定义为：药物在互不混溶的非水相和水相中分配达到平衡后，在非水相中的浓度 C_O 与在水相中的浓度 C_W 的比值。非水相通常采用正辛醇。

$$P = \frac{C_O}{C_W}$$

P 值越大，则药物的脂溶性越高。因 P 值通常较大，常用其对数 $\lg P$ 来表示。

各类药物因其作用不同，对脂溶性有不同的要求。如作用于中枢神经系统的药物，需通过血-脑脊液屏障，应具有较高的脂溶性。吸入性全身麻醉药属于结构非特异性药物，其麻醉活性只与药物的脂水分配系数有关，最适 $\lg P$ 在 2 左右。

2. 药物的解离度对药效的影响

有机药物多数为弱酸或弱碱性化合物，在体液中只能部分解离，以解离的形式（离子型，脂不溶）或非解离的形式（分子型，脂溶）同时存在于体液中。通常药物以分子型被吸收，通过生物膜，进入细胞后，在膜内的水介质中解离成离子型而发挥作用。

酸性药物的解离：$HA + H_2O \rightleftharpoons A^- + H_3O^+$

碱性药物的解离：$B + H_2O \rightleftharpoons HB^+ + OH^-$

药物的解离常数（pK_a）是药物解离 50% 时溶液的 pH 值。由于体内不同部位 pH 的情况不同，会影响药物的解离程度，使解离形式和未解离形式药物的比例发生变化，这种比例的变化与药物的解离常数和体液介质的 pH 有关，可通过下式进行计算：

酸性药物：$\lg \dfrac{[HA]}{[A^-]} = pK_a - pH$

对酸性药物，环境 pH 越小（酸性越强），则未解离药物浓度就越高，即酸性药物在酸性条件下容易吸收。

碱性药物：$\lg \dfrac{[B]}{[HB^+]} = pH - pK_a$

对碱性药物，环境 pH 越大（碱性越强），则未解离药物浓度就越高，即碱性药物在碱性条件下容易吸收。

根据药物的解离常数可以确定药物在胃和肠道中的吸收情况，同时还可以计算出药物在胃液和肠液中离子型和分子型的比率。弱酸性药物如水杨酸和巴比妥类药物在酸性的胃液中几乎不解离,呈分子型,易在胃中吸收。弱碱性药物如奎宁、麻黄碱、地西泮在胃中几乎全部呈解离形式,很难吸收;而在肠道中,由于 pH 值比较高,容易被吸收。

二、药物的键合特性对药效的影响

药物作用靶点包括受体、酶、离子通道、核酸等。药物与靶点的有效结合是产生药效的基础,药物与靶点的结合通过键合作用来实现。

药物分子按在体内与受体(将靶点统称为受体)的结合方式可分为共价结合和非共价结合两种。药物分子可通过共价键与受体形成不可逆复合物,也可通过范德华力、氢键、疏水结合、电荷转移复合物、静电相互作用(如离子偶极之间、偶极偶极之间和离子键)等非共价结合方式形成可逆复合物,多数情况下同时存在几种结合形式。本节主要讨论共价键、氢键、电荷转移以及金属螯合对药效的影响。图 2-1 是酯类局麻药与受体相互作用模型。

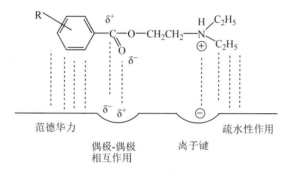

图 2-1　酯类局麻药与受体相互作用模型

1. 共价键

药物在体内与受体形成的共价键很牢固,除非被体内特异的酶分解断裂外,否则很难恢复原形。因此这样的药物作用一般是不可逆的,并且作用持久。烷化剂类抗肿瘤药可与肿瘤细胞中 DNA 上的氨基、巯基、羟基等发生共价键结合,从而抑制 DNA 的合成,导致肿瘤细胞死亡。由于这种结合作用强而且不可逆,导致此类药物具有较强的毒副作用。

2. 氢键

氢键是由药物分子中含有孤对电子的 O、N、S、F、Cl 等原子和与 N、O 等原子共价结合的氢原子之间形成的弱化学键,其键能约为共价键的十分之一。虽然氢键键能与共价键能相比弱得多,但药物分子和生物大分子中常存在众多的氢键,对药物的理化性质以及药物受体间的结合作用能产生较大的影响。若药物分子内或分子间形成氢键,在极性溶剂中的溶解度减小,而在非极性溶剂中的溶解度增加;若药物能与溶剂分子形成氢键,可增加溶解度。在体内药物分子与生物大分子结合,氢键也起着重要作用,如雌二醇和反式己烯雌酚的两个羟基与雌激素受体以氢键结合而产生激动作用。

3. 电荷转移复合物

电荷转移复合物(charge transfer complex,CTC)或称电荷迁移络合物,是在电子相对丰富的分子(给予体)与电子相对缺乏的分子(接受体)间通过电荷转移发生键合形成的复合物。CTC 的键能与氢键键能相近,仅高于范德华力,是一种分子键化合物。

在药物配伍中，CTC 的形成可增加药物的水溶性和稳定性。咖啡因的水溶性低，不适合注射给药。它与苯甲酸钠形成的复盐安钠咖就是一种电荷转移复合物，水溶性增加，可注射使用。其中，苯甲酸是电子给予体，咖啡因是电子接受体。苯佐卡因易水解，与咖啡因形成电荷转移复合物后稳定性增加，不易水解。有些药物能与体内活性小分子、生物大分子或有害代谢物形成电荷转移复合物，有助于药效的发挥。如抗疟疾药氯喹的喹啉环可嵌入疟原虫的部分碱基对之间，形成电荷转移复合物而发挥作用。

安钠咖

4. 金属螯合物

金属螯合物是指由金属离子通过离子键、共价键和配位键等与两个或两个以上配位体相连接而形成的环状化合物。配位体上供电子的基团只限于含有 O、N 或 S 原子的基团。螯合时通常形成四、五、六元环，四元环只有含 S 时较稳定，含 O 和 N 的环多为五或六元环，而以五元环较稳定。生物体内的配位体有氨基酸、蛋白质和某些羧酸等，金属离子有 Fe^{3+}、Mg^{2+}、Cu^{2+}、Al^{3+}、Mn^{2+}、Co^{2+}、Zn^{2+} 等。

金属离子对生物体存在特殊的生物效应，一些生命必需的金属离子过量则有可能引起中毒。因为许多酶的活性中心含有巯基，易与重金属离子形成牢固的配合物。金属螯合作用可用于金属中毒的解毒。如二巯基丙醇可与汞、锑、砷等重金属形成螯合物，作为这些金属离子中毒的解毒剂。

与金属离子的螯合作用也是一些药物在体内引起某些不良反应的原因。如四环素类抗生素与金属离子形成的螯合物会引起骨色素沉积，导致牙齿变色和骨骼生长抑制。喹诺酮类抗菌药不适合老年人和儿童使用的原因也是因为此类药物能与体内的金属离子螯合，引起钙、铁等金属离子缺失。

三、药物的立体结构对药效的影响

（一）几何异构

药物分子中存在双键或脂环等刚性或半刚性结构时可产生几何异构。几何异构体即顺反（或 Z/ E）异构体的理化性质不同，在体内的吸收、分布、排泄也不同，特别是几何异构体与受体结合时的互补性不同，导致生物活性有较大差别。如非甾体雌激素药物己烯雌酚，有两种几何异构体，其中反式异构体比顺式异构体作用强 14 倍。

反式己烯雌酚

（二）光学异构

药物分子中存在手性中心时会产生光学异构。两个对映异构体（即光学异构体）互为实物与镜像关系且不能完全重合，理化性质基本相同，旋光性不同。体内的酶、受体等生物大分子对对映异构体具有不同程度的立体选择性，对映体结合的受体不同或与受体的结合程度不同均可导致药效上的差别。对映体间的活性差别有以下几种情况：

1. 两个对映体药理活性相同或相近

当药物的手性中心不处于药物与受体结合的活性部位时，这类药物往往缺乏立体选择性，对映体间的活性相近或相同。如钠通道阻滞剂普罗帕酮、美西律和妥卡尼的对映体都具有相同的抗心律失常作用，临床应用其外消旋体。

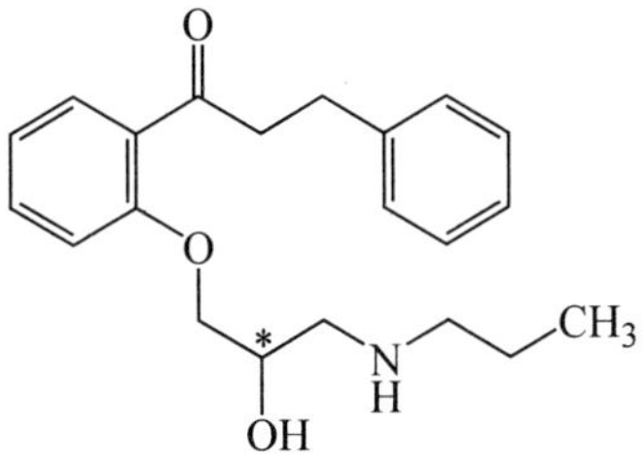

普罗帕酮 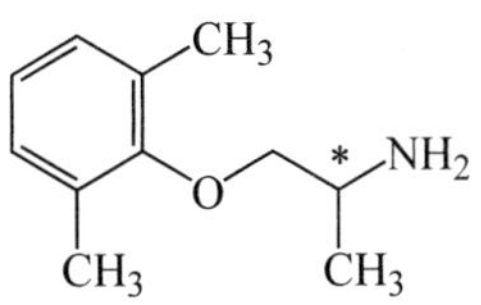　　　　　　　美西律 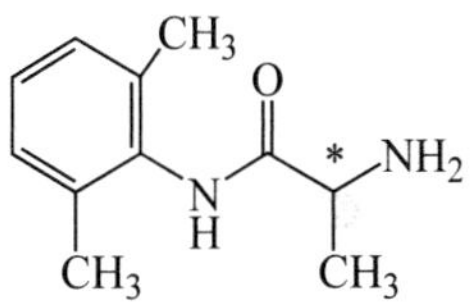　　　　　　　妥卡尼

2. 一个对映体具有药理活性，另一个活性弱或无活性

抗生素氯霉素的两个苏阿糖型异构体中 $1R,2R$ 异构体有活性，$1S,2S$ 异构体无活性，其外消旋体合霉素活性为氯霉素的 1/2。抗菌药左氧氟沙星的抗菌活性是其外消旋体氧氟沙星的 2 倍。这是因为左旋体活性强，右旋体无活性。

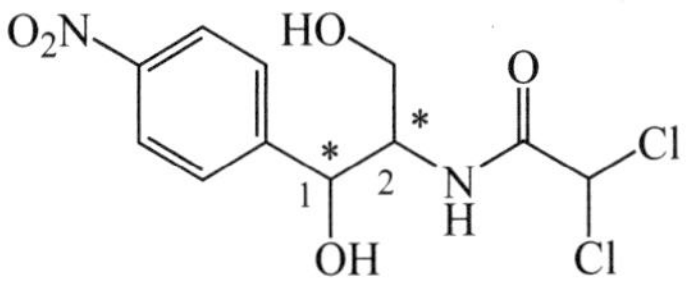

氯霉素 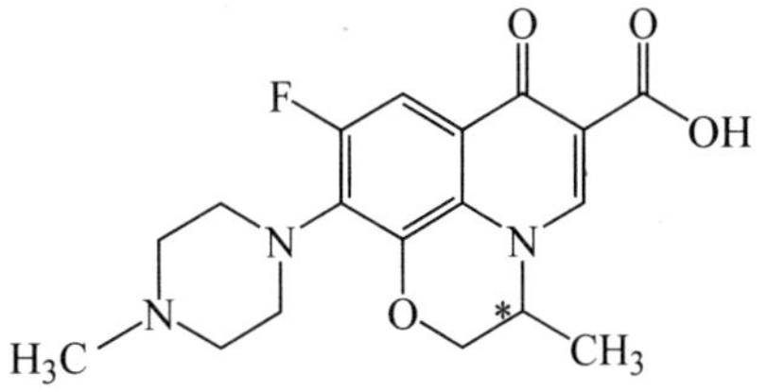　　　　　　　　　氧氟沙星

3. 两个对映体具有相反的药理活性

扎考必利的 R 型异构体为 5-HT$_3$ 受体拮抗剂，S 型异构体则为 5-HT$_3$ 受体激动剂。哌西那朵右旋体为阿片受体激动剂，左旋体为阿片受体拮抗剂。

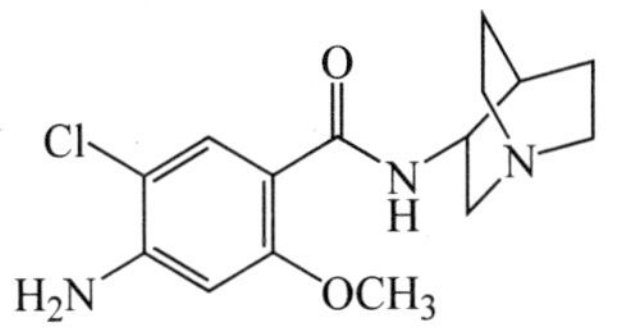

扎考必利 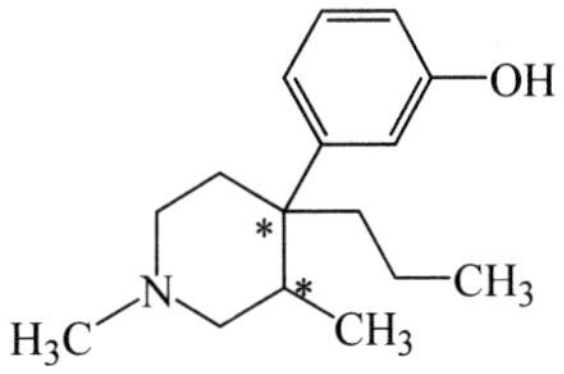　　　　　　　　哌西那朵

4. 两个对映体具有不同的药理活性

噻吗洛尔的 S 型异构体具有较强的 β 受体阻滞活性，用于治疗心血管疾病。R 型异构体的 β 受体阻滞活性仅为 S 型异构体的 $1/80 \sim 1/90$，但具有较强的降低眼内压作用，还可增加视网膜和脉络血流量，用于治疗青光眼。

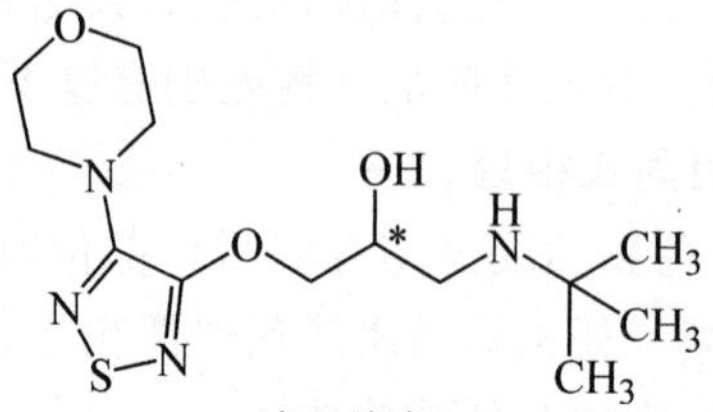

噻吗洛尔

5. 一个对映体具有药理活性，另一个对映体具有毒副作用

抗帕金森病药物左旋多巴为前药，在体内经酶催化脱羧转化为多巴胺而具有生物活性。体内脱羧酶具有立体选择性，仅对多巴的左旋体发生脱羧作用，因而必须使用左旋多巴。如果使用消旋体，右旋体因不能在体内经脱羧酶代谢而蓄积中毒，引起粒细胞减少。

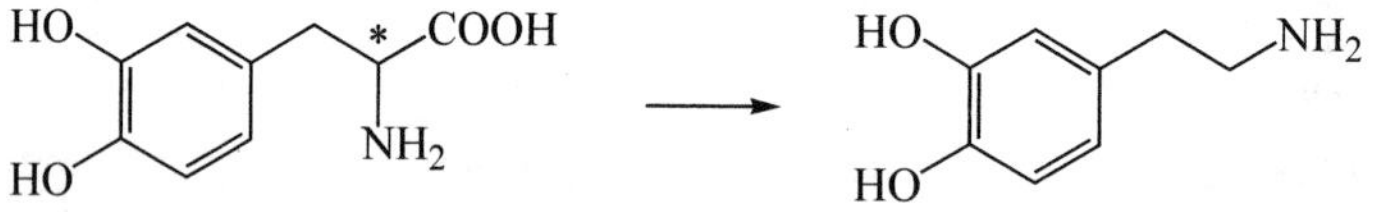

左旋多巴　　　　　　　　　　　　多巴胺

6. 对映体间协同作用

多巴酚丁胺的左旋体具有 α 受体激动作用，对 β 受体的作用弱；右旋体为 β 受体激动剂，而对 α 受体作用弱。故以外消旋体给药能增加心肌收缩力，但不增加心率和血压。拉贝洛尔有两个手性中心，R,R-异构体有 β 受体拮抗作用，S,R-异构体有 α 受体拮抗作用，另外两个异构体无活性。单独使用 R,R-异构体出现肝毒性，外消旋体无此毒性，说明有一种对映体具备保肝作用。

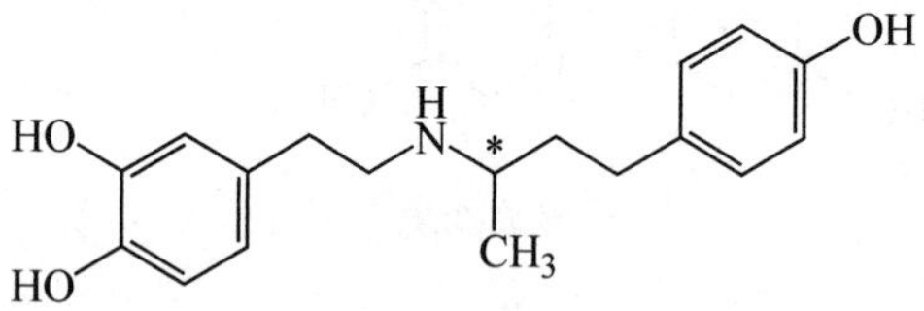

多巴酚丁胺 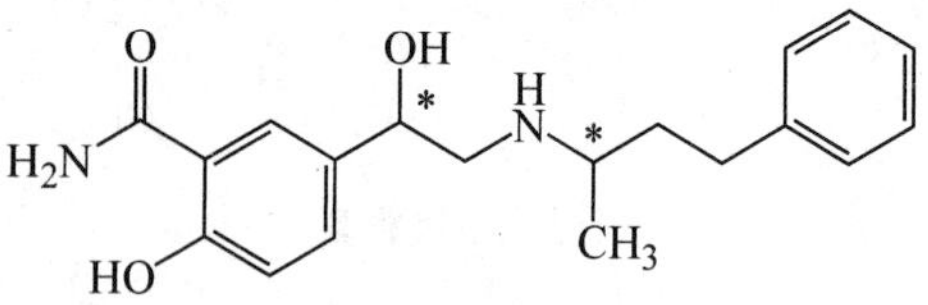　　　　　　　　　　　拉贝洛尔

四、药物结构的官能团对药效的影响

药物结构中官能团的改变可使整个分子的理化性质、电荷密度等发生变化，进而改变或影响药物与受体的结合，影响药物在体内的吸收和转运，最终影响药物的生物活性，有时会产生毒副作用。

1. 烃基

药物分子中烃基的引入，可改变溶解度、解离度、分配系数，还可增加位阻，从而增加稳定性。

2. 卤素

卤素为吸电子取代基,卤素的电负性随原子序数增大而减小,疏水性及体积均随原子序数的增大而增加。引入卤素(氟原子除外)使化合物脂溶性增加。氟原子引入芳香族化合物中,增大脂溶性;引入脂肪族化合物中,降低脂溶性。

3. 羟基和巯基

引入羟基可形成氢键,增加水溶性,增强与受体的结合力,改变生物活性。羟基取代可以发生在脂肪链上,也可以发生在芳环上。这有可能使活性和毒性增强或减弱。

知识扩展
2-1

巯基形成氢键的能力较羟基弱,引入巯基,对水溶性的影响小,对脂溶性的影响较相应的醇高,更易于吸收。巯基有较强的还原性和亲核性,易与重金属离子生成不溶性的螯合物,可作为解毒剂(如二巯基丙醇)。巯基还可以与一些酶的吡啶环生成复合物而显著影响代谢。

4. 醚和硫醚

醚类化合物由于醚中的氧原子有孤对电子,能吸引质子,具有亲水性,烃基则有亲脂性,使醚类化合物在脂-水交界处定向排布,易于通过生物膜。

硫醚与醚类的不同是硫醚可氧化生成亚砜或砜,氧化后极性增加,与受体结合的能力以及作用强度会发生较大改变。

5. 酸性基团

药物分子中的酸性官能团有羧酸、磺酸、磷酸、四氮唑等。羧酸可与受体的碱性基团结合,有利于增加药物生物活性。羧酸成盐,可增加水溶性;羧酸成酯可增大脂溶性,易于吸收。磺酸基的引入,可增加药物的水溶性和解离度,使药物不易通过生物膜,导致生物活性减弱,毒性降低。

6. 碱性基团

药物分子中的碱性官能团有胺、肼、脒等。胺类药物的氮原子上含有未共用的电子对,一方面显示碱性,易与核酸或蛋白质的酸性基团成盐;另一方面又是较好的氢键接受体,能与多种受体结合,表现出多样的生物活性。

药物中引入酰胺键,容易与生物大分子形成氢键,可以增强与受体的亲和力。

第二节　药物的化学结构与体内生物转化

药物生物转化(biotransformation)即药物代谢是药物在体内发生的化学变化,主要经酶催化,形成可被排出体外的代谢物,通过人体的正常系统排出体外。生物转化的实质是在药物分子中引入某些极性基团或将药物分子中潜在的极性基团暴露出来,使药物的极性和水溶性增加,易于排泄。有一些药物需经体内代谢而发挥疗效(如前药),还有一些药物在体内迅速代谢为无活性也无毒性的代谢产物而避免不良反应发生(如软药)。

生物转化反应主要可分为两类:一类是官能团化反应,称为Ⅰ相(phase Ⅰ)反应;另一类是结合反应,称为Ⅱ相(phase Ⅱ)反应。

一、Ⅰ相反应

在Ⅰ相反应中,药物结构中的某些官能团发生化学变化。药物在体内所发生的Ⅰ相反应主要包括氧化反应、还原反应和水解反应。

（一）氧化反应

氧化反应是药物在体内进行的最主要的生物转化反应。氧化反应主要在肝脏中进行，肝微粒体酶 P450 是催化药物氧化代谢的主要酶系，过氧化物酶和非微粒体氧化酶也参与氧化反应。

知识扩展
2-2

1. 芳香环的氧化

含芳香环的药物大多经氧化代谢引入羟基，形成酚。当芳香环上有吸电子基取代时，羟化反应较难发生。羟基化反应大多发生在芳香环的对位。非甾体抗炎药保泰松经芳环氧化代谢生成羟基保泰松，抗炎作用比保泰松强且副作用低。

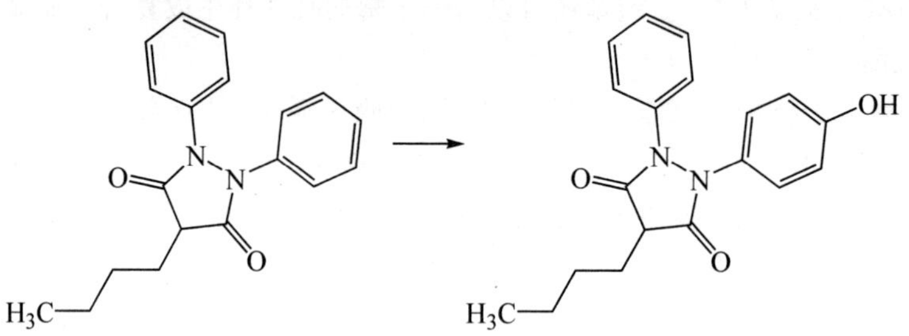

保泰松   羟基保泰松

2. 烯烃的氧化

含有烯烃的药物氧化代谢主要生成环氧化物中间体。抗惊厥药卡马西平经氧化代谢生成稳定的环氧化物，也具有抗惊厥活性。

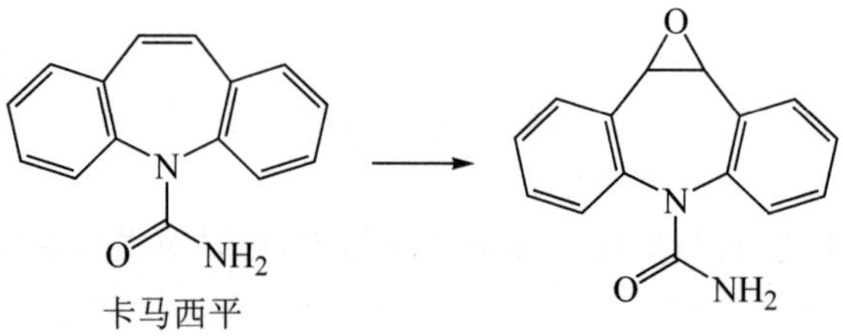

卡马西平

3. 脂肪烃的氧化

含脂肪烃的药物氧化代谢主要在烃基链引入羟基，羟基可进一步氧化为醛、酮、酸或发生结合反应。氧化反应常发生在烃基链的末端碳原子（ω 氧化）或倒数第二个碳原子上（ω-1 氧化），如非甾体抗炎药布洛芬的氧化代谢。

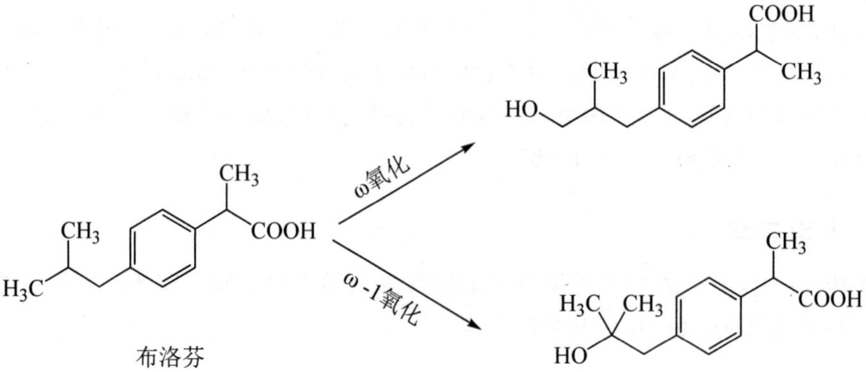

ω 氧化

ω-1 氧化

布洛芬

4. 脂环的氧化

含饱和脂环的药物发生氧化代谢生成羟基化合物,如醋磺己脲的代谢。

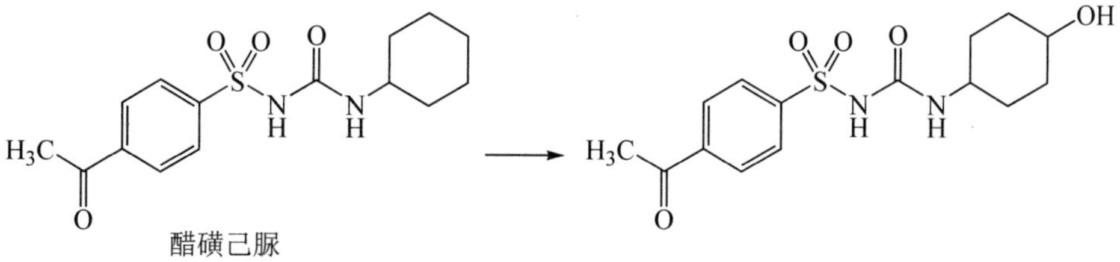

醋磺己脲

5. 胺的氧化

胺类药物体内代谢可发生 N-脱烷基化、N-氧化、N-羟基化及脱氨反应。伯胺类药物容易进行脱氨反应(如苯丙胺),也可氧化形成 N-羟基取代物(如氨苯砜);仲胺和叔胺类药物易发生 N-脱烷基化反应(如利多卡因);叔胺类药物也可在氮原子上发生氧化反应,生成 N-氧化物(如吗啡)。

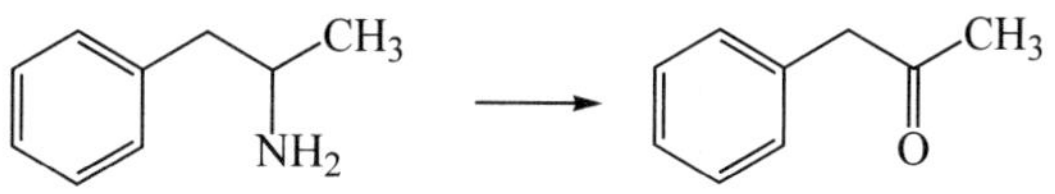

案例分析
2-1

苯丙胺

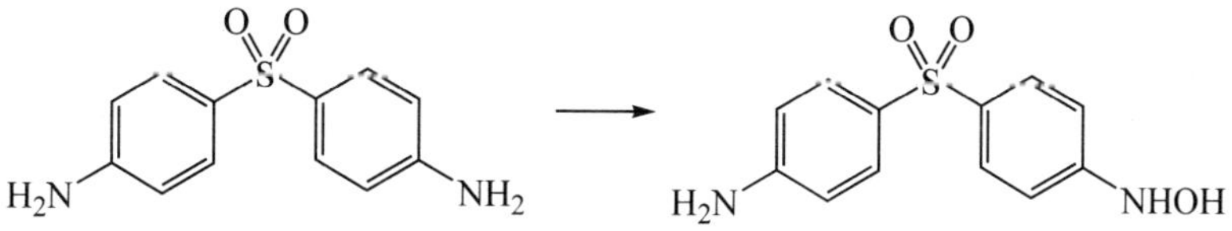

氨苯砜

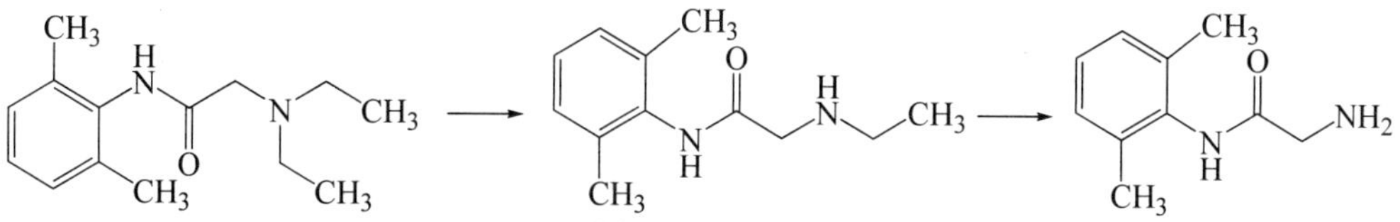

利多卡因

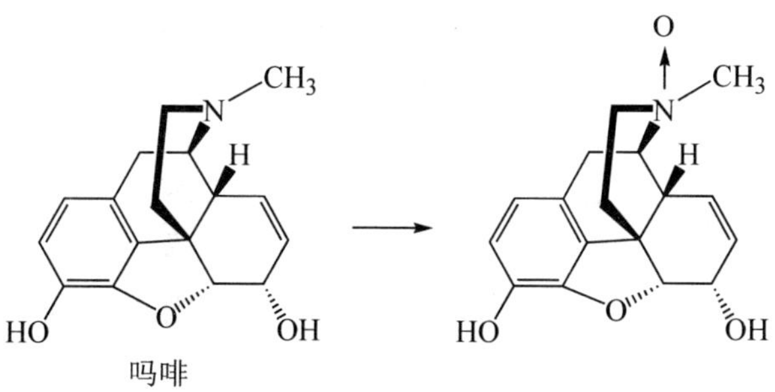

吗啡

6. 醚及硫醚的氧化

芳香醚类药物的代谢主要为 O-脱烷基化,如非那西汀代谢为对乙酰氨基酚。硫醚类药物可发生 S-脱烷基化、N-氧化和脱硫代谢。

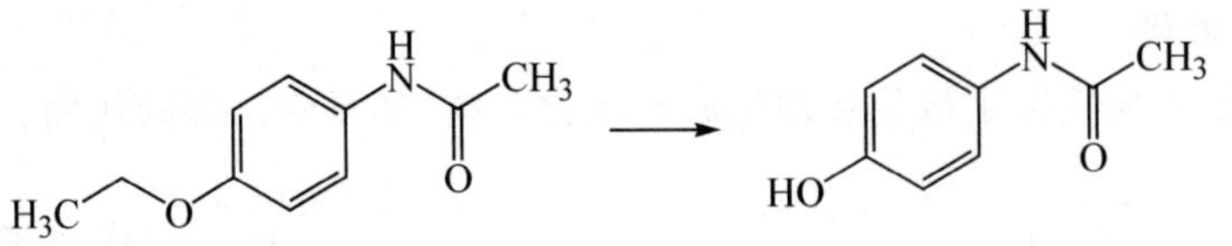

7. 醇、醛的氧化

药物结构中醇或醛可氧化代谢为羧酸,如维生素 A 可氧化为维生素 A 醛(视黄醛),进一步氧化为维生素 A 酸。

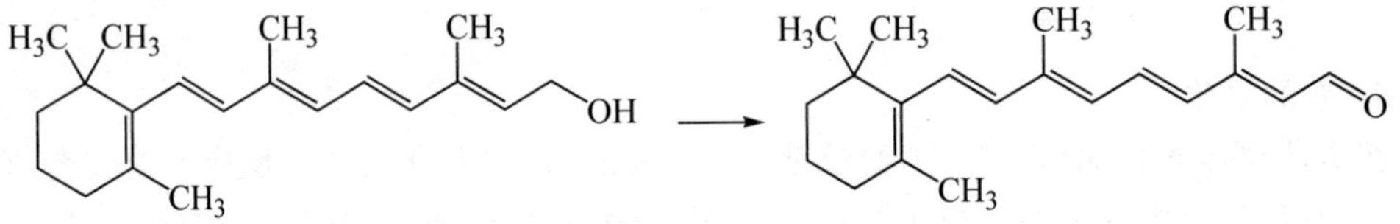

维生素A   维生素A醛

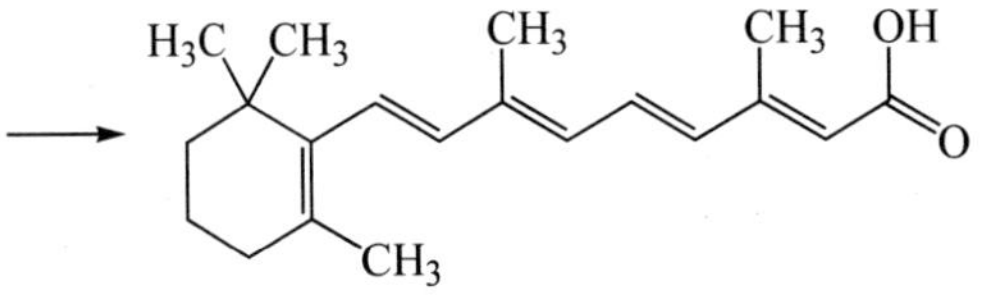

维生素A酸

（二）还原反应

结构中含有羰基、硝基、偶氮基及卤代基团的药物可经还原反应在体内发生生物转化,生成相应的羟基、氨基及脱卤化合物。

1. 羰基的还原反应

结构中含有羰基(醛或酮)的药物在酶的催化下还原成相应的伯醇或仲醇类化合物,进一步与葡萄糖醛酸或磺酸结合而排出体外。如镇痛药美沙酮可被还原成美沙醇。

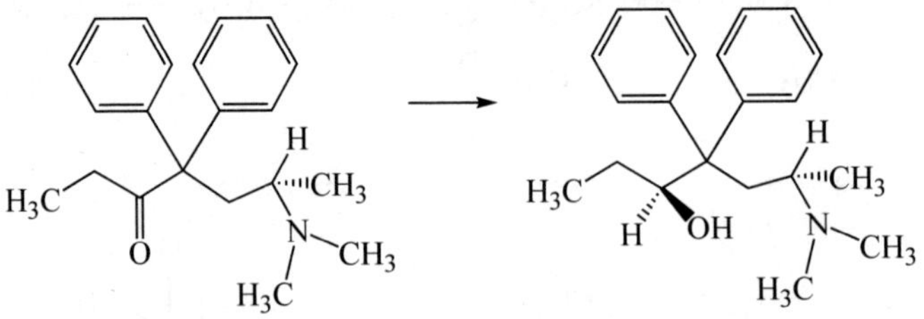

美沙酮   美沙醇

2. 硝基和偶氮基的还原反应

结构中含有硝基和偶氮基的药物在体内还原酶的作用下转化为胺类化合物。硝基一般先还原为亚硝基和羟胺中间体,再转化为伯氨基,如氯霉素苯环上的硝基可还原为芳伯氨基。

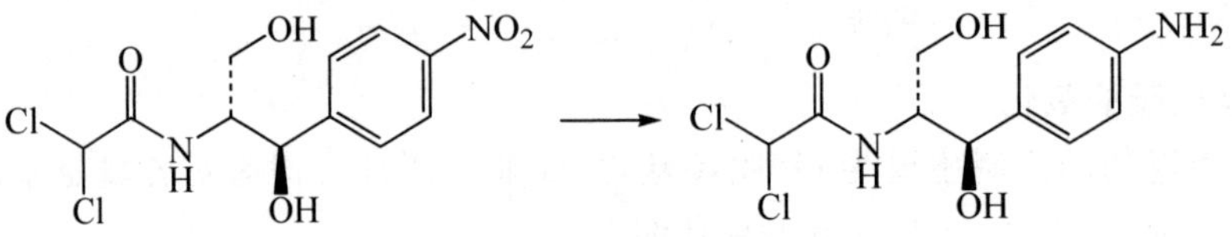

氯霉素

偶氮基也被还原为伯氨基,如抗菌药百浪多息被还原成对氨苯磺酰胺而具有抗菌活性。

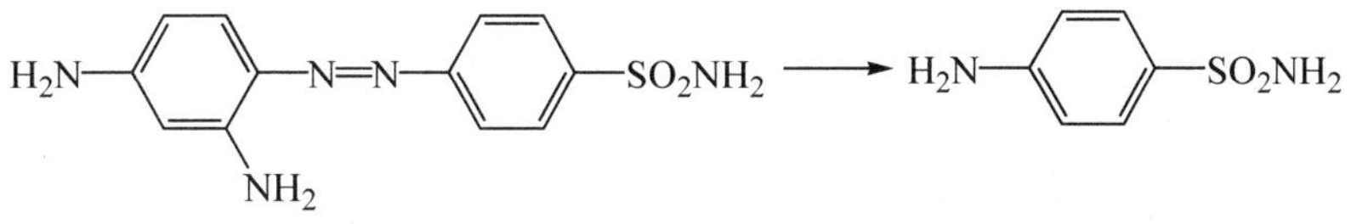

百浪多息　　　　　　　　　　　对氨苯磺酰胺

（三）水解反应

含有酯和酰胺等结构的药物在体内的生物转化主要发生水解反应。这些药物经酯酶、酰胺酶的催化或在酸碱等作用下水解生成羧酸及醇、酚或胺。酯比酰胺更容易水解。酯类和酰胺类前药均经过水解反应转化为具有活性的原药,如氯贝丁酯在血浆中水解成有降血脂作用的氯贝酸。

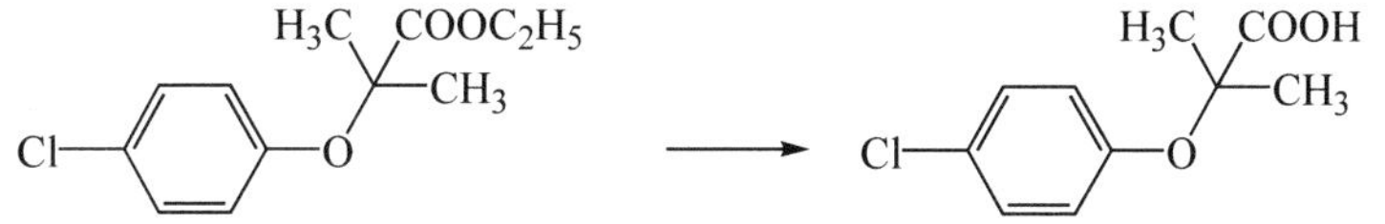

氯贝丁酯　　　　　　　　　　　氯贝酸

二、Ⅱ相反应

Ⅱ相反应是内源性的亲水性反应物在酶的催化下与含有极性基团的药物或Ⅰ相反应的代谢物发生结合的过程。在Ⅱ相反应中,药物分子中的羟基、羧基、氨基、巯基等基团与内源性的葡萄糖醛酸、硫酸、甘氨酸、谷胱甘肽等结合生成水溶性的代谢产物,易从肾脏或胆汁中排出体外。

（一）与葡萄糖醛酸结合

药物及其代谢产物与葡萄糖醛酸的结合是药物代谢中最常见和最重要的反应。结构中的羧基、羟基、氨基和巯基等与葡萄糖醛酸结合分别形成酯型、醚型、N-型和S-型葡糖苷酸而排出体外。如对乙酰氨基酚中的酚羟基与葡萄糖醛酸形成醚型结合物,阿司匹林与葡萄糖醛酸形成酯型结合物,磺胺异噁唑与葡萄糖醛酸形成N-型结合物。当结合物的分子量小于300时,一般从肾脏排泄;若大于300时,则经胆汁排入肠中。

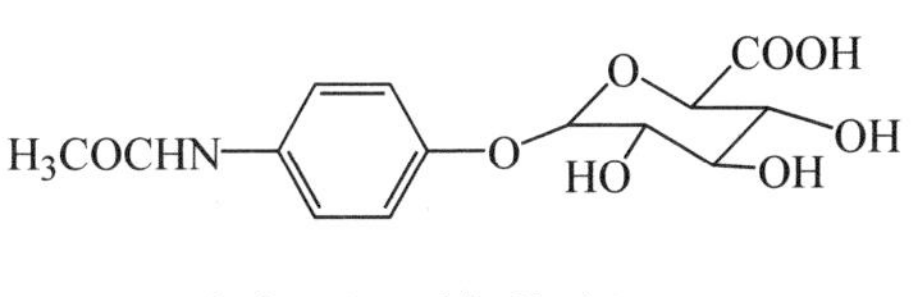

醚型（对乙酰氨基酚） 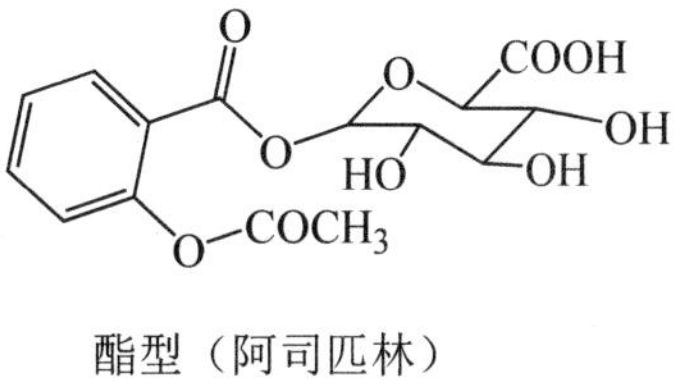　　　　　　　　酯型（阿司匹林）

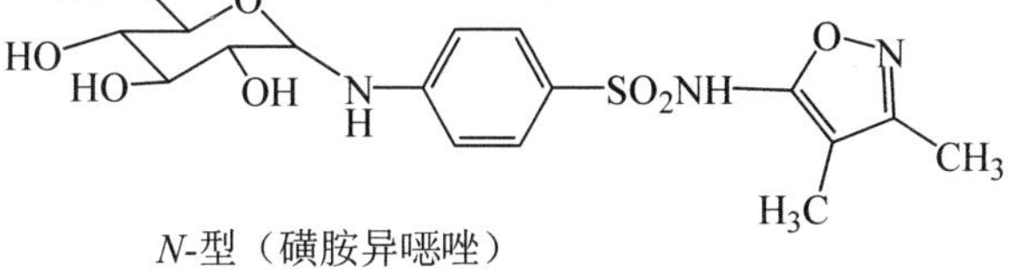

N-型（磺胺异噁唑）

（二）与硫酸结合

与硫酸结合的基团有羟基和氨基。由于体内硫酸源不如葡萄糖醛酸丰富，硫酸结合比葡萄糖醛酸结合少。能与硫酸形成稳定结合的主要是甾体激素和儿茶酚胺等含酚羟基的药物，如支气管扩张药沙丁胺醇和异丙肾上腺素。婴儿在缺乏葡萄糖醛酸化机制时，多以硫酸结合物形式为代谢途径。

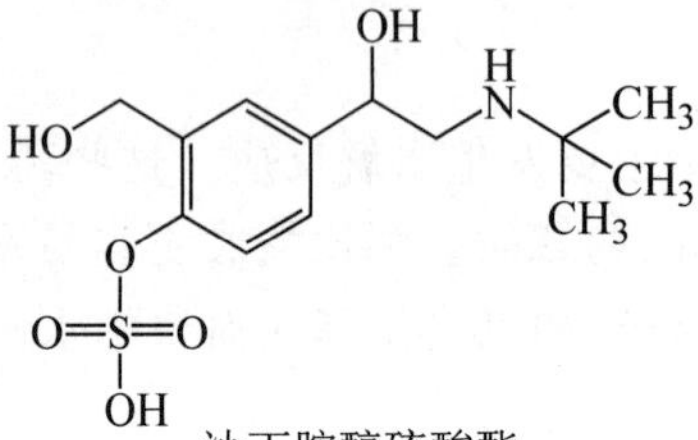

沙丁胺醇硫酸酯 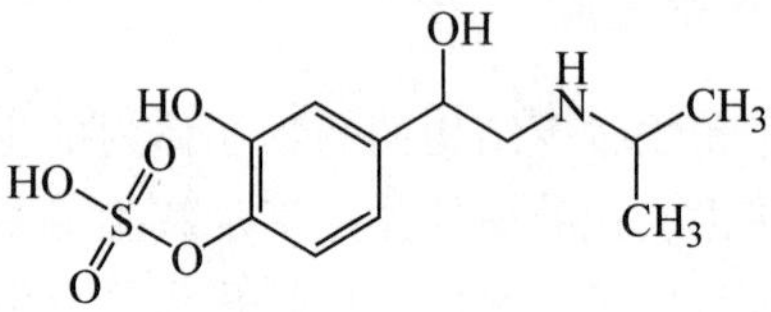　　　　　　　　异丙肾上腺素硫酸酯

（三）与谷胱甘肽结合

谷胱甘肽（GSH）是由谷氨酸、半胱氨酸和甘氨酸结合而成的三肽，具有抗氧化和解毒等作用。其半胱氨酸上的巯基为活性基团（具有亲核作用），对正常细胞中含亲电基团的物质如蛋白质、核酸等起保护作用；易与铅、汞、砷等重金属盐络合而具有解毒作用，尤其是肝细胞内的谷胱甘肽能与某些含亲电基团的药物、毒素等结合，转化为无害的物质排出，以此来保护细胞内的蛋白质和核酸。

（四）与氨基酸结合

氨基酸结合反应是许多含有羧基的药物和代谢物的主要结合反应。含有芳基烷酸、芳基羧酸和杂环羧酸的药物在ATP、辅酶A及乙酰合成酶的参与下活化后与体内氨基酸如甘氨酸、谷氨酰胺等反应形成结合物。例如，苯甲酸与甘氨酸结合形成马尿酸。

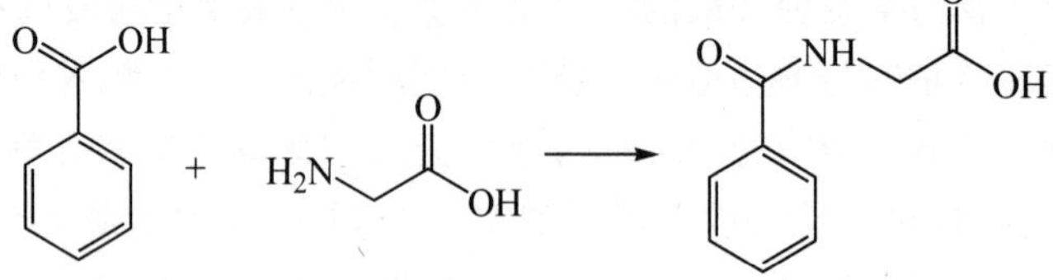

苯甲酸　　　　　　甘氨酸　　　　　　　马尿酸

（五）与乙酰基结合

含有伯氨基、肼基、酰肼及磺酰胺的分子均能在辅酶A的参与下进行乙酰化反应。如异烟肼经乙酰化反应代谢成为乙酰异烟肼。

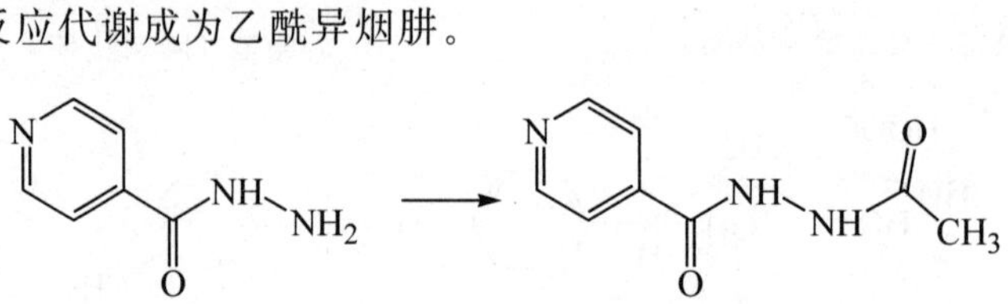

异烟肼　　　　　　　乙酰异烟肼

一般药物经乙酰化代谢后失去活性和毒性，也有一些药物的乙酰化结合物仍保留母体药物的活性，如普鲁卡因胺的乙酰化产物 N-乙酰普鲁卡因胺。

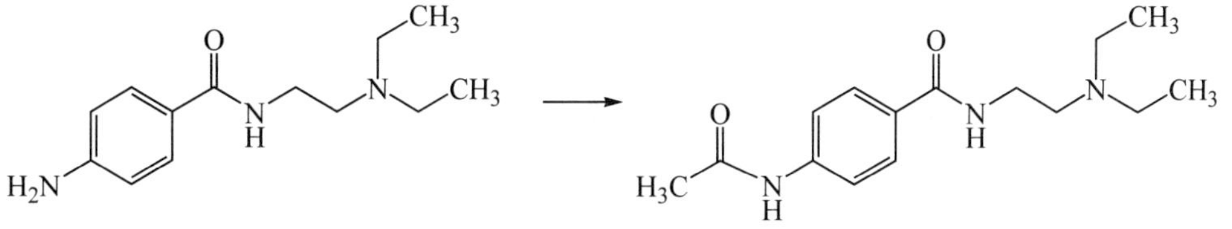

普鲁卡因胺　　　　　　　　　　　　　　N-乙酰普鲁卡因胺

（六）与甲基结合

药物分子中含氮、氧、硫的基团都能与甲基发生结合反应。与甲基的结合（甲基化）反应在药物生物转化中不常见，但对一些内源性物质如儿茶酚胺的生成与失活起着重要的作用。叔胺甲基化生成季铵盐，有利于溶解和排泄。

甲基化反应需在活性辅酶作用下才能完成。首先是 L-蛋氨酸在蛋氨酸腺苷转移酶的催化下与 ATP 作用，生成活性的 S-腺苷-蛋氨酸（SAM）。例如，去甲肾上腺素如在 O-甲基转移酶（COMT）的作用下将 SAM 的甲基转移到间位酚羟基而失去活性，但在苯乙醇胺 N-甲基转移酶（PNMT）的作用下将 SAM 的甲基转移到氨基氮原子上则生成肾上腺素。

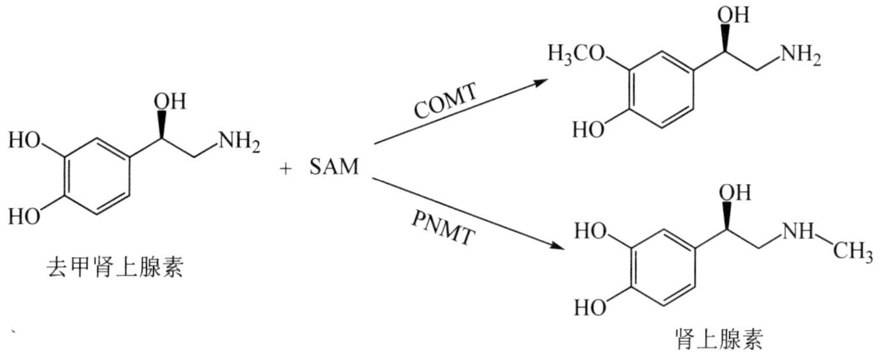

去甲肾上腺素　　　　　　　　　　　　　　　　　　　　　　肾上腺素

第三节　药物的化学结构修饰和改造

药物的化学结构决定了其在体内的吸收、分布、代谢和排泄的过程，决定了其与靶点的结合方式及与靶点结合产生何种生理效应。对现有药物或先导化合物进行适当的结构修饰或改造是获得新药的主要途径之一。

采用生物电子等排原理对药物结构进行改造，可得到生物活性相似甚至相反的药物。经结构修饰将药物制成前药或软药，可在不影响药物生物活性的情况下，改善其生物利用度、降低不良反应。

一、生物电子等排原理

生物电子等排原理（bioisosterism）是药物结构改造中的一种常用方法，即在药物基本结构的可变部分,以电子等排体相互置换,应用此方法不但可以得到与原来药物药理作用相似的药物,还有可能得到与其作用相反的药物。

1. 经典的电子等排体

经典的电子等排体(isostere)是指具有相同外层电子数的原子、离子或基团。一价电子等排体有 7 个外层电子,如卤素、—NH_2、—OH、—CH_3 等;二价电子等排体有 6 个外层电子,如—O—、—S—、—NH—、—CH_2—等;三价电子等排体有 5 个外层电子,如—N $=$、—CH$=$等;四价电子等排体有 4 个外层电子,如$=$C$=$、$=N^+=$、$=P^+=$等。

2. 非经典的电子等排体

生物电子等排体(bioisostere)是指具有相似的物理和化学性质,又能产生相似生物活性的原子或基团,也包括体积、电负性和立体化学等相似的原子和基团,称为非经典的电子等排体。

可用极性相似的基团进行置换,如将氢氯噻嗪的 SO_2 换成 CO 得到喹噻酮,利尿作用相似,时效延长;可用形状相似的基团进行置换,如以呋喃环和噻唑环置换西咪替丁的咪唑环得到雷尼替丁和法莫替丁,H_2 受体拮抗作用均比西咪替丁强;还可用环状基团替换链状基团,如利多卡因的两个乙基闭合为吡咯环,成为吡咯卡因,局麻作用相似。

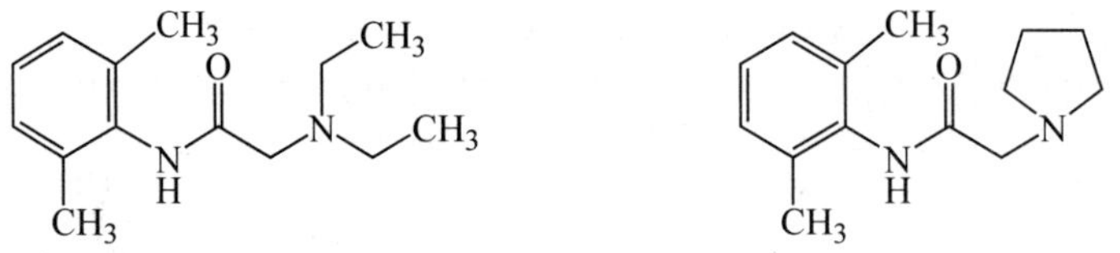

利多卡因　　　　　　　　　　　　　　　　吡咯卡因

二、前药原理

保持药物的基本结构,仅对结构中的某些官能团做一定的改造,以克服药物的缺点,称为药物的结构修饰。经结构修饰后的化合物,在体外没有或很少有活性,给药后在体内经酶或非酶的作用(多为水解)又转化为原来的药物而发挥药效,称原来的药物为母体药物(parent drug),修饰后得到的化合物为前体药物即前药(prodrug)。

利用前药原理对药物进行结构修饰,可以提高或改善药物的性质,但不改变药物的药理活性。前药修饰的目的如下:

1. 提高药物的选择性

肿瘤组织内碱性磷酸酯酶、酰胺酶的含量或活性比正常组织高。己烯雌酚经成酯修饰为己烯雌酚二磷酸酯是治疗前列腺癌的有效药物。它经吸收到达肿瘤组织后,被磷酸酯酶水解为己烯雌酚,使肿瘤组织的药物浓度高于正常组织,对正常组织影响小,副作用降低。

2. 改善药物的吸收性

羧苄青霉素具有两个羧基,水溶性很大,口服效果不好,只能注射。当羧基转化为苯酯或 5-茚满酯,脂溶性增大,对酸稳定性增加,吸收得到改善,口服有效。

3. 延长药物的作用时间

抗精神病药物氟奋乃静肌内注射给药,吸收代谢快,药效只能维持 1d。氟奋乃静经酰化反应得到的氟奋乃静庚酸酯和癸酸酯,分别可保持药效 2 周和 4 周。

4. 提高药物的稳定性

维生素 A 和维生素 E 均易被氧化,制成乙酸酯后比原药稳定,临床应用其乙酸酯。

5. 提高药物的水溶性

苯巴比妥难溶于水,制成钠盐后,水溶性增大,可供注射。含有羟基的药物与含有两个或更多羧基的药物形成单酯后再与碱成盐,可增加其溶解性,如青蒿琥酯钠。

6. 降低药物的刺激性

烟酸具有降低甘油三酯的作用,但其羧基有刺激性,易引起血管扩张、面部潮红、皮肤发痒。将其羧基酯化,得到烟酸肌醇酯和戊四烟酯,是有效的降血脂药。

7. 消除药物的不良味觉

不少抗生素药物有强烈的苦味,如含羟基的氯霉素、红霉素经酯化修饰为氯霉素棕榈酸酯、红霉素丙酸酯后,其苦味被消除。

8. 发挥药物的配伍作用

β-内酰胺酶抑制剂舒巴坦本身抗菌作用微弱,氨苄西林为广谱抗生素,但对 β-内酰胺酶稳定性差。为此,将两者通过亚甲基结合起来成为具有双酯结构的舒他西林,经口服进入机体后,分解为舒巴坦和氨苄西林,产生配伍作用。

舒他西林

氨苄西林 + 舒巴坦

三、软药原理

软药(soft drug)指设计成容易代谢失活的药物,药物在完成治疗后,按预先规定的代谢途径和可以控制的速率分解、失活并迅速排出体外,以减少药物蓄积的副作用。如作为麻醉辅助药的肌松药阿曲库铵就是根据软药原理设计的药物,该药在生理 pH 和体温下,由于季氮原子 β-位的强吸电子作用,可进行 Hofmann 消除,链上的双酯也可被血浆中的酯酶水解,在手术后能尽快代谢,避免了肌松药的蓄积中毒副作用。

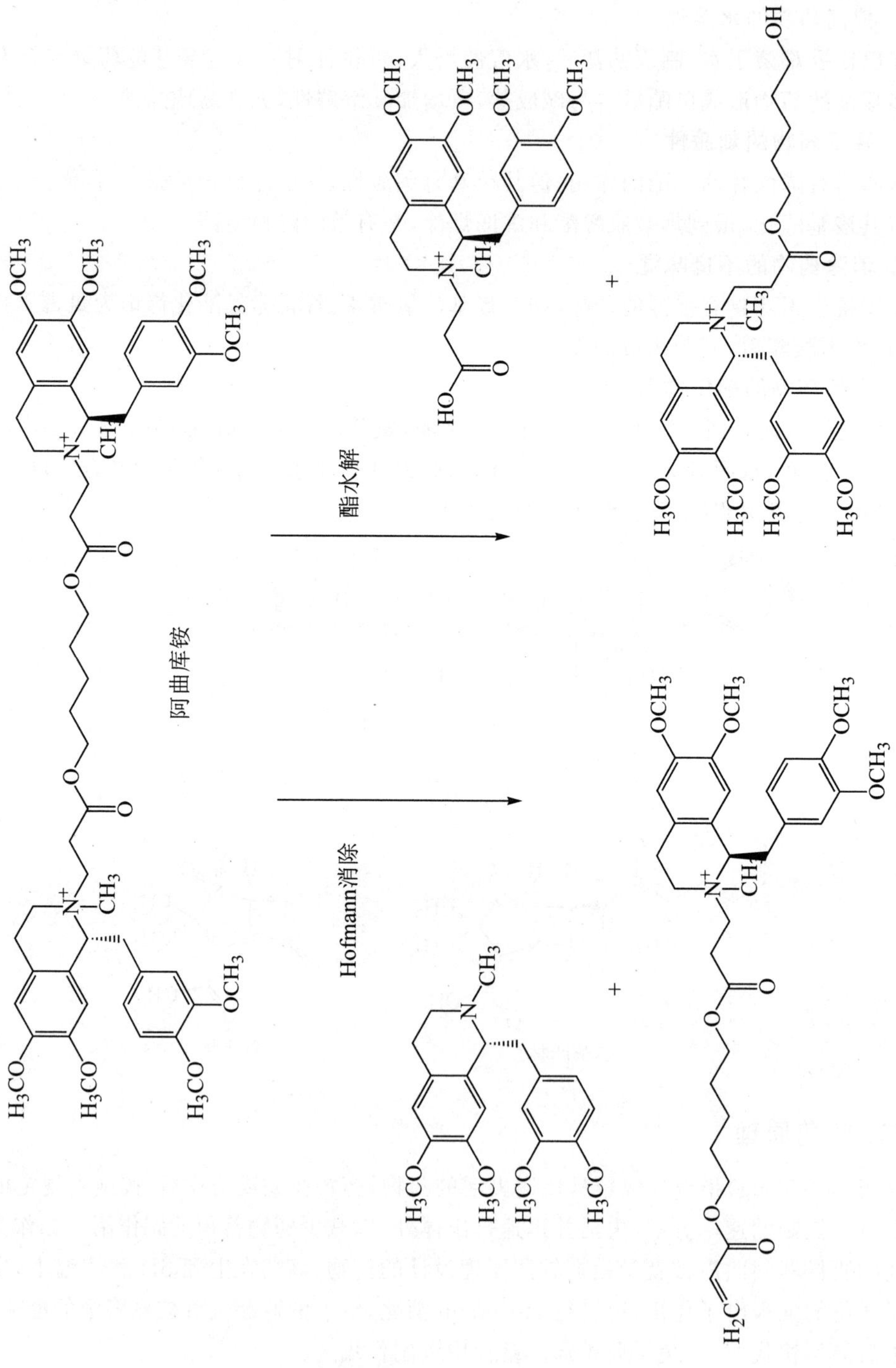

酯水解

Hofmann消除

阿曲库铵

　　超短效 β-受体拮抗剂艾司洛尔和氟司洛尔也是根据软药原理设计而得,其半衰期只有几分钟,给药后迅速发生酯水解反应而代谢失活,避免非选择性 β-受体拮抗剂可能引起哮喘等不良反应。

四、药物化学结构修饰的常用方法

(一)酯化

　　含有羧基或羟基的药物可用酯化的方法进行修饰。

1. 具有羧基药物的成酯修饰

　　羧基具有刺激性,含有羧基的药物可与醇或酚形成酯,消除或降低羧基引起的刺激性。如布洛芬对胃肠道有刺激性,其愈创木酚酯则无刺激性。

2. 具有羟基药物的成酯修饰

　　含有羟基的药物可与酸形成酯。药物结构中的羟基不稳定,容易被代谢,羟基成酯后可增加药物的稳定性、延长药物的半衰期。常用于成酯的无机酸有磷酸和硫酸,二者均为多元酸,成酯后仍保持亲水性。有机酸从短链脂肪酸到长链脂肪酸均有应用,其中最常见的是乙酸,如醋酸地塞米松、维生素 A 醋酸酯等。二羧酸与含羟基的药物形成单酯既可增强稳定性又可增加水溶性,常用的酸为丁二酸。

　　具有羟基的药物与具有羧基的药物成酯,在体内分解为两种原药,各自发挥药理作用,并克服各自缺点。如烟酸与肌醇吸收性均差,制成烟酸肌醇酯后吸收改善。又如贝诺酯为阿司匹林与对乙酰氨基酚所成的酯,毒副作用较二者低。

(二)酰胺化

　　含有羧基或氨基的药物可通过酰胺化的方法进行修饰。

1. 具有羧基药物的成酰胺修饰

　　羧基经酰胺化可降低刺激性,改善吸收。常用的胺化剂有氨、二甲胺及苯胺等。如抗癫痫药丙戊酸钠,对胃肠道有刺激性,吸收快,血药浓度波动大,将其羧基修饰为酰胺基,形成丙戊酰胺,吸收较慢,血药浓度波动范围小,毒性减小。

2. 具有氨基药物的成酰胺修饰

　　氨基经酰胺化修饰可增加药物的组织选择性,增强稳定性,降低毒副作用。脂肪酸、芳香酸和氨基酸均可作为酰化剂。溶肉瘤素的氨基经甲酰化生成氮甲(甲酰溶肉瘤素),毒性降低。

(三)成盐

　　具有酸性、碱性的药物,常制成适当的盐类以达到降低刺激性、增大水溶性、降低毒性、延长作用时间等目的。

(四)其他修饰

　　含有羰基的药物可通过形成缩酮、希夫碱和肟等进行修饰。如将水杨酸羧基还原为醛基后生成希夫碱得到的前药赛达明,避免了水杨酸对胃的刺激性,在体内先水解为水杨醛,再氧化为水杨酸而发挥作用。

对某些环状药物可采用开环修饰。如盐酸硫胺含有季铵基，极性大，口服吸收差，制成开环衍生物优硫胺和呋喃硫胺后脂溶性增大，有利于口服吸收，在体内环合为硫胺而发挥作用。

（孟繁浩）

习题及
参考答案

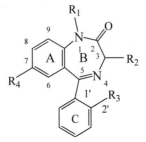

第三章

镇静催眠药和抗癫痫药

学习重点

1. 掌握镇静催眠药和抗癫痫药的分类、结构类型、作用机制和代谢特点;地西泮、苯巴比妥、苯妥英钠的名称、化学结构、理化性质和用途。

2. 熟悉三唑仑、艾司唑仑、唑吡坦、佐匹克隆、奥卡西平、卡马西平的化学结构和用途。

3. 了解药物结构特点与化学稳定性和毒副作用之间的关系。

第一节　镇静催眠药

镇静催眠药是一类对中枢神经系统具有抑制作用的药物。巴比妥类药物曾经是临床上主要使用的镇静催眠药物,但久用可成瘾;20 世纪 60 年代以后,由于苯二氮䓬类药物成瘾性小、安全范围大,逐渐取代了巴比妥类成为新一代的镇静催眠药。镇静催眠药的作用因剂量不同而异。通常小剂量时,可以改善患者的紧张、焦虑和失眠等精神过度兴奋状态;中等剂量时,进一步抑制中枢神经系统,产生催眠作用;大剂量时深度抑制中枢神经系统。许多镇静催眠药对于过度兴奋的中枢具有拮抗作用,可抑制惊厥的发作和癫痫的治疗。大部分镇静催眠药都具有成瘾性和耐受性。

一、苯二氮䓬类药物

苯二氮䓬类药物一般具有 1,3-二氢-5-苯基-2H-1,4-苯并二氮䓬-2-酮基结构,母核是由一个苯环骈合一个七元亚胺内酰胺环,临床常用的苯二氮䓬类药物见表 3-1。

知识扩展
3-1

表 3-1　临床常用的苯二氮䓬类药物

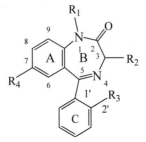

药物名称	R_1	R_2	R_3	R_4
地西泮	—CH_3	—H	—H	—Cl
奥沙西泮	—H	—OH	—H	—Cl
替马西泮	—CH_3	—OH	—H	—Cl
劳拉西泮	—H	—OH	—Cl	—Cl
硝西泮	—H	—H	—H	—NO_2
氯硝西泮	—H	—H	—Cl	—NO_2
氟西泮	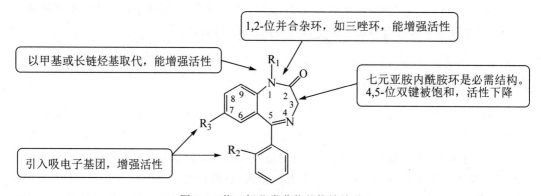	—H	—F	—Cl

　　苯二氮䓬类药物的作用机制与 γ-氨基丁酸（γ-aminobutyric acid，GABA）有关，GABA是中枢神经系统中的抑制性神经递质，当苯二氮䓬类药物与 GABA 结合时，可形成分子复合物，将诱导 GABA 受体偶联的氯离子通道加强开放，增加氯离子流入细胞内的数量，使神经细胞超极化，抑制突触后电位，从而发挥安定、镇静、催眠、肌肉松弛及抗惊厥作用。苯二氮䓬类药物的构效关系总结于图 3-1。

图 3-1　苯二氮䓬类药物的构效关系

地西泮（diazepam）

　　化学名为 7-氯-1,3-二氢-1-甲基-5-苯基-2H-1,4-苯并二氮䓬-2-酮，又名安定。

　　本品为白色或类白色的结晶性粉末；无臭，味苦。在丙酮或三氯甲烷中易溶，在乙醇中溶解，在水中几乎不溶。熔点 130～134.5℃。

　　本品的七元环结构中，在酸、碱或加热的条件下，酰胺和亚胺结构发生水解。一般 1,2位酰胺的水解不可逆，4,5 位亚胺的水解可逆，所以在胃中发生 4,5 位水解，进入肠道后 4,5

位开环产物又可闭环生成地西泮。

本品的代谢途径为 N-1 位去甲基、C-3 位羟基化、七元环羟基化等,形成的代谢产物奥沙西泮与葡萄糖醛酸结合排出体外。

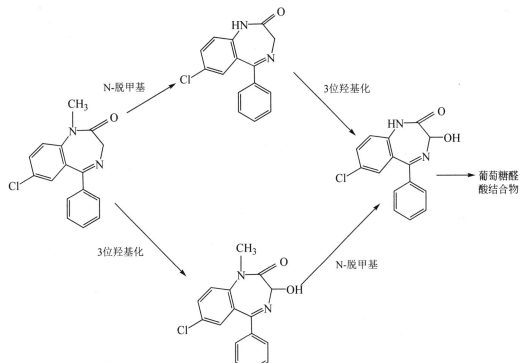

动画 3-1

葡萄糖醛酸结合物

合成路线
3-1

本品主要用于焦虑、镇静催眠,可抗癫痫和抗惊厥;还可用于治疗惊恐症,肌紧张性头痛和家族性、老年性、特发性震颤,以及缓解炎症引起的反射性肌肉痉挛等。

奥沙西泮(oxazepam)

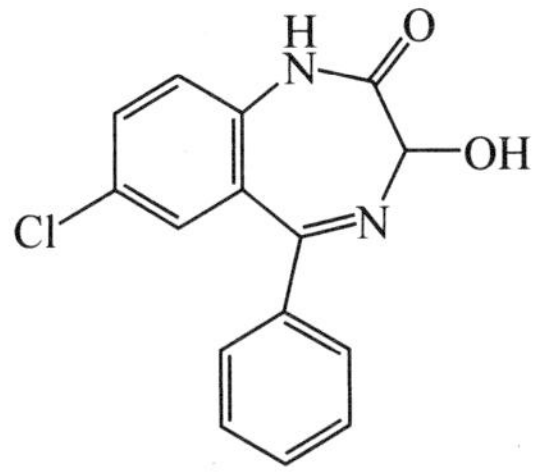

化学名为 5-苯基-3-羟基-7-氯-1,3-二氢-2*H*-1,4-苯并二氮杂䓬-2-酮。

本品为白色或类白色结晶性粉末,几乎无臭。在乙醇、三氯甲烷或丙酮中微溶,在乙醚中极微溶解,在水中几乎不溶。熔点 198～202℃(分解)。

本品的 C-3 为手性碳原子,有一对光学异构体,右旋体活性大于左旋体,目前,临床使用外消旋体。

本品的 1 位氮原子上没有甲基,在酸、碱和加热时水解,生成 2-苯甲酰基-4-氯苯胺,经重氮化反应后与碱性 β-萘酚偶合,生成橙色偶氮化合物,放置后颜色逐渐变深。这个反应可以将 1 位无甲基取代的苯二氮䓬类药物和有甲基取代的苯二氮䓬类药物区分开。

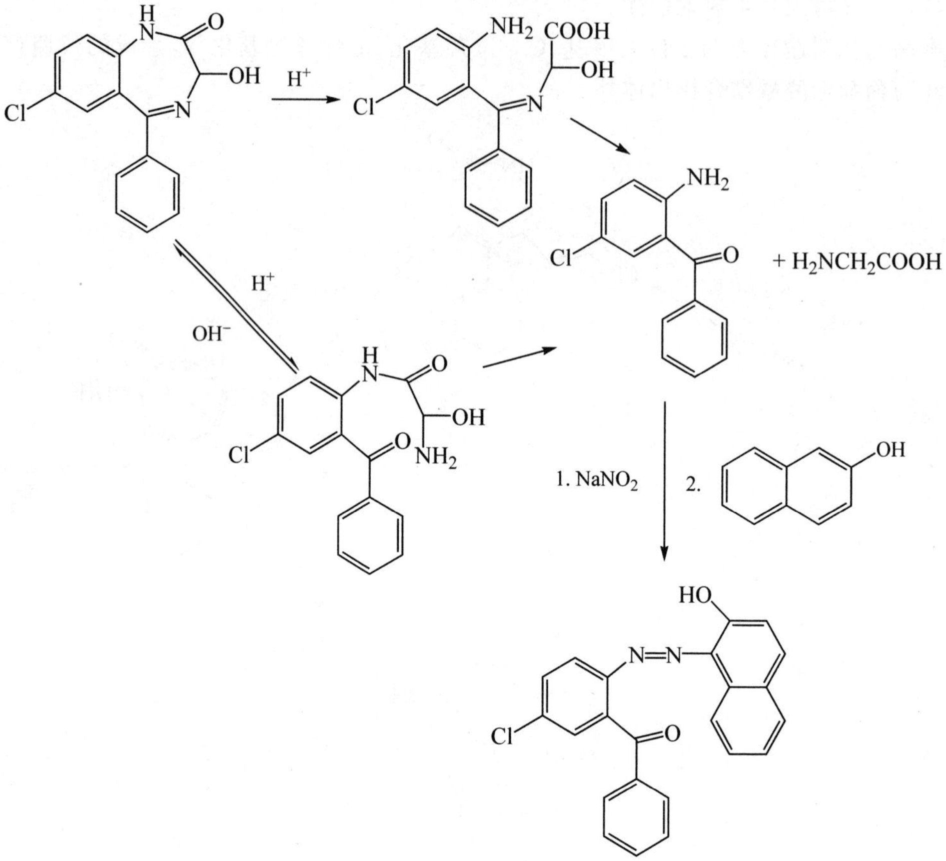

　　本品为地西泮的代谢物，其作用与地西泮相似，但嗜睡、共济失调等副作用少，主要用于治疗焦虑、紧张、激动和失眠等，适宜于老年人和肾功能不良者使用。

　　在地西泮的1,2位骈合三唑环得到阿普唑仑（alprazolam）、三唑仑（triazolam）和艾司唑仑（estazolam），使苯二氮䓬的1,2位不易被水解，因此增强了药物的化学稳定性。同时，还增加药物与受体的亲和力，使其活性增强。

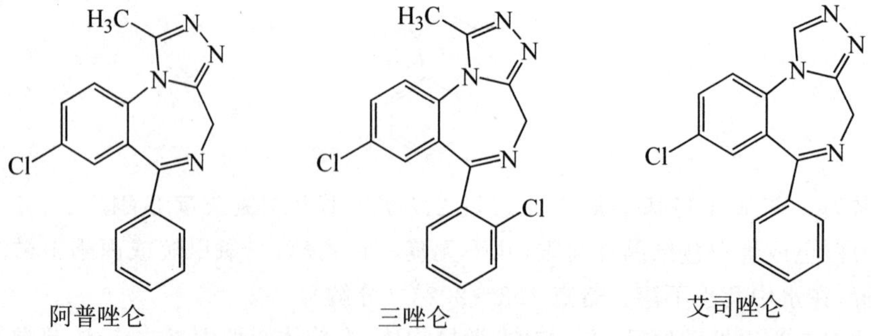

阿普唑仑　　　　　　三唑仑　　　　　　艾司唑仑

临床常用的苯二氮䓬类药物还有劳拉西泮、硝西泮、氯硝西泮和氟西泮等，见表3-1。

二、其他类

酒石酸唑吡坦（zolpidem tartrae）是咪唑并吡啶类镇静催眠药，具有高度选择性，通过选择性地作用于苯二氮䓬 ω_1 受体,具有较强的镇静催眠作用,而无呼吸抑制作用,抗惊厥、抗焦虑和肌肉松弛作用较弱。口服吸收迅速,生物利用度为 70%,约 2h 达血药峰浓度,代谢以氧化为主,生成羧酸衍生物,主要通过肾排泄,在体内无蓄积作用。

佐匹克隆(zopiclone) 是吡咯酮类镇静催眠药,为非苯二氮䓬类 GABA$_A$ 受体激动剂,催眠作用迅速。口服后吸收迅速,生物利用度约 80%,半衰期约 5h,1.5~2h 血药浓度达峰值。本品的主要代谢产物为 N-氧化物和 N-去甲基物,前者有弱活性,后者无活性。本品的 5-S-(+)异构体的催眠作用比消旋体强,已上市。

丁螺环酮(buspirone) 是新型的氮杂螺环癸烷双酮类抗焦虑药物,该药是特异性突触 5-羟色胺(5-HT)受体激动剂,可加强 5-HT 系统的功能和增加 5-HT 的含量。本品口服后吸收迅速而完全,优点是无镇静催眠作用,不会引起嗜睡的副作用,特别适合于驾驶员、高空作业等人员使用。

酒石酸唑吡坦

艾司佐匹克隆

丁螺环酮

案例分析 3-1

第二节 抗癫痫药

癫痫是大脑神经元突发性异常放电,导致短暂的大脑功能障碍的一种慢性疾病。现代医学认为发生癫痫的原因可以分为两类:原发性(功能性)癫痫和继发性(症状性)癫痫。根据发作情况可分为大发作、小发作、精神运动性发作、局限性发作和复杂部分性发作。

抗癫痫药可用于预防和控制癫痫的发作,主要是通过两种途径来实现:一是防止、减轻中枢病灶神经元的过度放电;二是提高正常脑组织的兴奋阈以减弱病灶的兴奋扩散。抗癫痫药的主要作用机制:改变动作电位传播的电压离子通道;加强 GABA 的抑制性;干扰氨基酸的兴奋性。现在临床上使用的抗癫痫药主要有苯二氮䓬类药物和巴比妥类药物及其类似物,其中苯二氮䓬类药物已在前面作了介绍。

一、巴比妥类药物及其类似物

巴比妥类药物是丙二酰脲衍生物,丙二酰脲由于存在内酰胺-内酰亚胺互变异构,表现出一定的酸性,故又称巴比妥酸(表3-2)。巴比妥酸本身无治疗作用,只有当5位上的两个氢原子被烃基取代后才呈现活性。巴比妥类药物多在肝脏中代谢,代谢反应主要发生在5位取代基上。

表 3-2   临床常用的巴比妥类药物

名　　称	R₁	R₂	R₃	作用时间
巴比妥	—C₂H₅	—C₂H₅	—H	长时效
苯巴比妥	—C₂H₅	⬡(苯环)	—H	长时效
异戊巴比妥	—C₂H₅	—CH₂CH₂CHCH₃ (CH₃)	—H	中时效
环己烯巴比妥	—C₂H₅	⬡(环己烯)	—H	中时效
司可巴比妥	—CH₂CH=CH₂	—CHCH₂CH₂CH₃ (CH₃)	—H	短时效
戊巴比妥	—C₂H₅	—CHCH₂CH₂CH₃ (CH₃)	—H	短时效
海索比妥	—CH₃	⬡(甲基环己烯)	—CH₃	超短时效

巴比妥类药物作用于脑干网状兴奋系统的突触传递过程,阻断脑干的网状结构上行激活系统,使大脑皮质细胞从兴奋转为抑制,从而产生镇静、催眠和抗惊厥作用。巴比妥类药物的作用强弱和起效时间快慢与药物的解离常数 pK_a 和脂水分配系数密切相关。通常药物以分子形式透过细胞膜,以离子的形式发生作用,因此需要有一定的解离度。同时药物需要有一定的水溶性和脂溶性,才能在体液中转运,并且能透过细胞膜和血-脑脊液屏障,到达作用部位。

构效关系研究结果表明:巴比妥类药物的5位上应有两个取代基,碳原子总数在4~8时最好;若总碳数超过8,可导致惊厥作用。5位取代基为饱和直链烷烃或苯环时,不易被代谢氧化,作用时间长;5位取代基为支链烷烃或不饱和烃基时,氧化代谢容易,镇静催眠时间短。在结构中酰亚胺的氮原子上引入甲基,可降低酸性和增加脂溶性,起效快,作用时间短,若两个 N 上都引入甲基,则产生惊厥。2位碳的氧原子被硫被子代替,脂溶性增加,起效快,如硫喷妥钠(thiopental sodium)。

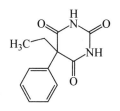

硫喷妥钠

巴比妥类药物的合成常采用丙二酸二乙酯合成法。在乙醇钠的作用下，经过两次的烃化反应生成酯，最后与脲素合成环。

合成路线
3-2

苯巴比妥（phenobarbital）

化学名为 5-乙基-5-苯基-2,4,6-($1H$,$3H$,$5H$)-嘧啶三酮。

本品为白色有光泽的结晶或结晶性粉末；无臭，味微苦。在乙醇或乙醚中溶解，在三氯甲烷中略溶，在水中难溶；在氢氧化钠或碳酸钠溶液中溶解；饱和水溶液显酸性反应。熔点 174.5～178℃。

本品结构中含有酰脲结构，其水溶液久置发生水解，产生苯基丁酰脲沉淀而失去活性，水解反应的速率及产物取决于溶液的 pH 值和环境温度。

本品主要在肝脏代谢，生成羟基苯巴比妥，再和葡萄糖醛酸结合排除体外，但主要以原药形式排除体外。

本品主要用于治疗焦虑、失眠（用于睡眠时间短早醒患者）、癫痫及运动障碍，是治疗癫痫大发作及局限性发作的重要药物。副作用较多，久用骤停，会出现"反跳"现象，而且患者会对药物产生依赖性和成瘾性。

根据镇静催眠作用时间长短，巴比妥类药物通常可分为长效药物（如苯巴比妥）、中效药物（如异戊巴比妥）、短效药物（如司可巴比妥）、超短效药物（如硫喷妥钠），见表3-2。

苯妥英钠（phenytoin sodium）

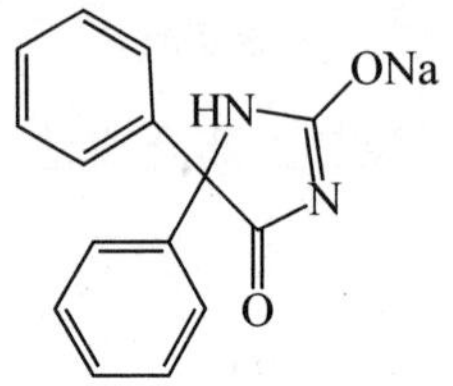

化学名为5,5-二苯基-2,4-咪唑烷二酮钠盐。

本品为白色粉末；无臭，味苦；微有引湿性。在水中易溶，在乙醇中溶解，在三氯甲烷或乙醚中几乎不溶。

本品属乙内酰脲类，是将巴比妥类药物结构中的一个-CONH-换成-NH-得到的；将乙内酰脲化学结构中的-NH-以-O-或-CH$_2$-取代，则得到噁唑烷二酮类和丁二酰亚胺类；当5位两个氢被取代后才具有抗惊厥、抗癫痫作用。

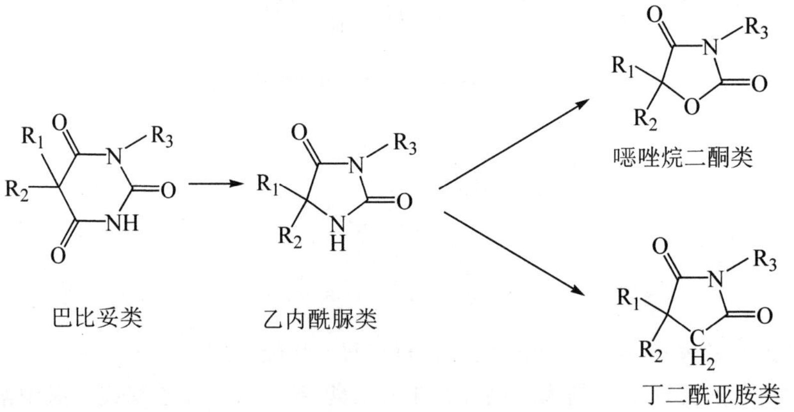

本品在空气中渐渐吸收二氧化碳，分解成苯妥英；水溶液显碱性反应。苯妥英钠与碱加热，环状酰胺结构水解开环，生成α-氨基二苯乙酸和氨。

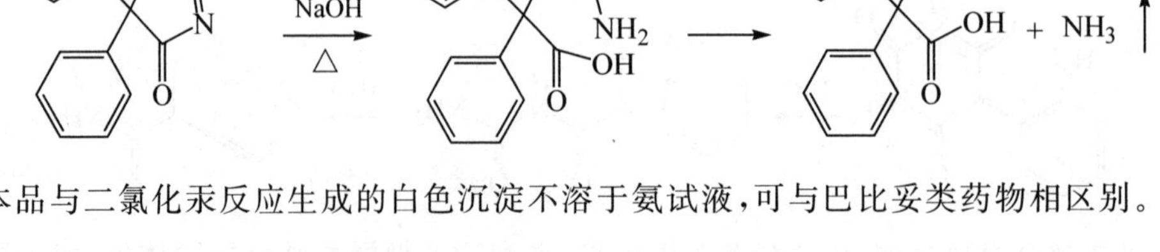

本品与二氯化汞反应生成的白色沉淀不溶于氨试液，可与巴比妥类药物相区别。

本品主要在肝脏中代谢,代谢产物与葡萄糖醛酸结合经肾脏排出体外。但本品的代谢具有"饱和动力学"的特点,即如果用量过大或短时间内反复用药,可使代谢酶饱和,代谢速率显著减慢,从而产生毒性作用。本品是肝酶的强诱导剂,可使合并应用的一些药物的代谢加快,血药浓度降低,需要调节给药剂量。

本品为治疗癫痫大发作和部分性发作的主要用药,但对小发作无效。

二、其他类

卡马西平(carbamazepine)

化学名为 $5H$-二苯并[b,f]氮杂䓬-5-甲酰胺。

本品为白色或类白色结晶性粉末;几乎无臭。在三氯甲烷中易溶,在乙醇中略溶,在水或乙醚中几乎不溶。熔点 189～193℃。

本品属二苯并氮杂䓬类,具有较大的共轭体系,其乙醇溶液在 235nm 和 285nm 波长处有最大吸收,可用于鉴别。

本品固体在室温下稳定,片剂遇湿气可生成二水合物,表面硬化,药效降为原来的 1/3。本品在长时间光照下生成二聚体和 10,11-环氧化物,由白色变成橙色,应避光保存。

本品经肝脏代谢,代谢产物为 10,11-环氧卡马西平,此代谢物有活性,进一步代谢生成无活性的 10,11-二羟基卡马西平,自尿中排出。

本品主要用于其他药物难以控制的大发作、复杂部分性发作或其他全身性、部分性发作。此外还有**奥卡西平(oxcarbazepine)**,为卡马西平衍生物,临床用途同卡马西平。

丙戊酸钠(sodium valproate)化学名为 2-丙基戊酸钠,是脂肪酸类抗癫痫药,作用机制为抑制 GABA 的降解或促进 GABA 的合成,由此增加脑中 GABA 的浓度,同时其体内代谢产物可明显提高脑组织的兴奋阈。

拉莫三嗪(lamotrigine)是 5-苯基-1,2,4-三嗪衍生物,对癫痫局部和全身发作有效,其作用机制是能有效地抑制脑内兴奋性物质,如谷氨酸、天门冬氨酸等的释放,从而产生抗惊厥作用。

加巴喷丁(gabapentin)是 γ-氨基丁酸的环状衍生物,具有较高脂溶性,使其容易通过血-脑脊液屏障。与苯妥英钠、卡马西平、苯巴比妥或丙戊酸钠同时使用,不影响相互的血药浓度。本品常与其他抗癫痫药物联合使用,治疗成人的癫痫部分性发作。

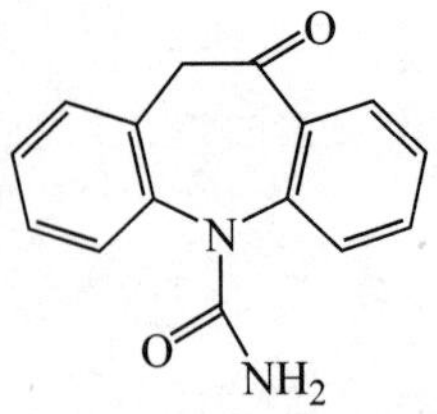

奥卡西平

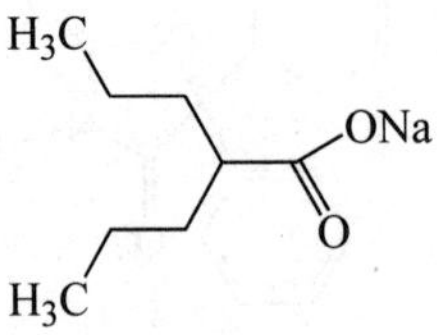

丙戊酸钠

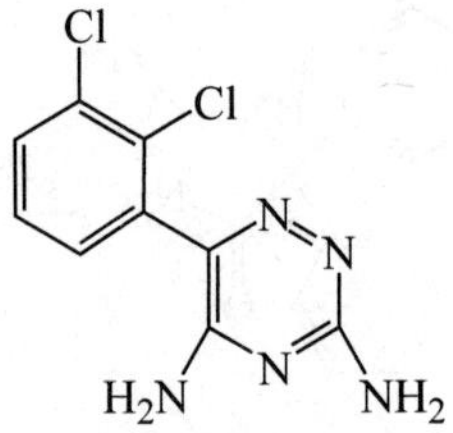

拉莫三嗪

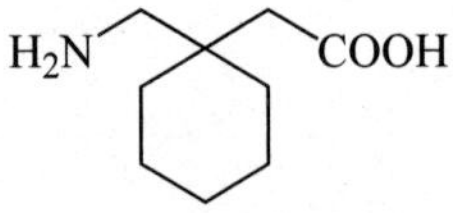

加巴喷丁

（张廷剑）

第四章

抗精神失常药

学习重点

1. 掌握抗精神失常药的结构类型、作用机制和构效关系；掌握盐酸氯丙嗪、奋乃静、舒必利、氟哌啶醇、盐酸阿米替林、盐酸氟西汀、盐酸帕罗西汀的名称、化学结构、理化性质和用途。

2. 熟悉氯氮平、利培酮、氯米帕明、多塞平、氯普噻吨、文拉法辛、西酞普兰、盐酸帕罗西汀、舍曲林、吗氯贝胺的化学结构和用途。

3. 了解抗精神失常药的分类、理化性质及代谢特点。

抗精神失常药是用以治疗精神疾病的一类药物,根据药物的药理作用和临床作用特点,抗精神失常药可分为抗精神病药、抗抑郁药、抗躁狂药和抗焦虑药。其中抗焦虑药可消除紧张和焦虑状态,大部分也是镇静催眠药(见第 3 章)；碳酸锂(Li_2CO_3)是治疗躁狂症的首选药,其他如氯丙嗪等抗精神病药以及卡马西平等抗癫痫药都具有抗躁狂作用。本章主要介绍抗精神病药和抗抑郁药。

第一节　抗精神病药

抗精神病药主要用于治疗精神分裂症,因此也称抗精神分裂症药。精神分裂症是一种严重的疾病,病因尚不清楚,一般认为可能与患者脑内神经递质多巴胺(DA)的功能失调有关。抗精神病药按照化学结构可分为吩噻嗪类、噻吨类(硫杂蒽类)、丁酰苯类、苯甲酰胺类和二苯并二氮䓬类。其中吩噻嗪类、噻吨类和二苯并二氮䓬类通称为三环类,都是由吩噻嗪结构改造而来的。

一、吩噻嗪类

盐酸氯丙嗪(chlorpromazine hydrochloride)

合成路线
4-1

化学名为 N,N-二甲基-2-氯-10H-吩噻嗪-10-丙胺盐酸盐。

本品为白色或乳白色结晶性粉末；微臭，味极苦。在水、乙醇或三氯甲烷中溶解，在乙醚或苯中不溶。有引湿性。熔点 194～198℃。

该类药物都具有吩噻嗪母环，易被氧化。在空气或日光中放置渐变为红棕色，应避光密闭保存；为防止其氧化变色，注射液中需加入对氢醌、连二亚硫酸钠、亚硫酸氢钠或维生素 C 等抗氧剂。有部分患者用药后，在强烈日光照射下发生严重的光化毒反应，服用该类药物后应尽量避免日光照射。

本品在遇硝酸后可形成醌式结构而显红色，这是吩噻嗪类化合物的共有反应，可用于鉴别。

本品为中枢多巴胺受体阻断剂，具有多种药理活性。临床上主要用于治疗精神分裂症或其他精神病的兴奋骚动、紧张不安、幻觉、妄想等症状；还用于镇吐、顽固性呃逆、低温麻醉及人工冬眠等。本品口服吸收慢且不完全，主要在肝脏代谢。

吩噻嗪类抗精神病药是 20 世纪 50 年代初在研究吩噻嗪类抗组胺药异丙嗪的构效关系时发现的，氯丙嗪是第一个用于治疗精神病的药物，并开创了药物治疗精神疾病的历史。临床常用的吩噻嗪类抗精神病药见表 4-1。

知识扩展
4-1

表 4-1　临床常用的吩噻嗪类抗精神病药

药物名称	—R₁	—R₂
氯丙嗪	$-(CH_2)_3N(CH_3)_2$	$-Cl$
乙酰丙嗪	$-(CH_2)_3N(CH_3)_2$	$-COCH_3$
三氟丙嗪	$-(CH_2)_3N(CH_3)_2$	$-CF_3$
奋乃静	$-CH_2CH_2CH_2-N\overset{\frown}{\underset{\smile}{}}N-CH_2CH_2OH$	$-Cl$
氟奋乃静	$-CH_2CH_2CH_2-N\overset{\frown}{\underset{\smile}{}}N-CH_2CH_2OH$	$-CF_3$
庚氟奋乃静	$-CH_2CH_2CH_2-N\overset{\frown}{\underset{\smile}{}}N-CH_2CH_2OCOC_6H_{13}$	$-CF_3$
葵氟奋乃静	$-CH_2CH_2CH_2-N\overset{\frown}{\underset{\smile}{}}N-CH_2CH_2OCOC_9H_{19}$	$-CF_3$
三氟拉嗪	$-CH_2CH_2CH_2-N\overset{\frown}{\underset{\smile}{}}N-CH_3$	$-CF_3$
硫乙拉嗪	$-CH_2CH_2CH_2-N\overset{\frown}{\underset{\smile}{}}N-CH_3$	$-SC_2H_5$

奋乃静（perphenazine）

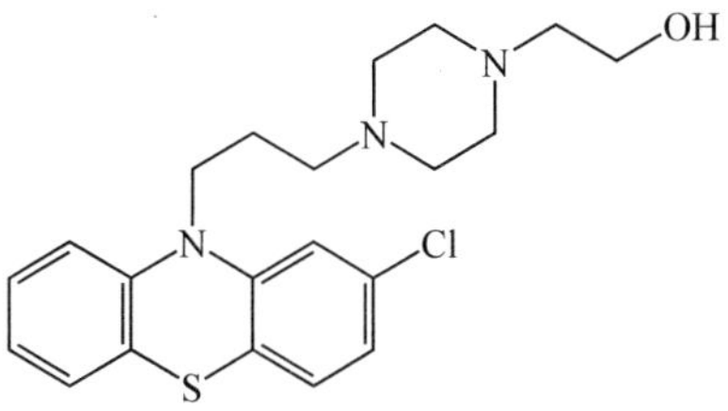

化学名为 4-[3-(2-氯吩噻嗪-10-基)丙基]-1-哌嗪乙醇。

本品为白色至淡黄色的结晶性粉末；几乎无臭，味微苦。在三氯甲烷中极易溶解，在乙醇中溶解，在水中几乎不溶，在稀盐酸中溶解。熔点 94～100℃。

本品也含有吩噻嗪母核，因此也容易被氧化变色。

本品抗精神病作用比氯丙嗪强 6～8 倍。用于精神分裂症、躁狂症、焦虑症等，也具有镇吐作用。

利用侧链的醇羟基与长链脂肪酸成酯，如氟奋乃静制成庚氟奋乃静和癸氟奋乃静（表 4-1）可增加药物的脂溶性，在体内吸收减慢，注射一次可分别维持作用 1～2 周和 2～3 周，是可延长作用时间的前药。

吩噻嗪类抗精神病药的作用靶点是多巴胺受体，构效关系研究结果表明吩噻嗪环上 2 位的氯原子会引起分子的不对称性，导致 10 位侧链向含氯原子的苯环方向倾斜，是这类抗精神病药物重要的结构特征，失去氯原子则无抗精神病的作用。吩噻嗪类抗精神病药的构效关系见图 4-1。

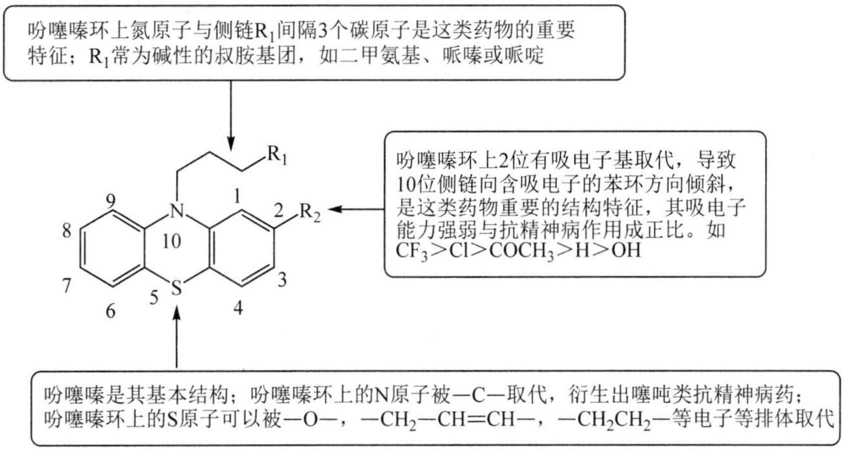

图 4-1　吩噻嗪类药物的构效关系

二、噻吨类

将吩噻嗪环上的 10 位 N 原子换成 C 原子，并通过双键与侧链相连，得到噻吨类抗精神病药，又称硫杂蒽类抗精神病药。该类药物的链上因存在双键，故有顺式（Z）和反式（E）两种几何异构体，前者抗精神病作用比后者强 7 倍。临床上常用的噻吨类抗精神病药有**氯普噻吨（chlorprothixene）**、**珠氯噻醇（zuclopenthixol）**等。

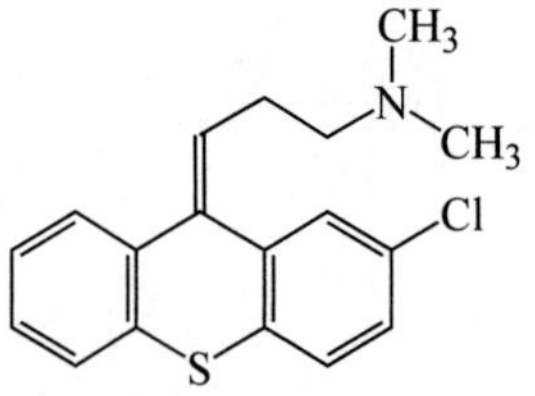

氯普噻吨 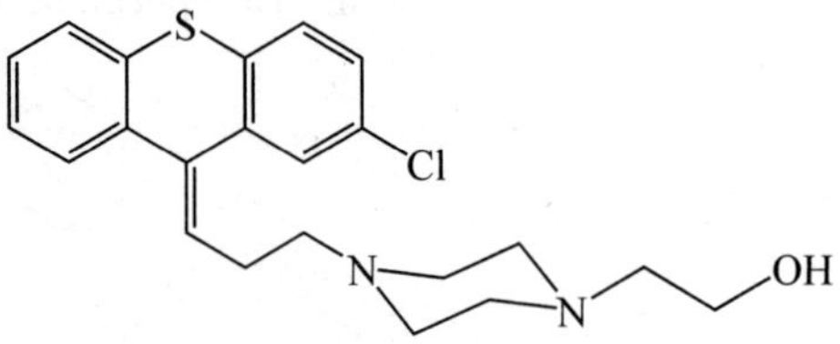　　　　　　　　珠氯噻醇

三、丁酰苯类

氟哌啶醇（haloperidol）

合成路线
4-2

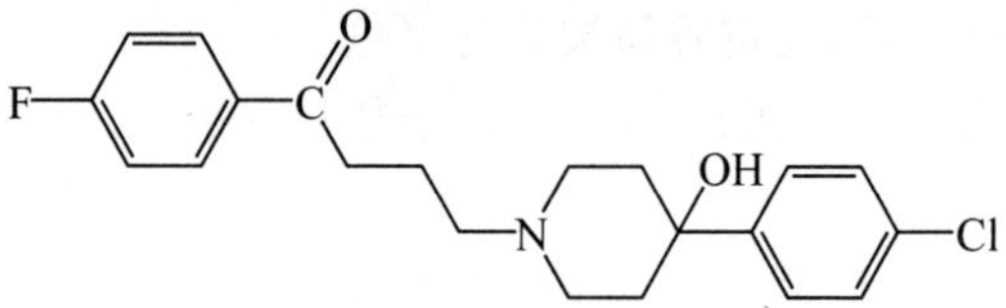

化学名为 1-(4-氟苯基)-4-[4-(4-氯苯基)-4-羟基-1-哌啶基]-1-丁酮。

本品为白色或类白色结晶性粉末；无臭，无味。在三氯甲烷中溶解，在乙醇中略溶，水中几乎不溶。熔点 149～153℃。

本品对光敏感，需在室温、避光条件下保存。

本品口服吸收较好，临床上用于治疗急性精神分裂症及躁狂症，作用强而持久。

本品是在研究镇痛药哌替啶衍生物的过程中发现的，该类药物的抗精神病作用一般比吩噻嗪类强，同时用作抗焦虑药。后来还发现了作用更强的三氟哌多（trifluperidol）及二苯丁基哌啶类如五氟利多（penfluridol）等。

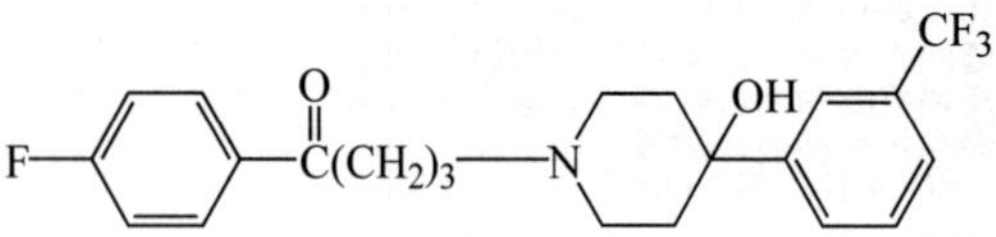

三氟哌多 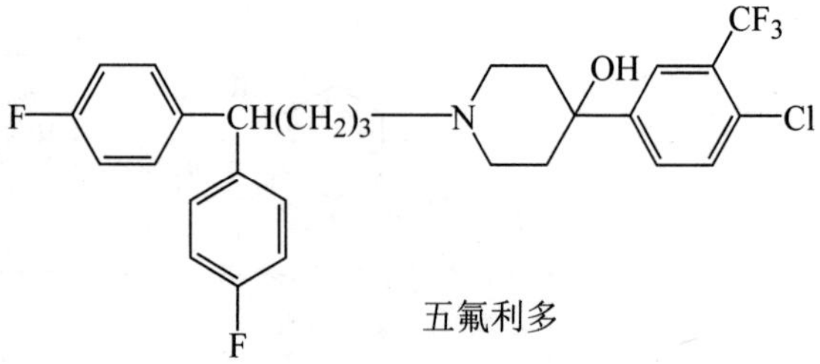　　　　　　　　　　　五氟利多

四、苯甲酰胺类

舒必利（sulpiride）

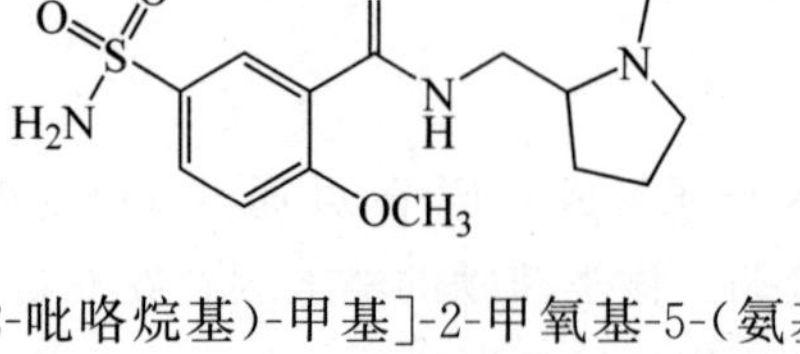

化学名为 N-[(1-乙基-2-吡咯烷基)-甲基]-2-甲氧基-5-(氨基磺酰基)苯甲酰胺。

本品为白色或类白色结晶性粉末；无臭，味微苦。在水中几乎不溶，乙醇或丙酮中微溶,在三氯甲烷中极微溶解,在氢氧化钠溶液中极易溶解。熔点 177～180℃。

本品结构中具有手性碳,左旋体是其抗精神病的活性结构,目前左舒必利(levosulpiride)已经上市,用于治疗精神分裂症,亦可用于止吐和抗抑郁。

苯甲酰胺类抗精神病药是 20 世纪 70 年代在对局麻药普鲁卡因的结构改造中发展起来的一类作用强而副作用相对低的抗精神病药。近年来上市的还有**瑞莫必利(remoxipride)**、**硫必利(tiapride)**等。

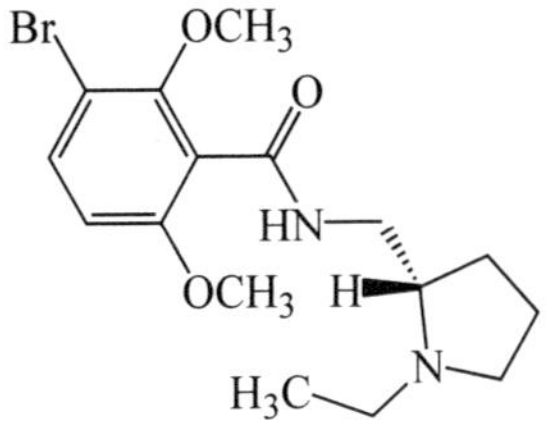

瑞莫必利 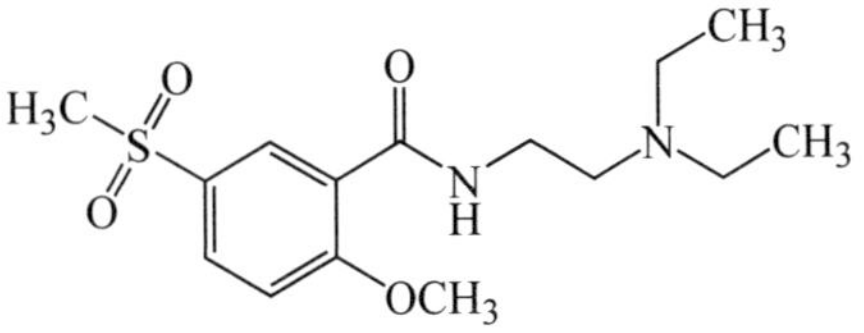　　　　　　　　　　硫必利

五、二苯并二氮䓬类

二苯并二氮䓬类抗精神病药是用生物电子等排原理对吩噻嗪类药物的噻嗪环进行结构改造,将六元环扩为七元二氮䓬环得到的。其作用机制与经典的抗精神病药不同,被认为是非经典的抗精神病药,锥体外系反应等毒副作用比经典的抗精神病药较轻。二苯并氮䓬类抗精神病药见表 4-2。

表 4-2　二苯并氮䓬类抗精神病药

名　称	结　构	作 用 特 点
氯氮平(clozapine)	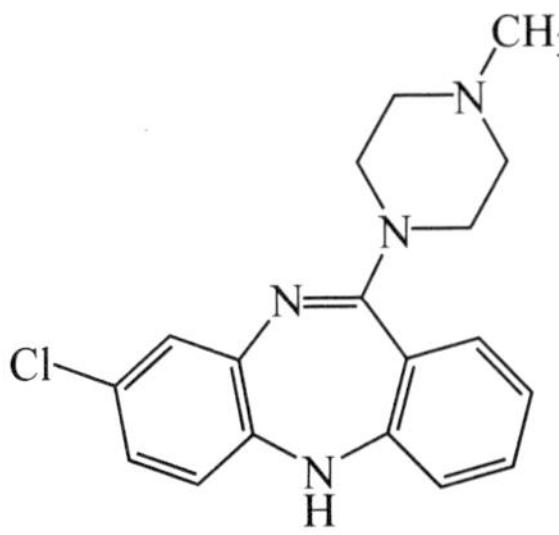	用于精神分裂症。起效快,副作用较大。口服生物利用度个体差异大,为 50%～60%,有肝脏首过效应。经肝脏代谢,代谢产物有 N-去甲基氯氮平、氯氮平的 N-氧化物等
奥氮平(olanzapine)	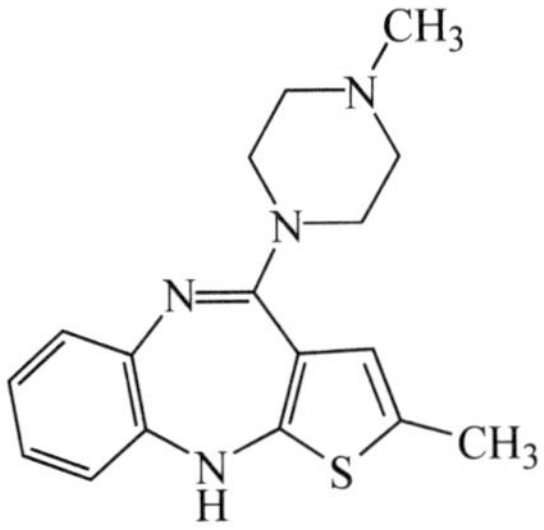	口服 5～8h 达到血浆峰值,在肝脏代谢,主要发生氧化和结合反应。用于精神分裂症,也可缓解精神分裂症及相关疾病的继发性情感症状

名　称	结　构	作用特点
奎硫平 （quetiapine）	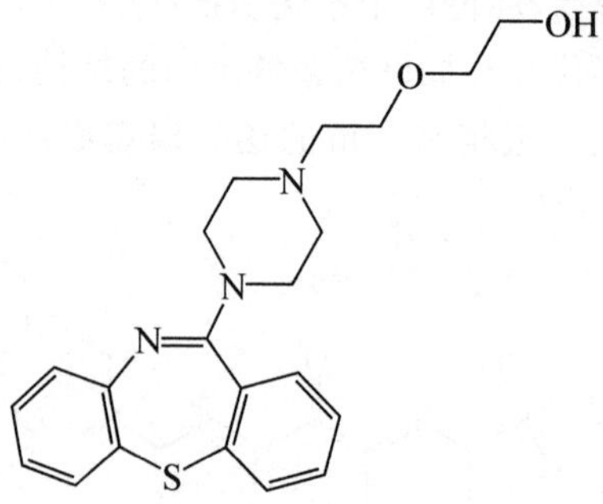	用于各种类型的精神分裂症。口服后 2h 血药达峰值,血浆蛋白结合率为 83％。常见不良反应为头晕、嗜睡、直立性低血压、心悸、口干、食欲不振和便秘
洛沙平 （loxapine）	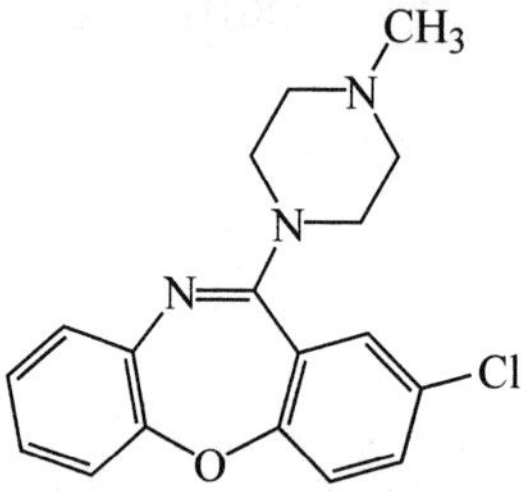	用于精神分裂症、偏执症状、损伤行为和焦虑症。口服吸收良好,约 2h 内达血药峰值,与血浆蛋白结合后迅速通过血-脑脊液屏障

其他非经典抗精神病药还有**利培酮**（**risperidone**）、**帕利培酮**（**paliperidone**）和**齐拉西酮**（**ziprasidone**）等,这些药物也没有或较少有锥体外系和迟发性的运动障碍等不良反应。

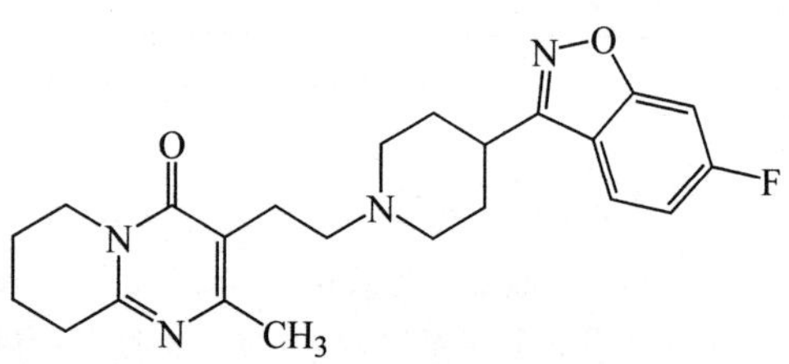

利培酮 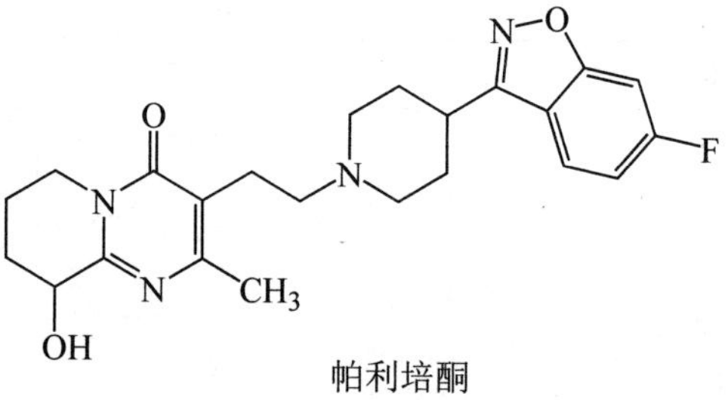　　　　　　　　　　　　　帕利培酮

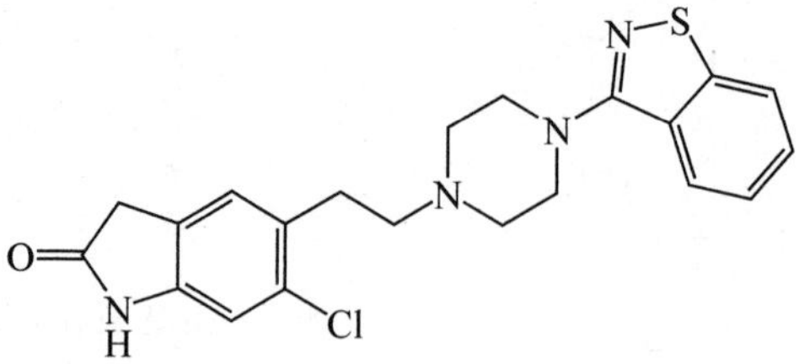

齐拉西酮

第二节　抗抑郁药

抑郁症是一种常见的精神类疾病,常表现为情绪异常低落,且可能有强烈的自杀倾向。按作用机制抗抑郁药可分为去甲肾上腺素重摄取抑制剂（selective noradrenaline reuptake inhibitors，NRIs）、5-羟色胺再摄取抑制剂（selective serotonin reuptake inhibitors，SSRIs）和单胺氧化酶抑制剂（monoamine oxidase inhibitors，MOIs）等。

一、去甲肾上腺素重摄取抑制剂

盐酸阿米替林（amitriptyline hydrochloride）

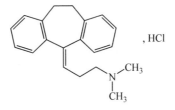

思政内容
4-1

化学名为 N，N-二甲基-3-(10,11-二氢-5H-二苯并[a,d]环庚烯-5-亚基)-1-丙胺盐酸盐。

本品为无色结晶或白色粉末；味苦，有烧灼感，随后有麻木感。在水、甲醇、乙醇或三氯甲烷中易溶。熔点 196～197℃。

本品对日光较敏感，易被氧化，需避光保存。

本品在肝脏内脱甲基，生成活性代谢产物去甲替林，二者活性相同而去甲替林的毒性较低。

本品是临床上最常用的三环类抗抑郁药，能明显改善或消除抑郁症状。适用于各种抑郁症的治疗，尤其对内因性抑郁症疗效较好，不良反应少。

该类药物是 20 世纪 40 年代利用生物电子等排原理，将吩噻嗪类药物分子中的 S 原子以生物电子等排体亚乙基（—CH₂—CH₂—）或亚乙烯基（—CH ＝CH—）替代而得到的。同类药物还有**氯米帕明（clomipramine）**、**多塞平（doxepin）**等。

氯米帕明　　　　　　　　　多塞平

二、5-羟色胺再摄取抑制剂

盐酸氟西汀（fluoxetine hydrochloride）

化学名为 N-甲基-3-苯基-3-(4-三氟甲基苯氧基)丙胺盐酸盐。

本品为白色或类白色结晶性粉末；在甲醇中易溶，在水中微溶。本品结构中有一个手性碳，其中 S-异构体的活性较强，临床使用外消旋体。

本品在胃肠道吸收,在体内代谢消除较慢。在肝脏代谢成活性的去甲氟西汀,在肾脏消除。

本品选择性强,与三环类抗抑郁药相比,疗效相当,但较少副作用,已成为临床广泛应用的抗抑郁药之一。

本品的合成是从 β-甲氨基苯丙酮出发,经还原得 N-甲基-3-羟基-苯丙胺,再与 4-三氟甲基氯苯缩合,最后与 HCl 成盐制得。

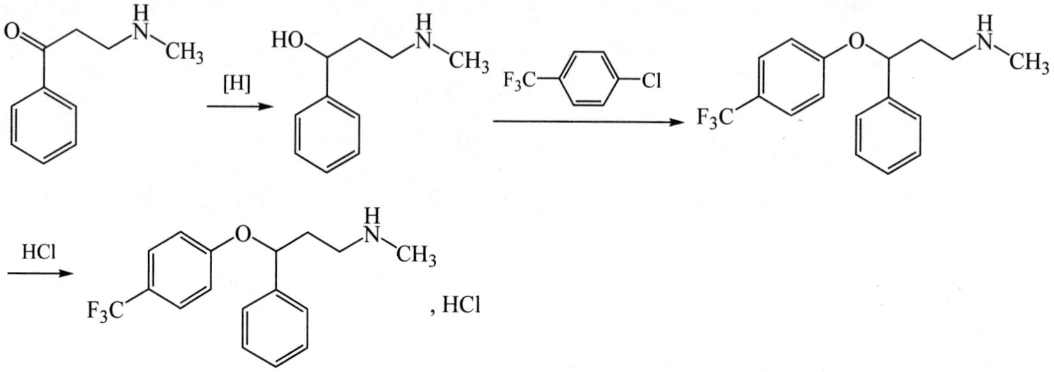

临床上常用的 5-羟色胺重摄取抑制剂还有**盐酸帕罗西汀（paroxetine hydrochloride）**、**舍曲林（sertraline）**、**氟伏沙明（fluvoxamine）**和**西酞普兰（citalopram）**等。

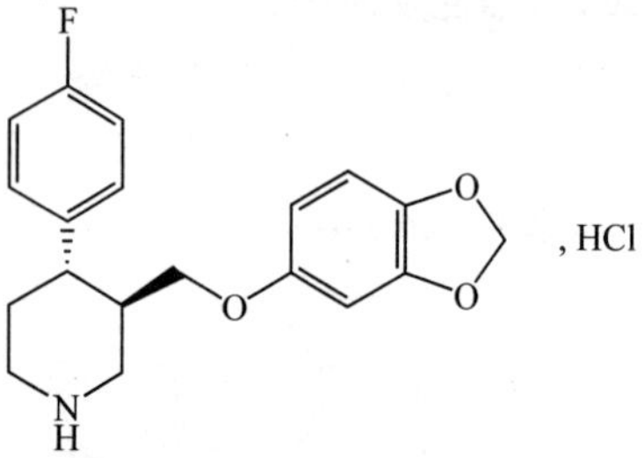

盐酸帕罗西汀 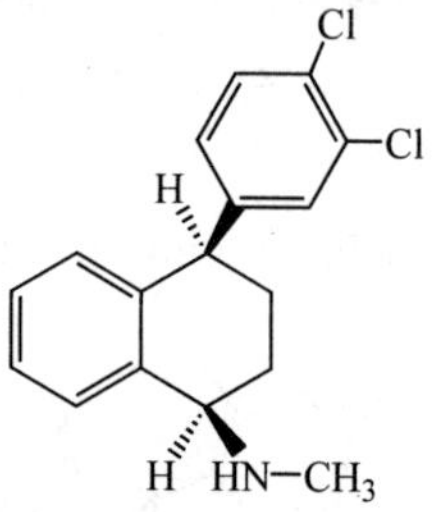　　　　　舍曲林

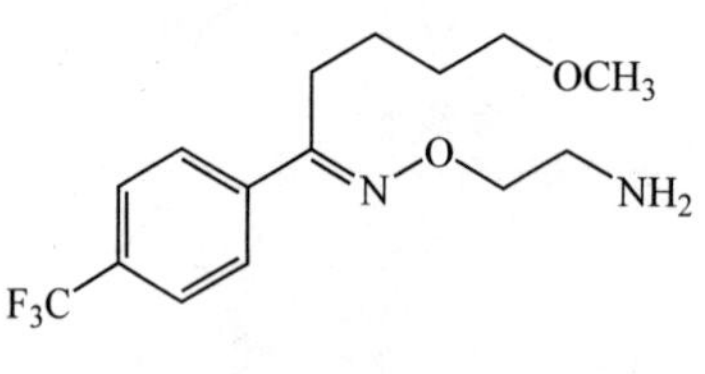

氟伏沙明 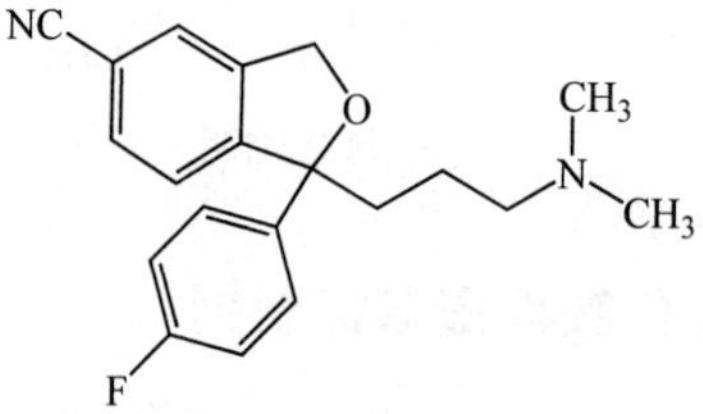　　　　　　　西酞普兰

三、其他类

文拉法辛（venlafaxine）具有 5-羟色胺重摄取和去甲肾上腺素重摄取双重抑制作用,抗抑郁作用与三环类抗抑郁药相似或更强,但不良反应较少,用于治疗焦虑性抑郁症。

米氮平（mirtazapine）是新型抗抑郁药,其作用机制与其他抗抑郁药不同。该药能促进 NA 和 5-HT 的释放,从而使两个递质的浓度升高,又称去甲肾上腺素能与特异性 5-羟色胺能抗抑郁药（NASSAs）。米氮平具有良好的抗抑郁疗效和安全性,起效迅速、耐受性良好。

吗氯贝胺(moclobemide)是特异性单胺氧化酶 A 的可逆性抑制剂,不良反应轻,无催眠副作用,在正常用量情况下无明显的镇静作用,用于治疗抑郁症。

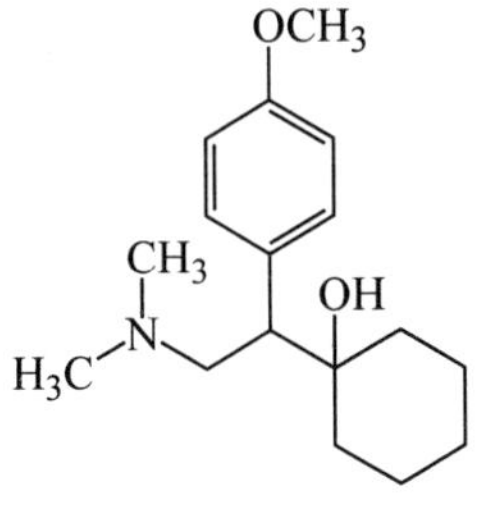

文拉法辛

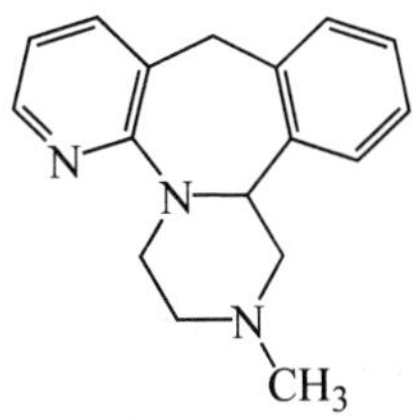

米氮平

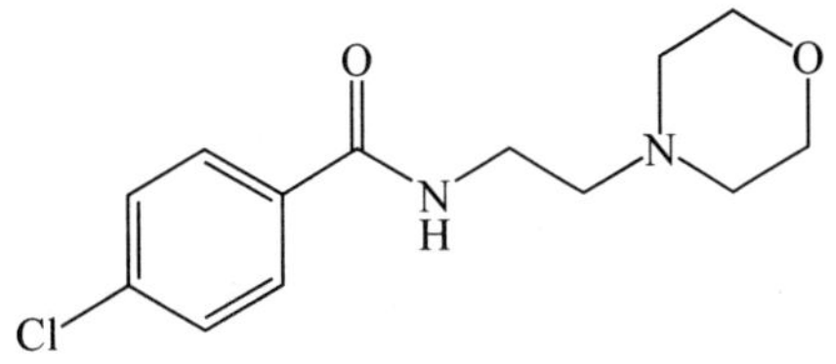

吗氯贝胺

习题及参考答案

（张廷剑）

第五章

中枢兴奋药和改善脑功能的药物

学习重点

1. 掌握咖啡因、尼可刹米、吡拉西坦、盐酸多奈哌齐的名称、化学结构、理化性质和用途。

2. 熟悉茴拉西坦、利斯的明、石杉碱甲、氢溴酸加兰他敏的化学结构和用途。

3. 了解中枢兴奋药和改善脑功能药物的分类、结构类型和作用机制。

第一节 中枢兴奋药

中枢兴奋药是一类能够提高中枢神经系统功能活动的药物,主要用于抢救呼吸衰竭、药物中毒或严重感染、创伤等引起中枢抑制的患者,因而又称回苏药;但用量过大可使中枢神经系统广泛强烈地兴奋而发生惊厥,甚至可危及生命,因而在应用中要注意控制用药剂量和观察患者的反应。根据药物作用的选择性和用途,中枢兴奋药可分为:①大脑皮质兴奋药,又称精神兴奋药,如咖啡因等;②延髓兴奋药,可对呼吸中枢起兴奋作用,常用于救治呼吸衰竭的患者,如尼可刹米等;③其他类,包括脊髓兴奋药、反射性兴奋药。

一、大脑皮质兴奋药

咖啡因(caffeine)

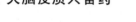

化学名为 1,3,7-三甲基-3,7-二氢-1H-嘌呤-2,6-二酮一水合物。

本品为白色或极微黄绿色的针状结晶;无臭,味苦;有风化性;受热时易升华。在热水或三氯甲烷中易溶,在丙酮中略溶,在乙醚中极微溶。熔点 235～238℃。

本品具有酰脲结构,对碱不稳定,与碱共热可水解开环。本品碱性极弱,与强酸不能形成稳定的盐,但可与有机酸或其碱金属盐等形成复盐,加大水中溶解度。本品与苯甲酸钠形

知识扩展
5-1

成的复盐又称安钠咖,由于分子间形成氢键,水溶性增大,常制成注射液供临床使用。

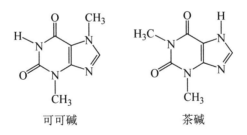

安钠咖

本品与盐酸、氯酸钾在水浴上加热蒸干,所得残渣遇氨气显紫色,再加氢氧化钠试液数滴,紫色消失。此反应名为紫脲酸铵反应,是黄嘌呤类生物碱的特征鉴别反应。

本品能加强大脑皮质的兴奋过程,同时又兴奋延髓呼吸中枢。用于治疗中枢性呼吸衰竭、循环衰竭以及麻醉药、催眠药等中毒引起的中枢抑制。此外,本品还有较弱的兴奋心脏和利尿作用。作用机制是抑制磷酸二酯酶的活性,进而减少 cAMP 的分解,提高细胞内 cAMP 的含量。

本品在肝脏中发生代谢反应,被黄嘌呤氧化酶氧化为尿酸类化合物,还可受微粒体氧化酶的作用而脱甲基。

咖啡因常与解热镇痛药合用治疗感冒,还可与麦角胺合用治疗偏头痛。除用作药物外,在日常生活中还可用来配制饮料或作为食品添加剂。同类药还有**可可碱**(theobromine)和**茶碱**(theophylline),三者具有相似的药理作用,都能够兴奋中枢神经系统、兴奋心脏、松弛平滑肌及利尿,但作用强度随结构的差异而有所不同。中枢兴奋作用:咖啡因＞茶碱＞可可碱;兴奋心肌、松弛平滑肌及利尿作用:茶碱＞可可碱＞咖啡因。所以咖啡因主要用作中枢兴奋药物;茶碱主要用作平滑肌松弛、利尿及强心等;可可碱已经很少使用。

合成路线
5-1

可可碱　　　　　　　　茶碱

二、延髓兴奋药

尼可刹米(**nikethamide**)

化学名为 N,N-二乙基-3-吡啶甲酰胺。

本品为无色或淡黄色的澄明油状液体,有引湿性,能与水任意混合。

本品与碱液共热时,可发生水解;与钠石灰共热时,水解脱羧生成吡啶,有特殊臭味;

与碱性碘化汞钾试液反应生成沉淀。

本品可直接兴奋延脑呼吸中枢,同时亦可通过刺激颈动脉体化学感受器,反射性兴奋呼吸中枢,临床上用于治疗中枢性呼吸及循环衰竭、麻醉药及其他中枢抑制药的中毒,对吗啡中毒所引起的呼吸抑制效果较好。本品安全范围较大,不良反应较少,作用短暂。本品分子中含酰胺结构,二乙氨基是活性必需基团。本品在体内代谢可转变为 N-去烃基的烟酰胺排出体外。

三、其他类

脊髓兴奋药可直接作用于脊髓,小剂量时能使脊髓反射性兴奋,大剂量时则可引起惊厥,如**士的宁**(**strychnine**)又称番木鳖碱,是由植物番木鳖或云南马钱子种子中提取出的一种生物碱,对脊髓有高度的选择性兴奋作用,通过先刺激脊髓束而兴奋中枢神经系统。但安全范围小,临床上现已少用,主要作为药理模型药。

反射性兴奋药主要作用于颈动脉体的化学感受器,反射性地使呼吸中枢兴奋,如**洛贝林**(**lobeline**)系桔梗科植物北美山梗菜中所含的生物碱,为哌啶衍生物,有烟碱样作用,不直接兴奋延髓,而是通过兴奋颈动脉体化学感受器反射兴奋呼吸中枢。作用短暂(仅数分钟),安全范围大,不易引起惊厥。主要用于各种原因引起的呼吸抑制和呼吸停止,适用于新生儿窒息、小儿呼吸衰竭、吸入麻醉药及其他中枢抑制剂的中毒,一氧化碳引起的窒息以及肺炎、白喉等传染病引起的呼吸衰竭等。

士的宁　　　　　　　　　　洛贝林

第二节　改善脑功能的药物

阿尔茨海默症是发生在老年期及老年前期的一种原发性退行性脑病,是一种持续性高级神经功能活动障碍,即在没有意识障碍的状态下,记忆、思维、分析判断、空间辨认、情绪等方面的障碍。阿尔茨海默症是老年人脑部功能失调的一种表现,是以智力衰退、行为及人格变化为特征,同时伴有社会活动能力减退。临床可分为三种类型:阿尔茨海默病(老年痴呆症)、血管性痴呆症及其他类型的痴呆症。目前,对于阿尔茨海默症没有根治的方法,临床上主要通过药物控制病情的发展和改善脑功能,通常分为酰胺类中枢兴奋药和胆碱酯酶抑制剂两大类。

一、酰胺类中枢兴奋药

该类药物具有五元环内酰胺结构,为 GABA 的衍生物。可直接作用于大脑皮质,具有激活、保护和修复神经细胞的作用,能改善大脑功能,是一类新型促思维记忆药,可促进大脑对磷脂和氨基酸的利用,增加大脑对蛋白质的合成,促进大脑半球信息传递,提高学习和记忆能力,可改善各种类型的脑缺氧以及物理、化学因素所造成的脑损伤。

吡拉西坦(piracetam)

化学名为 2-氧代-1-吡咯烷基乙酰胺,又名脑复康。

本品为白色或类白色的结晶性粉末;无臭,味苦。在水中易溶,在乙醇中略溶,在乙醚中几乎不溶。熔点 151～154℃。

本品属 GABA 的环状衍生物,能促进脑内二磷酸腺苷(ADP)转化为三磷酸腺苷(ATP),使脑内能量供应状况改善,还能影响胆碱能神经元的兴奋传递,促进乙酰胆碱合成。

本品可改善轻度及中度阿尔茨海默症患者的认知能力,但对重度痴呆患者无效。还可用于治疗脑外伤所致记忆障碍及儿童弱智。本品对中枢作用的选择性强,仅限于脑功能(记忆、意识等)的改善。精神兴奋作用弱,无精神药物的副作用,无成瘾性。口服后可分布到大部分组织器官,易通过血-脑脊液屏障及胎盘屏障,直接经肾排除。给药后 26～30h,给药量的 94%～98%以原药由尿排出。

本品的合成是以 2-吡咯烷酮与氯乙酸乙酯为原料,制得 2-(2-氧代-吡咯烷-1-基)乙酸乙酯,再经过氨解反应即可制得。

茴拉西坦(aniracetam)为吡拉西坦的结构类似物,对参与神经保护和记忆过程的 L-谷氨酸受体具有特殊的作用,临床适应证和吡拉西坦类似。本品口服后迅速吸收,可透过血-脑脊液屏障,具有作用强、起效快、毒性低等优点。

茴拉西坦

二、胆碱酯酶抑制剂

研究发现阿尔茨海默症患者脑内缺乏乙酰胆碱,为此使用乙酰胆碱酯酶抑制剂对阿尔茨海默症患者进行治疗,可以提高患者脑内乙酰胆碱的水平。

合成路线
5-2

盐酸多奈哌齐（donepezil hydrochloride）

, HCl

化学名为 2,3-二氢-5,6-二甲氧基-2-[（1-苯甲基)-4-哌啶基]甲基-1H-茚酮盐酸盐。

本品为白色或类白色的粉末；无臭，在水、冰乙酸中溶解。

本品能够抑制乙酰胆碱酯酶，并具有高度的专一性，可增加脑内乙酰胆碱的含量。对外周神经系统产生的副作用较轻，不引起肝毒性。本品的代谢途径是 O-脱甲基，继而与葡萄糖醛酸结合，此外还有 N-脱烷基化代谢物。

氢溴酸加兰他敏（galanthamine hydrobromide）抗胆碱酯酶作用较弱，能透过血-脑脊液屏障，对中枢神经系统的作用比较强。可使受阻碍的神经肌肉传导恢复，改善各种末梢神经肌肉障碍的麻痹状态。治疗范围广，毒性较小，患者较易耐受。临床主要用于治疗脊髓灰质炎（小儿麻痹症）后遗症、肌肉萎缩及重症肌无力等，也可用于儿童脑型麻痹，现主要用于轻至中度的阿尔茨海默症。

利斯的明（rivastigmine）是一种氨基甲酸酯类选择性乙酰胆碱酯酶抑制剂，可通过延缓乙酰胆碱的降解，促进胆碱能神经传导；可改善胆碱能神经介导的认知功能障碍，并可减慢淀粉样蛋白 β-淀粉前体蛋白片段的形成；用于治疗轻、中度阿尔茨海默症。

石杉碱甲（huperzine-A）是从我国石杉属植物千层塔中分离到的一种生物碱，为可逆性胆碱酯酶抑制剂。可用于治疗重症肌无力和改善脑功能，对脑血管硬化，血管性痴呆或早老性记忆障碍均有改善。本品作用时间长，副作用小。

习题及
参考答案

氢溴酸加兰他敏　　　　　　利斯的明　　　　　　　石杉碱甲

（张廷剑）

第六章

镇 痛 药

学习重点

1. 掌握镇痛药的结构类型及作用机制。掌握盐酸吗啡、盐酸哌替啶,盐酸美沙酮的名称、化学结构、理化性质和用途。

2. 熟悉镇痛药的分类、构效关系和受体模型的特点。

3. 了解镇痛药的发展。

疼痛是许多疾病的常见症状。剧烈的疼痛,不仅使患者感觉痛苦,而且常引起生理功能紊乱,如失眠、运动障碍等,甚至引起休克。

镇痛药(analgesics)是作用于中枢神经系统,抑制痛觉神经,使疼痛减轻或消失的药物。镇痛药的作用机制与解热镇痛药不同,主要作用于中枢神经系统的阿片受体(分为 μ、κ、δ 和 σ 四种亚型),常用于解热镇痛药不能控制的剧烈疼痛,如各种创伤、烧伤及癌症患者的疼痛。该类药物存在麻醉性和抑制呼吸中枢的副作用,又称麻醉性镇痛药,但不同于全身麻醉药,并不影响意识,也不影响痛觉以外的感觉,如视觉、听觉、触觉等。连续多次使用后有成瘾性和身体依赖性等不良反应,一般只限于急性剧烈疼痛时短期使用或晚期癌症疼痛时使用。该类药物依据国家《麻醉药品管理条列》进行管理使用。

镇痛药按来源的不同,可分为吗啡生物碱及其衍生物、合成镇痛药、内源性镇痛物质等。

知识扩展
6-1

第一节　吗啡生物碱及其衍生物

盐酸吗啡(morphine hydrochloride)

$$\text{, HCl, 3H}_2\text{O}$$

化学名为 17-甲基-3-羟基-4,5α-环氧-7,8-二脱氢吗啡喃-6α-醇盐酸盐三水合物。

本品为白色有丝光针状结晶或结晶性粉末;无臭,味苦,遇光易变质。在水中溶解,在乙醇中略溶,在三氯甲烷或乙醚中几乎不溶。

　　吗啡是从植物罂粟中提取得到的，经精制后，成盐酸盐供药用。

　　吗啡结构是部分氢化的菲环，五个环并合的刚性分子结构，环上有固定的编号。B/C环呈顺式，C/D环呈反式，C/E环呈顺式，C-5、C-6、C-14上的氢均与乙胺链呈顺式，C-4、C-5的氧桥与乙胺链为反式；其整个分子呈现立体结构，形如"T"字形。具有五个手性碳原子（$5R$、$6S$、$9R$、$13S$、$14R$），天然存在的吗啡为左旋体。

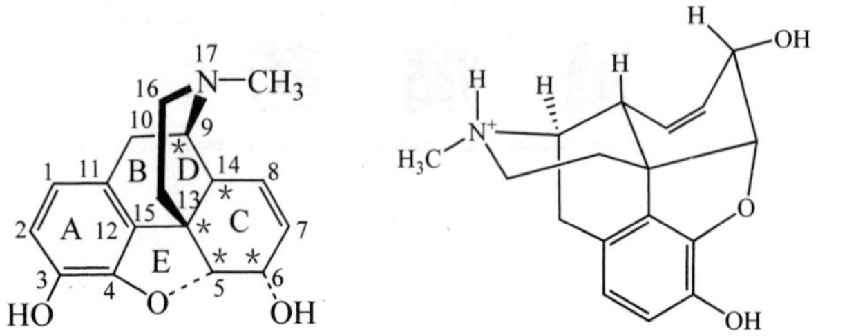

　　本品呈酸碱两性，3位酚羟基呈弱酸性，17位的叔胺呈弱碱性。

　　化学性质不稳定，由于3位酚羟基存在，在碱性、日光、铁离子等条件下可氧化变质，所得氧化物为伪吗啡（双吗啡）和N-氧化吗啡。在pH3～5时稳定，可充入氮气、抗氧剂保存。

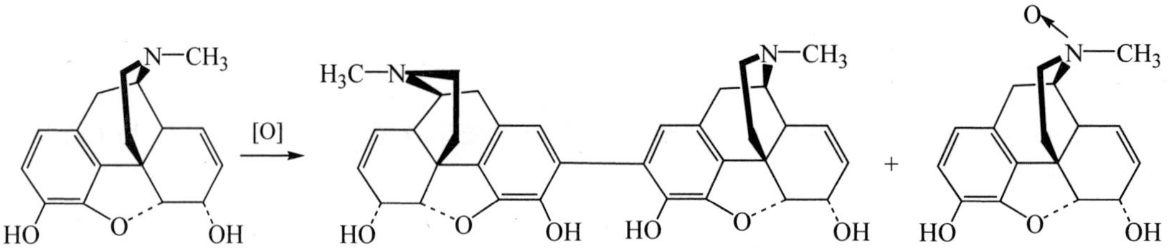

伪吗啡　　　　　　　　　　N-氧吗啡

　　在盐酸或磷酸存在下加热脱水并分子重排，生成具有催吐作用的**阿扑吗啡**（apomorphine）。阿扑吗啡可被稀硝酸氧化成邻醌化合物，呈红色；阿扑吗啡在碳酸氢钠溶液的碱性条件下，加碘试液生成产物溶于乙醚，乙醚层显宝石红色，水层显绿色。此反应用于检查盐酸吗啡中的阿扑吗啡。

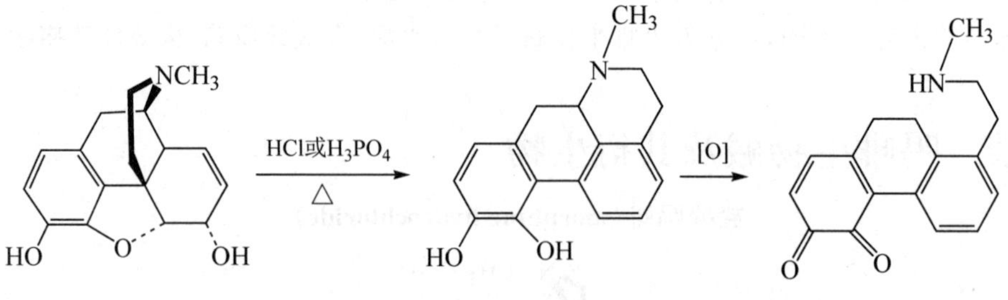

阿扑吗啡　　　　　　邻醌化合物（暗紫红色）

　　本品与甲醛硫酸试液反应显紫堇色；与钼酸铵硫酸试液反应显紫色，继而变为蓝色，最后变为棕色。

　　本品主要用于抑制严重创伤引起的剧烈疼痛，也用于麻醉前给药。

　　为了得到无成瘾性、无呼吸抑制等不良反应的镇痛药，对吗啡的结构如3、6位的羟基及7、8位的双键和17位上的取代基等进行修饰和改造，得到一系列衍生物，其结构和作用如表6-1所示。阿片受体激动剂具有镇痛作用，多具有成瘾性；而受体拮抗剂则作为解毒和戒毒药物使用。

表 6-1　阿片生物碱及其结构修饰衍生物

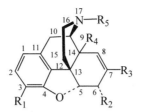

案例分析 6-1

类别	药物名称	结构特点					作用特点
		R_1	R_2	R_3	R_4	R_5	
阿片 μ 受体激动剂	可待因（codeine）	—OCH_3	—OH	—H	—H	—CH_3	镇痛作用弱，主要为镇咳作用
	乙基吗啡（dionine）	—OCH_2CH_3	—OH	—H	—H	—CH_3	镇咳药
	异可待因（isocodeine）	—OH	—OCH_3	—H	—H	—CH_3	镇痛作用较强
	海洛因（heroin）	$-OCCH_3$（O）	$-OCCH_3$（O）	—H	—H	—CH_3	镇痛作用比吗啡强，易成瘾，为禁用毒品
	氢吗啡酮（hydromorphine）	—OH	酮基	—H 7、8 位双键还原		—CH_3	强于吗啡 3～5 倍
	二氢埃托啡（dihydroetophine）	—OH	—OCH_3	OH —C—$CH_2CH_2CH_3$ CH_3 6、14 亚乙基 7、8 位双键还原		—CH_3	镇痛作用强于吗啡数百倍；较强精神依赖性；成瘾性强
混合型激动拮抗剂	丁丙诺啡（buprenorphine）	—OH	—OCH_3	CH_3 —C—$C(CH_3)_3$ OH 7、8 位双键还原 6、14 亚乙基		—CH_2—◁	用于中至重度疼痛，也用于辅助麻醉及戒断治疗
	纳布啡（nalbuphine）	—OH	—OH	—H 7、8 位双键还原	—OH	—CH_2—◇	
阿片 κ 受体拮抗剂	纳洛酮（naloxone）	—OH	酮基	—H 7、8 位双键还原	—OH	—CH_2CH $=CH_2$	特异拮抗剂；注射给药，临床用于镇痛药过量引起呼吸抑制及中毒解救的解救
	纳曲酮（naltrexone）	—OH	酮基	—H 7、8 位双键还原	—OH	—CH_2—◁	

第二节　合成镇痛药

以吗啡为先导化合物,结构进一步简化开环,得到如下几类合成镇痛药。

一、吗啡喃类

吗啡喃类是将吗啡结构 E 环打开,17 位 N 上甲基用环丁亚甲基取代,得到**酒石酸布托啡诺**(**butorphanol tartrate**),为 μ 受体拮抗剂和 κ 受体激动剂,镇痛作用强于吗啡,兼具有辅助麻醉作用,口服有首过效应,适用注射给药。长期使用可产生依赖性。

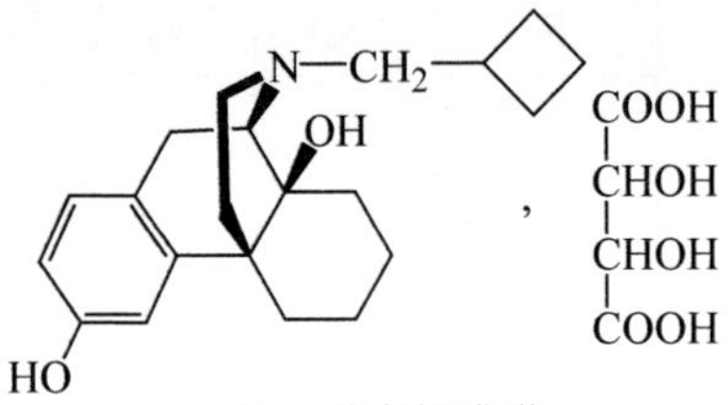

酒石酸布托啡诺

二、苯吗喃类

苯吗喃类是在吗啡烃类基础上进一步除去 C 环,并在 C 环断裂处保留小的烃基,立体构型与吗啡相似的化合物。**喷他佐辛**(**pentazocine**)几乎无成瘾性,为非麻醉性镇痛药,镇痛作用约为吗啡的 1/3,临床用于减轻中度至重度疼痛,口服剂型一般用其盐酸盐,皮下、肌内和静脉注射给药剂型用其乳酸盐。

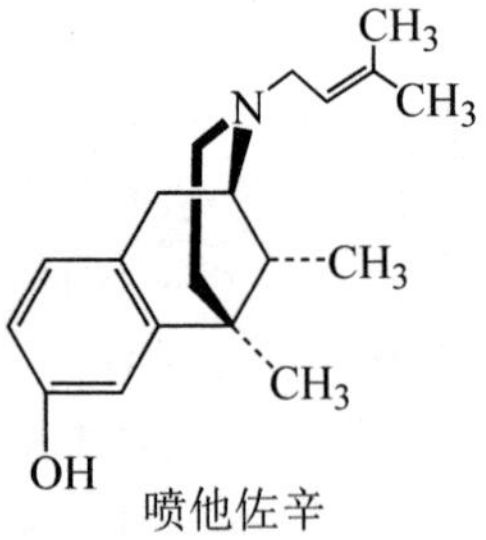

喷他佐辛

三、哌啶类

盐酸哌替啶(**pethidine hydrochloride**)

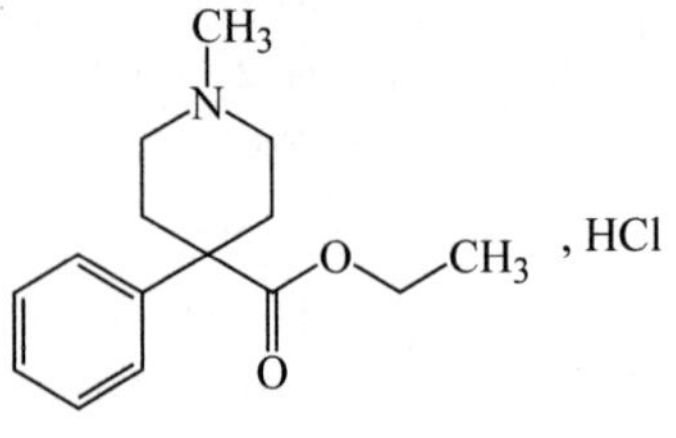

化学名为 1-甲基-4-苯基-4-哌啶甲酸乙酯盐酸盐,又名度冷丁。

本品为白色结晶性粉末;无臭或几乎无臭。在水或乙醇中易溶,在三氯甲烷中溶解,在乙醚中几乎不溶。熔点 186～189℃。本品遇光变质,应避光保存。

本品结构中虽含有酯键,但由于苯基的空间位阻影响,不易水解,水溶液在 pH 为 4 时最稳定,短时间煮沸不变质。

本品与甲醛硫酸试液反应,显橙红色(可与吗啡区别)。

本品乙醇溶液与三硝基苯酚反应,析出黄色结晶性的沉淀,熔点 188～191℃。

本品仅保留吗啡结构中的 A 和 D 环,为阿片 μ 受体激动剂,口服有首过效应,生物利用度低,临床注射给药。主要用于创伤、术后及癌症晚期等各种剧烈疼痛。

本品以氯乙醇为原料,在碱性条件下脱氯化氢,生成环氧乙烷;再与甲胺进行加成反应得双(β-羟乙基)甲氨;用氯化亚砜氯化生成双(β-氯乙基)甲胺盐酸盐;再与苯乙腈缩合制得 1-甲基-4-苯基-4-氰基-哌啶;用硫酸水解,得 1-甲基-4-苯基-4-哌啶甲酸;再与乙醇酯化生成哌替啶;最后与盐酸成盐,即得本品。

$$ClCH_2CH_2OH \xrightarrow[95\sim100℃]{NaOH} H_2C-CH_2 \xrightarrow{CH_3NH_2} H_3C-N\begin{smallmatrix}CH_2CH_2OH\\CH_2CH_2OH\end{smallmatrix} \xrightarrow[30℃]{SOCl_2,C_6H_6} H_3C-N\begin{smallmatrix}CH_2CH_2Cl\\CH_2CH_2Cl\end{smallmatrix}, HCl$$

$$\xrightarrow[63\sim67℃]{C_6H_5CH_2CN, NaNH_2, C_6H_6} \quad \xrightarrow{H_2SO_4/H_2O} \quad \xrightarrow[105\sim108℃]{C_2H_5OH, H_2SO_4}$$

$$\xrightarrow{C_2H_5OH, HCl}$$

枸橼酸芬太尼(fentanyl citrate)

化学名为 N-[1-(2-苯乙基)-4-哌啶基]-N-苯基-丙酰胺枸橼酸盐。

本品为白色的结晶性粉末,味苦。熔点 148～151℃。在甲醇中溶解,在水或三氯甲烷中略溶;水溶液呈酸性反应。

本品水溶液显酸性,加氢氧化钠析出游离芬太尼,熔点 83～84℃。与三硝基苯酚试液作用,生成黄色沉淀,熔点 173～176℃。

本品与甲醛硫酸试液反应显橙红色。

将哌替啶中酯的结构换成电子等排体酰胺即得到本品。主要用于手术后的止痛和癌症的镇痛,也可用于麻醉前给药及诱导麻醉,注射给药。

四、氨基酮类

盐酸美沙酮（methadone hydrochloride）

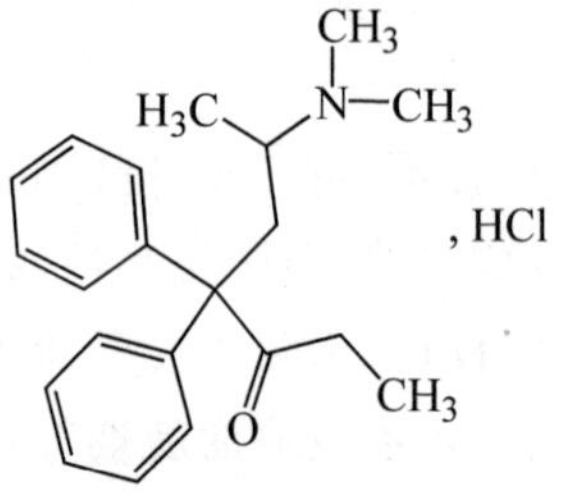

化学名为 6-二甲氨基-4,4-二苯基-3-庚酮盐酸盐。

本品为无色结晶或结晶性粉末；无臭，味苦。在乙醇或三氯甲烷中易溶，在水中溶解，在乙醚中几乎不溶。熔点 230～234℃。

本品水溶液与具有磺酸基的甲基橙试液作用，生成黄色复盐沉淀。

本品分子中由于羰基的极化作用，使得羰基碳带有部分正电荷，与氨基氮原子上的孤对电子相互吸引，能形成类似哌替啶空间环状构象。

本品分子结构中 6 位是手性碳，临床应用外消旋体。

其代谢产物仍有镇痛活性，作用时间长，成瘾性小，临床上主要用于吗啡、海洛因成瘾的戒除治疗（脱瘾疗法）。

同类药物还有**右丙氧芬（dextropropoxyphen）**。

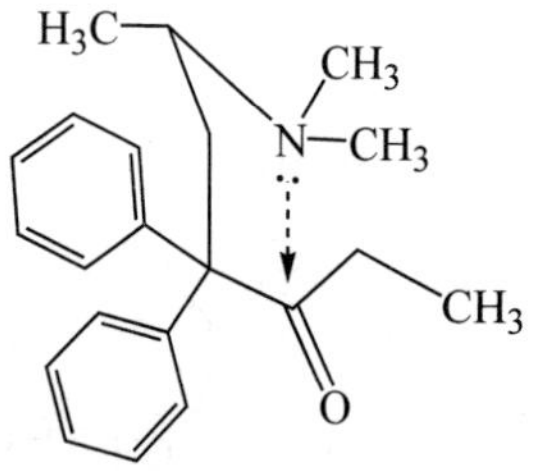

美沙酮构象 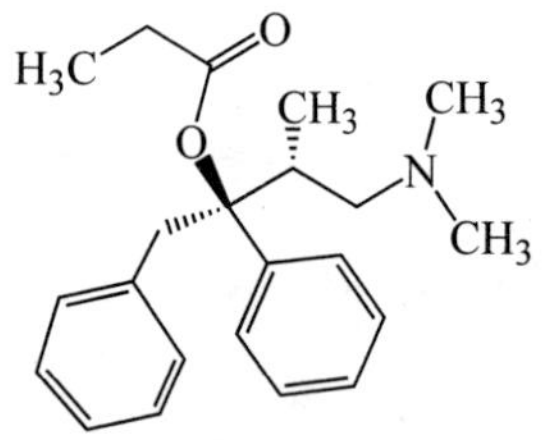   右丙氧芬

五、其他类

盐酸曲马多（tramadol hydrochloride）为阿片受体激动剂，镇痛作用类似喷他佐辛，镇咳作用为可待因的一半，呼吸抑制、致平滑肌痉挛和依赖性均较弱，适用于中、重度急慢性疼痛。

盐酸布桂嗪（bucinnazine hydrochloride）是阿片受体的激动-拮抗剂，镇痛作用约为吗啡的 1/3，镇痛作用快，用于各种疼痛，连续使用有耐受性和成瘾性。

苯噻啶（pizotifen）为组胺 H_1 受体拮抗剂，具有较强的抗组胺作用和抗乙酰胆碱作用，用于偏头痛的预防，有镇静作用。

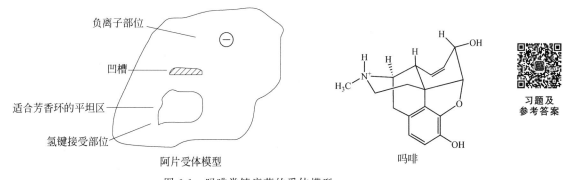

盐酸曲马多　　　　　　　盐酸布桂嗪　　　　　　　苯噻啶

思政内容
6-1

第三节　镇痛药构效关系与受体模型

比较吗啡及其衍生物与合成类镇痛药结构,发现它们具有一些共同的化学结构特征:①分子中具有一个碱性中心,并能在生理 pH 条件下大部分电离为正离子。②分子中具有一个平坦的芳香环结构,碱性中心和平坦芳香环结构在同一平面上。③含有哌啶或类似于哌啶的空间结构,苯香环与之以竖键相连;而哌啶环的烃基链(吗啡中 C-15/C-16)在立体结构中凸出于平面的前方。

根据吗啡类药物结构特征,早期提出了吗啡类镇痛药与阿片受体的三点结合模型:①一个负离子部位,能与药物中的正离子部位结合。②一个平坦区,与药物中的平坦芳香环通过范德华力结合。③一个凹槽,哌啶环中凸出平面的烃基链插入其中,形成立体互补。如图 6-1 所示。

负离子部位

凹槽

适合芳香环的平坦区

氢键接受部位

阿片受体模型　　　　　　　　吗啡

习题及
参考答案

图 6-1　吗啡类镇痛药的受体模型

（王　新）

第七章

麻 醉 药

学习重点

1. 掌握麻醉药的分类、结构类型、作用机制和代谢特点。

2. 熟悉氟烷、恩氟烷、盐酸普鲁卡因、盐酸利多卡因、盐酸氯胺酮的名称、化学结构、理化性质和用途。

3. 了解麻醉药的发展以及局部麻醉药的构效关系。

麻醉药是能使整个机体或局部暂时、可逆性地失去知觉及痛觉的药物,根据其作用范围可分为全身麻醉药和局部麻醉药。全身麻醉药作用于中枢神经系统,可引起患者的意识、感觉和反射运动消失;局部麻醉药作用于外周神经系统,阻断神经冲动的传导,可引起局部组织暂时痛觉消失。这两类药物的作用机制虽然不同,但在允许的剂量范围内都是可逆的,即药物的作用时间过后,麻醉消失,神经功能完全恢复,对神经纤维或细胞不表现出任何结构上的损害。

第一节 全身麻醉药

全身麻醉药根据其作用特点和给药方式不同,可分为吸入麻醉药和静脉麻醉药。

一、吸入麻醉药

吸入麻醉药是一类化学性质不活泼的气体或易挥发的液体,其化学结构类型主要有卤烃类、醚类等。

最早应用于外科手术的全身麻醉药为**氧化亚氮(nitrous oxide)**、**乙醚(ether)**和**三氯甲烷(chloroform)**。氧化亚氮性质稳定、不易燃爆、无刺激性、毒性低,并具有良好的镇痛作用,但是麻醉作用较弱,高浓度吸入时有发生缺氧的危险,因此常与其他麻醉药配合使用。乙醚为易挥发性液体,有刺激性臭味、易燃易爆、易氧化生成过氧化物和乙醛,现已被淘汰。三氯甲烷因对心、肝、肾有损害,毒性大,也已被淘汰。低分子量的脂肪醚也具有麻醉作用,但随着碳链的增长其毒性增加,且具有易燃易爆等缺点。研究发现引入氟原子可降低易燃性、增强麻醉作用,且毒性较小。因此发现了有应用价值的**氟烷(fluothane)**、**甲氧氟烷(methoxyflurane)**、**恩氟烷(enflurane)**、**异氟烷(isoflurane)**、**七氟烷(sevoflurane)**和**地氟烷**

（desflurane）等一系列优良的吸入麻醉药。

$$N = N \quad\quad C_2H_5OC_2H_5 \quad\quad CHCl_3 \quad\quad F_3CCHBrCl \quad\quad Cl_2CHCF_2OCH_3$$

| 氧化亚氮 | 乙醚 | 氯仿 | 氟烷 | 甲氧氟烷 |

$$F_2CHOCF_2CHClF \quad\quad F_2CHOCHClCF_3 \quad\quad (CF_3)_2CHOCH_2F \quad\quad F_3CCHFOCHF_2$$

| 恩氟烷 | 异氟烷 | 七氟烷 | 地氟烷 |

氟烷（fluothane）

$$\begin{array}{ccc} & F & Br \\ & | & | \\ F - & C - & C - H \\ & | & | \\ & F & Cl \end{array}$$

化学名为 1,1,1-三氟-2-氯-2-溴乙烷。

本品为无色、易流动的重质液体；有类似氯仿的香气。沸点 49～51℃。可与乙醇、氯仿、乙醚混溶，不易燃。

本品遇光、热和湿空气都能缓慢分解，通常加入百里酚做稳定剂，需在冷暗处密闭保存。本品可采用有机氟化物一般鉴别方法进行鉴别，经氧瓶燃烧法破坏后，以氢氧化钠液为吸收剂，加茜素氟蓝试液和含乙酸钠的稀乙酸液，再加硝酸亚铈试液，即显蓝紫色。

本品的麻醉诱导期较短而平稳，停药后苏醒快，对呼吸道黏膜无刺激性，但具肝脏毒性。镇痛及肌松作用弱，通常只用于浅表麻醉。吸入本品后主要以原型从肺排出，约 20% 在肝脏中代谢，尿中的代谢产物有三氟乙酸酯、溴化物、氯化物和氟化物的盐。

恩氟烷（enflurane）

$$\begin{array}{ccccc} & F & & F & F \\ & | & & | & | \\ H - & C - & O - & C - & C - H \\ & | & & | & | \\ & F & & F & Cl \end{array}$$

化学名为 2-氯-1-(二氟甲氧基)-1,1,2-三氟乙烷，又名安氟醚。

本品为无色澄明液体；不易燃，不易爆，易挥发，具特殊臭气。沸点 55.5～57.5℃，应在 40℃下密封避光保存。本品可按有机氟化物的一般鉴别方法鉴别。

本品性质稳定，麻醉作用较强，起效快，肌松作用良好，无黏膜刺激作用，毒副作用较小，一般用于全身复合麻醉。本品大部分在肺中以气体的形式排出，约 10% 在肝脏代谢。目前，本品和异氟烷已成为较常用的吸入全身麻醉药。

二、静脉麻醉药

最早应用的静脉麻醉药为超短时作用的巴比妥类药物，如**硫喷妥钠**（thiopental sodium）、**硫戊比妥钠**（thiamylal sodium）和**海索比妥钠**（hexobarbital sodium）等。硫代巴比妥类药物具有较高的脂溶性，极易通过血-脑脊液屏障到达脑组织而很快产生麻醉作用；但由于迅速向其他组织分布，故麻醉作用时间短，一般仅能维持数分钟。临床上主要用于诱导麻醉、基础麻醉及复合麻醉。

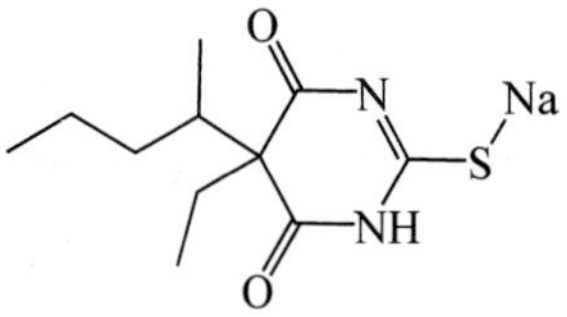

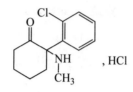

硫喷妥钠 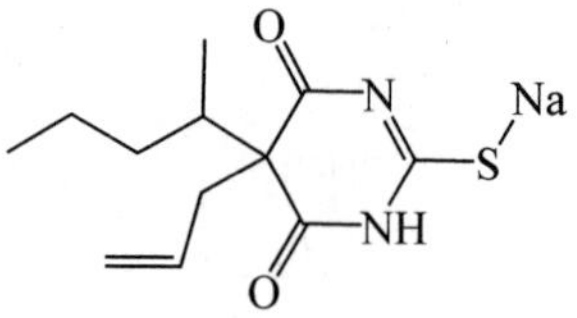   硫戊比妥钠 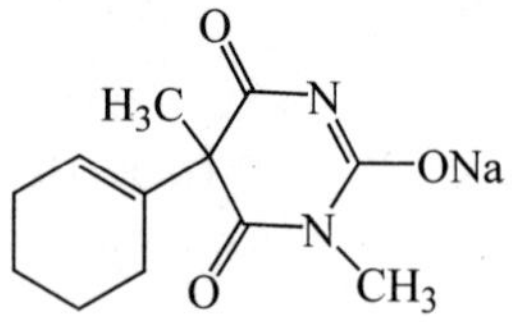   海索比妥钠

盐酸氯胺酮（ketamine hydrochloride）

知识扩展
7-1

化学名为 2-（2-氯苯基）-2-（甲氨基）环己酮盐酸盐。

本品为白色结晶性粉末；无臭。在水中易溶，在热乙醇中溶解，在乙醚或苯中不溶。熔点 259～263℃。

本品有一个手性碳原子，右旋体的作用强。其麻醉作用时间短且镇痛作用显著，故多用于门诊患者、儿童以及烧伤患者换药。由于本品易产生幻觉，属Ⅰ类精神药品，应按照国家规定进行管理和使用。本品在体内的主要代谢途径为 N-去甲基化。

临床常用非巴比妥类静脉麻醉药物还有**丙泊酚**（propofol）、**羟丁酸钠**（sodium hydroxybutyrate）等。

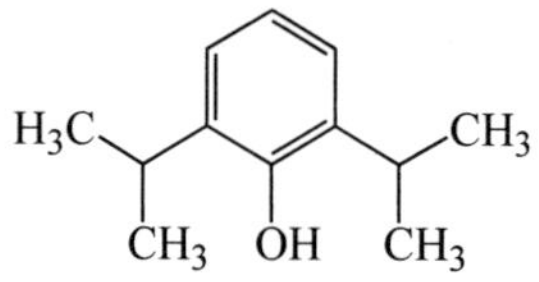

丙泊酚 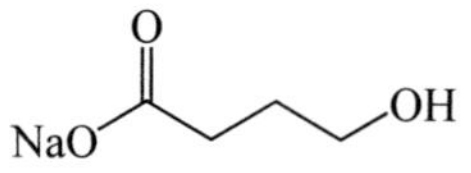   羟丁酸钠

第二节　局部麻醉药

局部麻醉药物是一类局部应用能暂时、可逆性地阻断神经冲动的产生和传导的药物。局部麻醉药物按化学结构可分为芳酸酯类、酰胺类、氨基酮类、氨基醚类、氨基甲酸酯类及脒类等。

一、芳酸酯类

盐酸普鲁卡因（procaine hydrochloride）

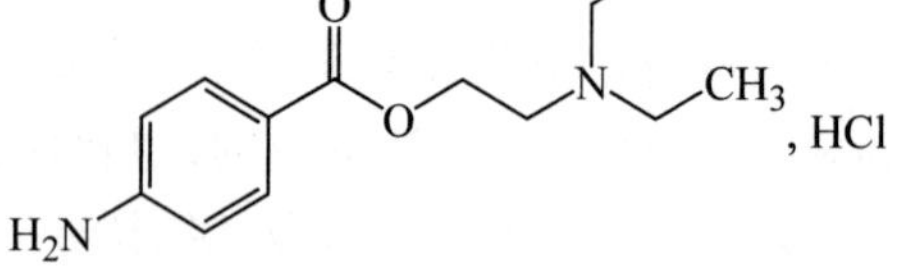

化学名为 4-氨基苯甲酸-2-(二乙氨基)乙酯盐酸盐。

本品为白色结晶或结晶性粉末;无臭。在水中易溶,乙醇中略溶,氯仿中微溶。熔点 154~157℃,2%水溶液的 pH 为 5.0~6.5。本品对光敏感,需避光保存。

本品的芳伯氨基易被氧化变色,pH 及温度升高、紫外线、氧、重金属离子等均可加速其氧化,所以注射剂制备中要控制 pH 和温度,通入惰性气体,加入抗氧剂及金属离子掩蔽剂等。本品具有芳伯胺的特征反应,在稀盐酸中与亚硝酸钠生成重氮盐,加碱性 β-萘酚试液,形成红色偶氮化合物。

本品由于分子中含有酯键,水溶液不稳定,易被水解或氧化。

本品是国内外临床上被广泛应用的基本药物之一,用于浸润麻醉、腰椎麻醉、硬膜外麻醉和局部封闭疗法。它在体内很快被酯酶水解为对氨基苯甲酸和二乙氨基乙醇,前者 80% 以原药或结合形式随尿排泄;后者 30%随尿排泄,其余可继续脱氨、氧化后排泄。

本品的合成以对硝基甲苯为原料,经氧化、酯化得硝基卡因,再经过还原、成盐即制得。

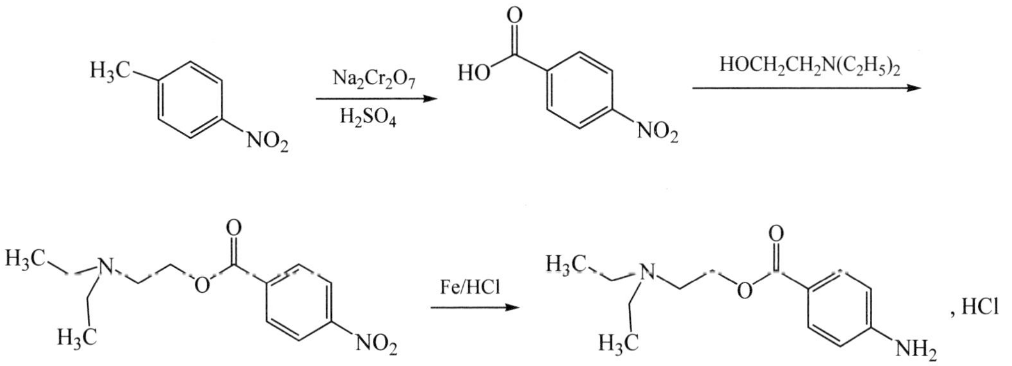

其他临床常用的芳酸酯类局部麻醉药见表 7-1。

表 7-1 芳酸酯类局部麻醉药

药 物 名 称	药 物 结 构	结构及作用特点
氯普鲁卡因 (chloroprocaine)	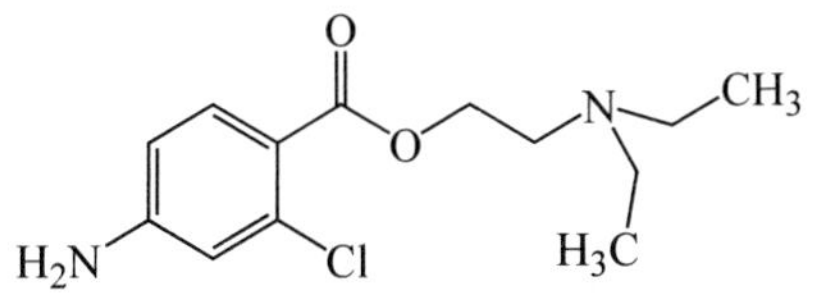	在苯环上以其他基团取代,空间位阻作用使酯基的水解减慢,局部麻醉作用增强且持久,毒性小,用于各种手术麻醉
羟普鲁卡因 (hydroxyprocaine)	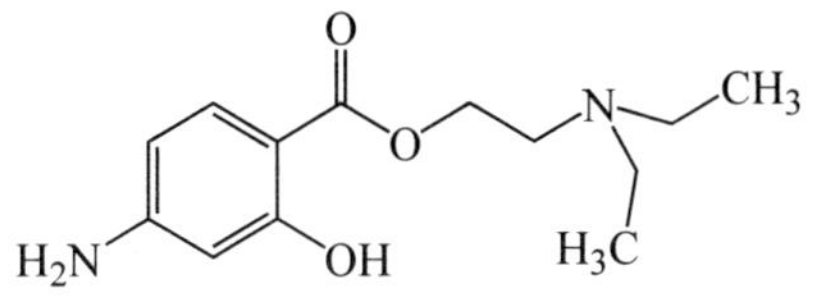	
丁卡因 (tetracaine)	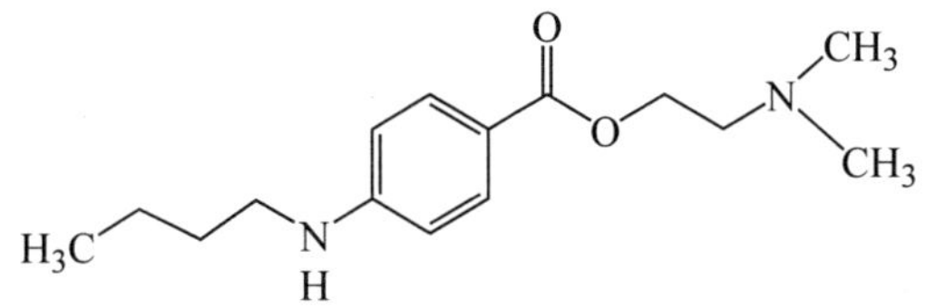	苯环上引入氨基取代烷基,麻醉作用比普鲁卡因强 10 倍,毒性也大,主要用于黏膜麻醉

药 物 名 称	药 物 结 构	结构及作用特点
布他卡因 （butacaine）	H_2N—〈苯环〉—COOCH_2CH_2CH_2N(C_4H_9)_2	乙醇胺侧链延长可以保持活性,麻醉作用比普鲁卡因强3倍,用于表面麻醉
二甲卡因 （dimethocaine）	H_2N—〈苯环〉—COOCH_2C(CH_3)_2CH_2N(C_2H_5)_2	侧链引入甲基,因立体障碍使酯键不易水解,麻醉作用延长
硫卡因 （thiocaine）	H_2N—〈苯环〉—C(=O)—S—CH_2CH_2N(C_2H_5)_2	羧酸酯中的氧原子以硫原子置换,局麻作用强,毒性也大,用于表面麻醉

二、酰胺类

盐酸利多卡因（lidocaine hydrochloride）

化学名为 N-(2,6-二甲苯基)-2-(二乙氨基)乙酰胺盐酸盐一水合物。

本品为白色结晶性粉末;无臭。在水、乙醇中易溶,在三氯甲烷中溶解,在乙醚中不溶。熔点 75～79℃。4.42% 水溶液为等渗溶液,0.5% 水溶液 pH 为 4.0～5.5。

本品酰胺键较酯键稳定,并且酰胺键的两个邻位均有甲基,空间位阻使盐酸利多卡因在酸性或碱性溶液中均不水解,体内酶解的速度也比较慢。本品在体内的代谢途径主要是 N-去乙基化。

本品局部麻醉作用比普鲁卡因强 2～9 倍,维持时间长,毒性也相应较大。盐酸利多卡因还具有抗心律失常作用,尤其对室性心律失常疗效较好。同类药物见表 7-2。

表 7-2　酰胺类局部麻醉药

药 物 名 称	药 物 结 构	作 用 特 点
甲哌卡因 （mepivacaine）		药效与利多卡因相似,毒性及副作用较小,适用于腹部手术、四肢等
布比卡因 （bupivacaine）		长效局麻药,用于局部浸润麻醉、外周神经阻滞和椎管内阻滞

续表

药物名称	药物结构	作用特点
罗哌卡因（ropivacaine）	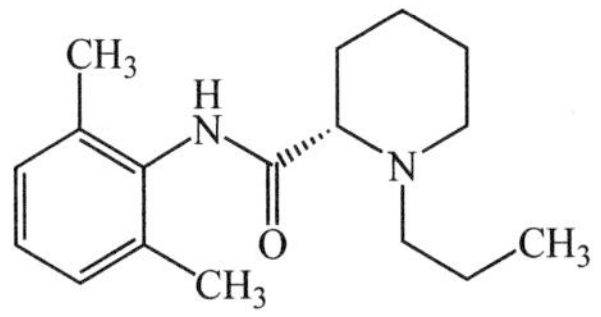	具有麻醉和止痛作用，心脏毒性低，适用于硬膜外麻醉及分娩疼痛等
丙胺卡因（prilocaine）	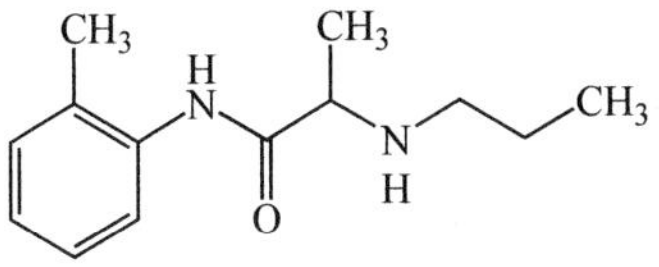	局麻作用与利多卡因相似，毒性较小
依替卡因（etidocaine）	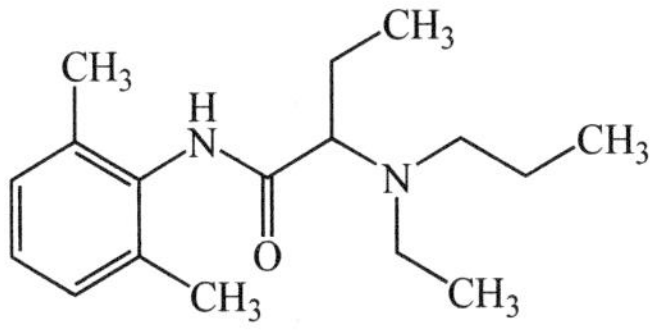	局麻作用与布比卡因相似，起效迅速，持续时间长
三甲卡因（trimecaine）	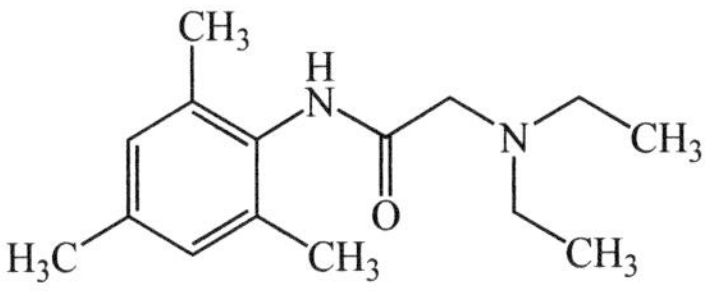	作用比利多卡因强、快、持久，毒性低，适用于浸润麻醉、传导麻醉
辛可卡因（cinchocaine）	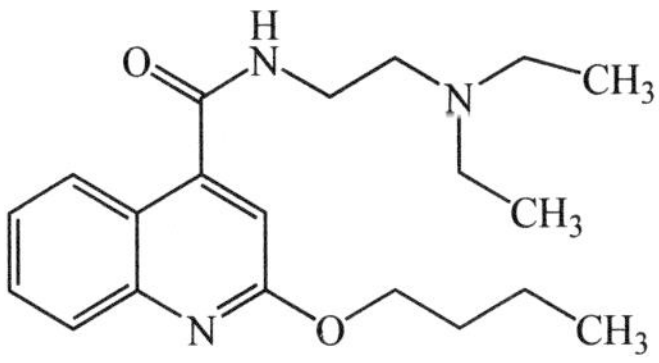	局麻作用较普鲁卡因大22～25倍，持续时间长，但毒性比普鲁卡因大15～20倍，适用于硬膜外麻醉以及腰麻

三、其他类

芳酸酯类和酰胺类局部麻醉药的酯基（—COO—）或酰胺基（—CONH—）用羰基（—CO—）、醚基（—O—）等替换，可得到氨基酮类、氨基醚类等局部麻醉药，其代表药物和作用特点见表7-3。

表7-3　其他类局部麻醉药

分类	代表药物	药物结构	作用特点
氨基酮类	盐酸达克罗宁（dyclonine）	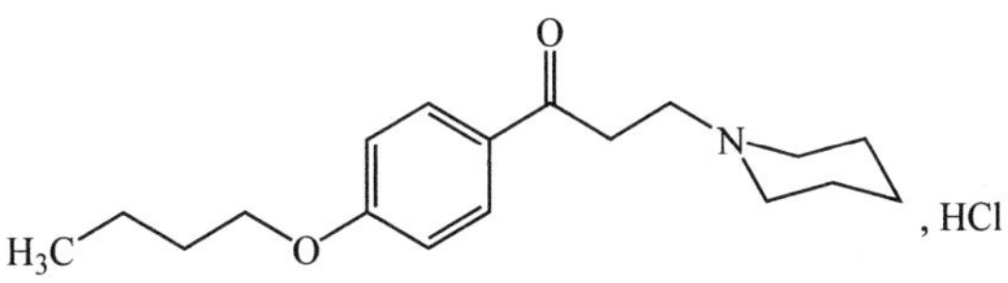	其麻醉作用强，作用快而持久，毒性较普鲁卡因低
氨基醚类	奎尼卡因（quinisocaine）	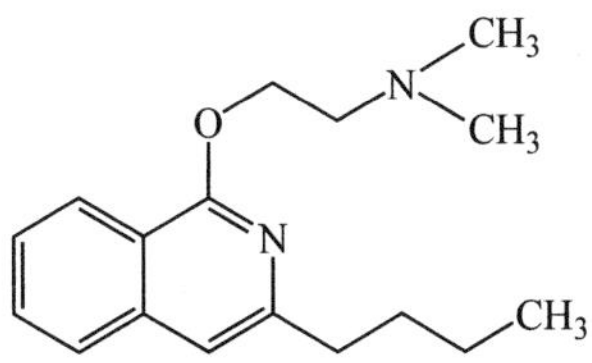	稳定性增加，麻醉作用强而持久，用作表面麻醉药

续表

分　类	代表药物	药　物　结　构	作　用　特　点
氨基甲酸酯类	卡比佐卡因 （carbizocaine）	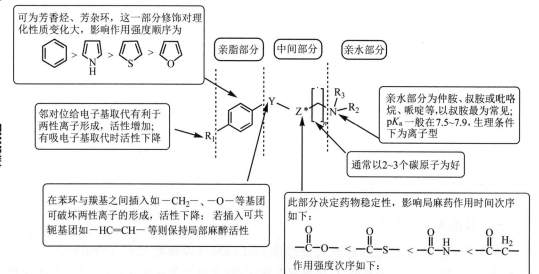	高效、强效，用于有炎症组织的麻醉
脒类	非那卡因 （phenacaine）		麻醉作用快，用于眼科麻醉

　　局部麻醉药的结构类型较多，但其化学结构通常包括三个部分：①亲脂性芳香环；②中间连接功能基；③亲水性氨基。其构效关系见图7-1。

可为芳香烃、芳杂环，这一部分修饰对理化性质变化大，影响作用强度顺序为

邻对位给电子基取代有利于两性离子形成，活性增加；有吸电子基取代时活性下降

在苯环与羰基之间插入如—CH₂—、—O—等基团可破坏两性离子的形成，活性下降；若插入可共轭基团如—HC＝CH—等则保持局部麻醉活性

亲脂部分　中间部分　亲水部分

亲水部分为仲胺、叔胺或吡咯烷、哌啶等，以叔胺最为常见；pK_a一般在7.5~7.9，生理条件下为离子型

通常以2~3个碳原子为好

此部分决定药物稳定性，影响局麻药作用时间次序如下：

作用强度次序如下：

图 7-1　局部麻醉药的构效关系图

（刘　然）

第八章

拟胆碱药和抗胆碱药

学习重点

1. 掌握影响胆碱能神经系统药物的分类、结构类型、作用机制和构效关系。

2. 熟悉毛果芸香碱、溴新斯的明、硫酸阿托品、溴丙胺太林及氯化琥珀胆碱的名称、化学结构、理化性质、体内代谢和用途。

3. 了解氯贝胆碱、氢溴酸东莨菪碱、氢溴酸山莨菪碱、丁溴东莨菪碱、氢溴酸后马托品、苯磺酸阿曲库铵、泮库溴铵的结构特点和用途。

乙酰胆碱(acetylcholine,ACh)是胆碱能神经兴奋时释放的神经递质。交感神经的节前纤维,极少数交感神经的节后纤维,副交感神经的节前和节后纤维,以及躯体运动神经的神经递质都为乙酰胆碱,故这些神经也被统称为胆碱能神经。

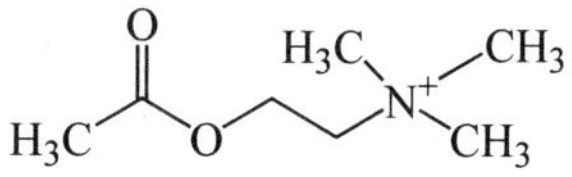

乙酰胆碱

乙酰胆碱受体即胆碱能受体,又分为毒蕈碱(muscarine)型受体(简称 M 受体)和烟碱(nicotine)型受体(简称 N 受体)两大类。M 受体对毒蕈碱较为敏感,M 受体兴奋时,出现心脏抑制、血管扩张、平滑肌(胃、肠、支气管)收缩、瞳孔缩小和汗腺分泌等。N 受体对烟碱较为敏感,分为 N_1 和 N_2 受体,N_1 受体兴奋时,自主神经节兴奋,肾上腺释放肾上腺素;N_2 受体兴奋时,骨骼肌收缩。当中枢神经系统的 M 受体和 N 受体与乙酰胆碱结合而兴奋时,则出现兴奋、不安、震颤,甚至惊厥。乙酰胆碱完成神经冲动的传递后迅速被胆碱酯酶水解,生成胆碱而失效。

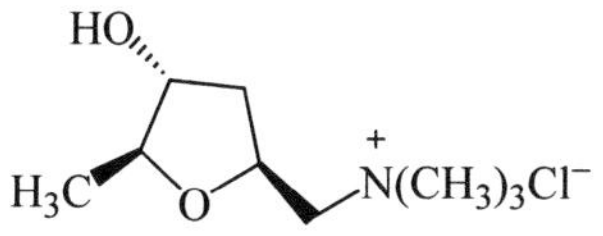

毒蕈碱

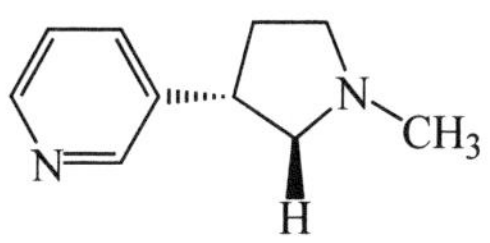

烟碱

拟胆碱药是一类具有与乙酰胆碱相似作用的药物。抗胆碱药通过抑制 ACh 的生物合成、释放或阻断 ACh 与受体的作用来治疗胆碱能神经过度兴奋的病理状态。在临床上广泛应用阻断 ACh 与受体作用的抗胆碱药，这类药物不抑制 ACh 在神经末梢的释放，但可以与胆碱受体结合，阻碍了 ACh 与其受体的相互作用。

第一节　拟胆碱药

乙酰胆碱属于胆碱能神经递质，是胆碱受体的天然激动剂，化学性质不稳定，遇水易分解，不易透过生物膜，在体内极易被乙酰胆碱酯酶（AChE）水解，作用广泛，选择性差，故作为药理研究工具药，无临床使用价值。根据作用机制的不同，临床使用的拟胆碱药可分为作用于胆碱受体的拟胆碱药和作用于胆碱酯酶的抗胆碱酯酶药。

一、作用于胆碱受体的拟胆碱药

1. 完全拟胆碱药

对 M 受体和 N 受体均有作用的拟胆碱药称为完全拟胆碱药。卡巴胆碱（carbachol）又名氯化氨甲酰胆碱，对 M 受体和 N 受体均有较强的作用，对平滑肌作用较强。临床用于降低平滑肌张力，治疗青光眼。

卡巴胆碱

2. 胆碱受体激动剂

毛果芸香碱（pilocarpine）

化学名为 (3S-cis)-3-乙基-二氢-4-[(1-甲基-1H-5-咪唑基) 甲基]-2(3H)-呋喃酮。本品是从芸香科植物毛果芸香叶子中分离出得到的一种生物碱，也可人工合成。

本品硝酸盐为白色结晶或结晶性粉末；无臭，遇光易变质，具有吸湿性，应避光密封保存。易溶于水，微溶于乙醇，不溶于三氯甲烷或乙醚。熔点 174～178℃。

本品具有 M 胆碱受体激动作用，对汗腺、唾液腺的作用强大，造成瞳孔缩小，眼内压降低。临床用其硝酸盐或盐酸盐制成滴眼液，用于治疗原发性青光眼。

本品化学结构中的内酯环在碱性条件下可被水解开环，生成无药理活性的毛果芸香酸钠盐而溶解。在碱性条件下，本品的 C-3 位可发生差向异构化，生成无活性的异毛果芸香碱。

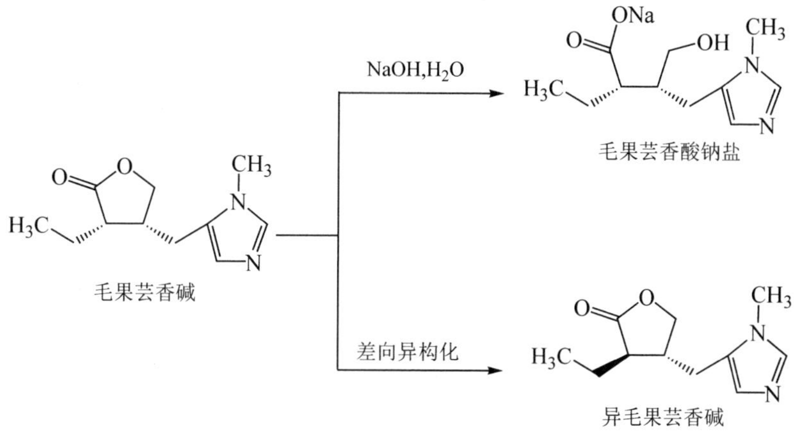

氯贝胆碱(bethanechol chloride)

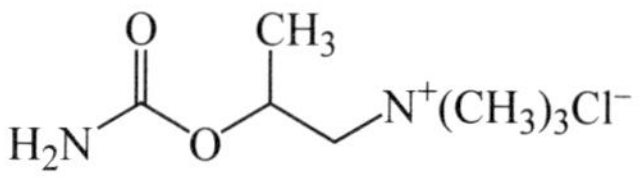

化学名为氯化 2-[(氨基甲酰)氧基]-*N*,*N*,*N*-三甲基-1-丙铵。

本品为白色吸湿性结晶或结晶性粉末；有轻微氨样气味。极易溶于水,易溶于乙醇,几乎不溶于氯仿和乙醚。

本品口服有效,但在胃肠道吸收慢。对胃肠道和膀胱平滑肌的选择性较高,对心血管系统几乎无作用。临床主要用于手术后腹气胀、尿潴留以及其他原因所致的胃肠道或膀胱功能异常。

氯贝胆碱是人们对乙酰胆碱进行结构改造获得成功的一个例子。乙酰胆碱分子可分解为季铵基、亚乙基桥和乙酰氧基三个部分,构效关系见图 8-1。

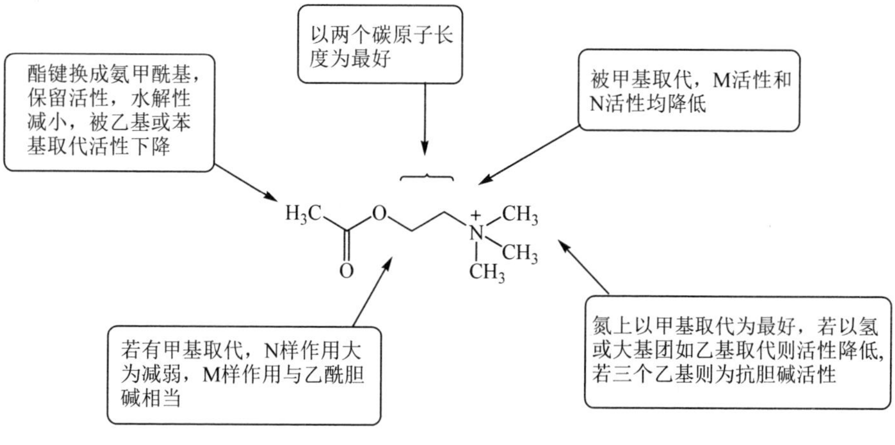

图 8-1　胆碱受体激动剂的构效关系

二、抗胆碱酯酶药

抗胆碱酯酶药也被称为乙酰胆碱酯酶抑制剂（acetylcholinesterase inhibitor，AChEI），通过抑制乙酰胆碱酯酶，使突触处乙酰胆碱浓度增高，增强并延长乙酰胆碱的作用，临床上用于治疗重症肌无力、青光眼和阿尔茨海默病等。

溴新斯的明（neostigmine bromide）

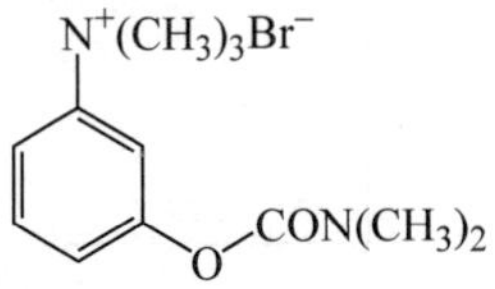

化学名为溴化 N，N，N-三甲基-3-[（二甲氨基）甲酰氧基]苯铵。

本品为白色结晶性粉末；无臭，味苦。在水中极易溶解，在乙醇或三氯甲烷中易溶，在乙醚中几乎不溶。熔点 171～176℃（分解）。

本品具有氨基甲酸酯结构，与氢氧化钠水溶液共热时，酯键可水解生成间二甲氨基苯酚钠盐，加入重氮苯磺酸试液后，偶合成偶氮化合物而显红色。

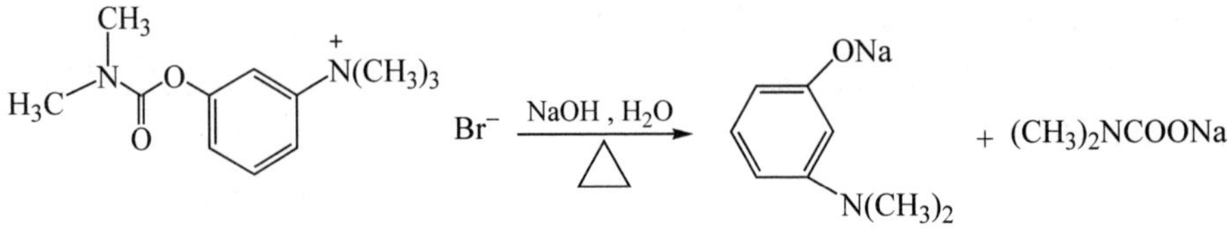

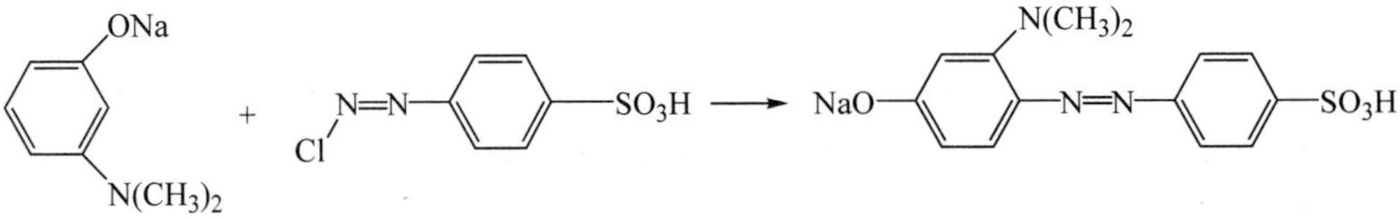

本品临床用于治疗重症肌无力，手术或药物引起的腹胀气，也可用作抗肌松药，可解除筒箭毒的中毒症状，还可治疗尿潴留。大剂量时可引起恶心、呕吐、腹泻、流泪、流涎等，可用阿托品对抗。心绞痛、支气管哮喘、机械性肠梗阻、尿路梗塞患者禁用本品。本品也是运动员禁用的药品之一。

第二节　抗胆碱药

抗胆碱药主要用于治疗胆碱能神经过度兴奋所引起的病症。按作用部位及对胆碱受体选择性的不同，抗胆碱药通常分为 M 受体拮抗剂和 N 受体拮抗剂。

一、M 受体拮抗剂

M 胆碱受体拮抗剂选择性阻断乙酰胆碱与 M 胆碱受体的相互作用，具有松弛内脏平滑肌、解除痉挛、抑制腺体分泌、扩大瞳孔、加快心率等作用。临床用于治疗消化性溃疡、散瞳、平滑肌痉挛导致的内脏绞痛等。最早使用的是以阿托品为代表的茄科生物碱类，后对阿托品进行结构改造,开发了合成解痉药和散瞳药。M 胆碱受体拮抗剂按来源可分为颠茄生物碱类和合成类 M 受体拮抗剂。

1. 颠茄生物碱类 M 受体拮抗剂

颠茄类生物碱是一类从茄科植物颠茄、曼陀罗、莨菪、东莨菪和唐古特莨菪等植物中分离提取出的生物碱。临床使用的药物主要有**阿托品（atropine）**、**山莨菪碱（anisodamine）**、**东莨菪碱（scopolamine）**和**樟柳碱（anisodine）**。

阿托品	东莨菪碱
山莨菪碱	樟柳碱

颠茄类生物碱都是由莨菪醇与不同的有机酸形成的酯。以上几种药物的中枢作用强度顺序为:东莨菪碱＞阿托品＞樟柳碱＞山莨菪碱。

硫酸阿托品（atropine sulphate）

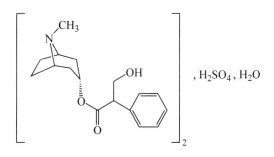

知识扩展
8-1

化学名为(±)-α-(羟甲基)苯乙酸-8-甲基-8-氮杂双环[3.2.1]-3-辛酯硫酸盐一水合物。

本品为或白色结晶或结晶性粉末;无臭,味苦。极易溶于水,在乙醇中易溶。熔点 190～194℃。

本品碱性较强,在水溶液中能使酚酞呈红色。阿托品结构中的酯键在弱酸性、近中性条件下较稳定,pH 3.5～4.0 时最稳定;碱性时易水解,生成莨菪醇和消旋托品酸。

阿托品用发烟硝酸处理时,发生硝基化反应,生成三硝基衍生物,再加入氢氧化钾醇液和一小粒氢氧化钾,初显紫堇色,继变为暗红色,最后颜色消失。此反应为 Vitali 反应,是托品酸的专属反应。

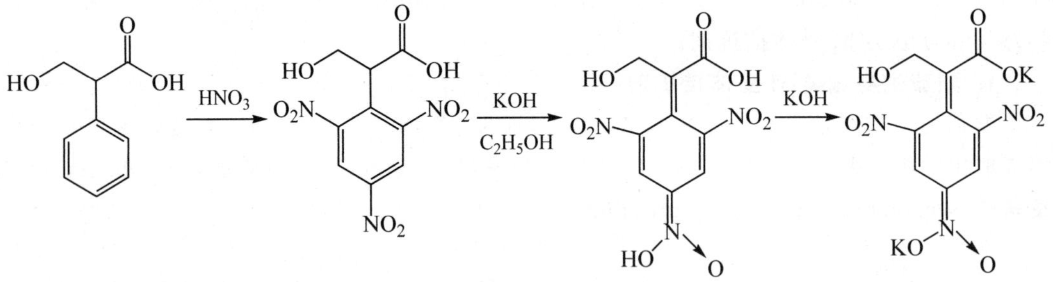

本品具有外周及中枢 M 胆碱受体阻断作用，临床常用于胃肠痉挛引起的绞痛、眼科散瞳、抗心律失常、抗休克，也用于有机磷中毒的解救和手术前麻醉给药等。

东莨菪碱是 M_1 受体选择性拮抗剂，药用其氢溴酸盐，抑制腺体分泌及散瞳作用较强，对心血管系统及胃肠道、支气管平滑肌作用较弱。易通过血-脑脊液屏障，对大脑皮质有明显的抑制作用，临床用作镇静药、麻醉前给药和抗晕动病药。东莨菪碱与莨菪碱在结构上的区别是在莨菪烷的 6,7 位有一环氧基。为了降低东莨菪碱的中枢作用，将其莨菪烷结构中氮制成季铵盐如**丁溴东莨菪碱（scopolamine butylbromide）**，无中枢抑制作用，系外周抗胆碱药。用于治疗溃疡和胃肠道痉挛、慢性支气管炎和支气管哮喘，以及胃肠道内镜检查的术前用药。

山莨菪碱是山莨菪醇与莨菪酸结合成的酯，药用其氢溴酸盐，适用于感染性休克、内脏平滑肌绞痛等。

后马托品（homatropium）是半合成的阿托品类似物，是由莨菪醇与羟基苯乙酸形成的酯，用于眼科散瞳检查。

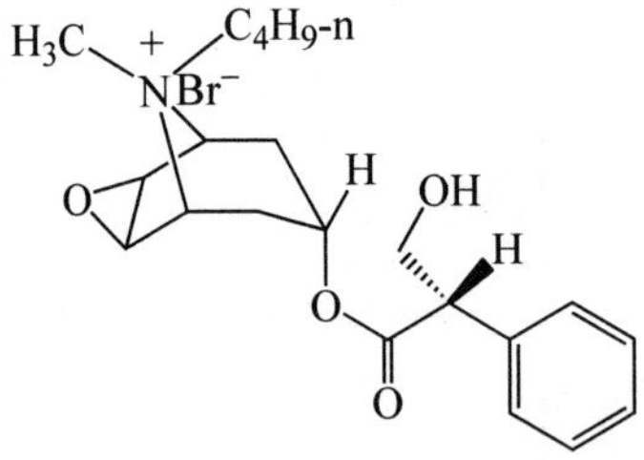

丁溴东莨菪碱 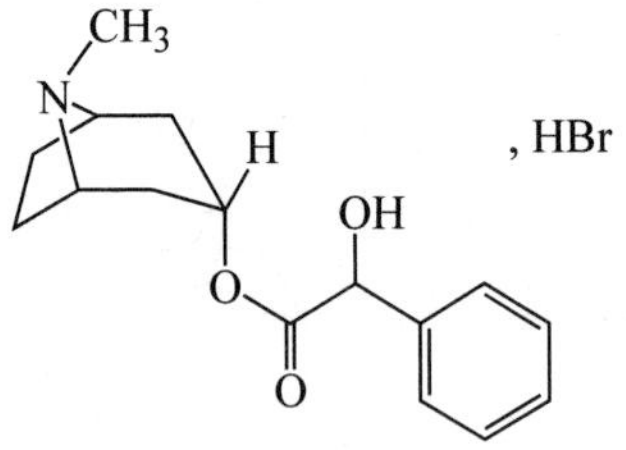　　　　　　　氢溴酸后马托品

2. 合成类 M 受体拮抗剂

由于阿托品等颠茄生物碱药理作用广泛，临床应用中常引起口干、视力模糊、心悸等不良反应。通过对阿托品结构的简化、衍生得到的氨基醇酯类衍生物是合成抗胆碱药的主要结构类型。氨基醇酯类临床主要用作解痉药，根据氨基不同，包括叔胺和季铵两大类。

叔胺类 M 受体拮抗剂亲酯性强，易透过血-脑脊液屏障，中枢作用较强；口服易吸收，解痉作用较明显，也具有抑制胃酸分泌的作用。常见的药物如**贝那替嗪（benactyzine）**、**苯海索（benzhexol）**等。

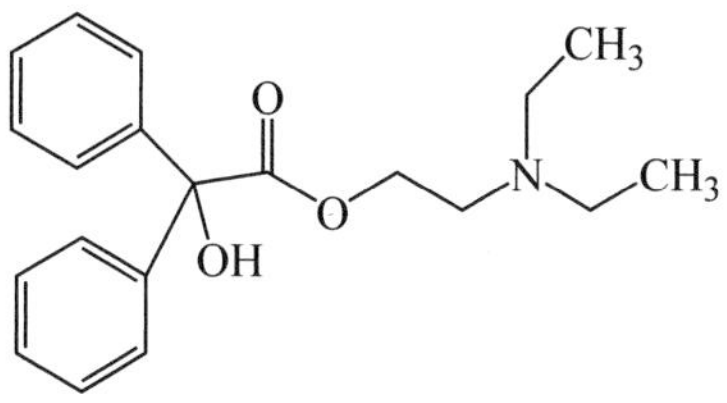

贝那替嗪

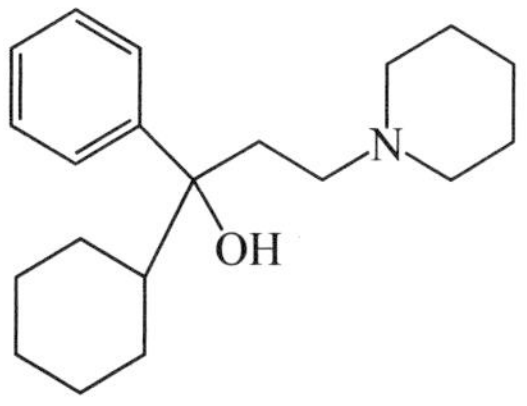

苯海索

季铵类药物不易通过血-脑脊液屏障,中枢副作用较少。该类药物对胃肠道平滑肌的解痉作用较强,临床主要用于胃及十二指肠溃疡、胃炎等。

溴丙胺太林(propantheline bromide)

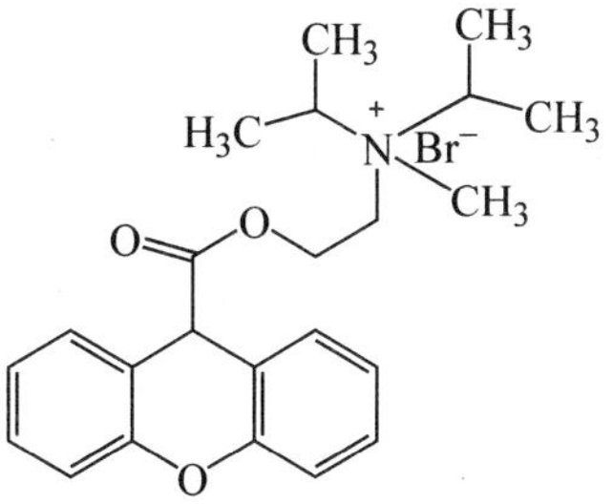

化学名为 *N*-甲基-*N*-异丙基-*N*-[2-(9*H*-呫吨-9-甲酰氧基)乙基]-2-丙铵溴化物。

本品为白色或类白色结晶性粉末;无臭,味极苦。微有引湿性,在水、乙醇或氯仿中极易溶解,在乙醚中不溶。熔点 157～164℃(分解)。

本品与氢氧化钠试液煮沸水解生成呫吨酸钠,用稀盐酸中和,析出呫吨酸固体,用稀乙醇重结晶,熔点 213～219℃。呫吨酸遇硫酸呈亮黄色或橙黄色,并微显绿色荧光。

溴丙胺太林不易透过血-脑脊液屏障,中枢副作用小,抑制胃肠道平滑肌作用较强且较持久。临床主要用于胃肠道痉挛、胃及十二指肠溃疡、胃炎、胰腺炎等疾病的治疗。

二、N 受体拮抗剂

N 受体拮抗剂可分为 N_1 和 N_2 受体拮抗剂。N_1 受体拮抗剂或 N_1 受体阻断剂又称为神经节阻断剂,因不良反应多,现已少用。N_2 受体拮抗剂或 N_2 受体阻断剂又称为神经肌肉阻断剂,临床用作骨骼肌松弛药,用于辅助全身麻醉,简称肌松药。

N_2 受体拮抗剂按阻断方式分为非去极化型和去极化型两类。非去极化型肌松药又称为竞争性肌松药,按结构分主要有四氢异喹啉类和甾类,代表药物分别有**苯磺酸阿曲库铵**（**atracurium besylate**）、**泮库溴铵**（**pancuronium bromide**）。

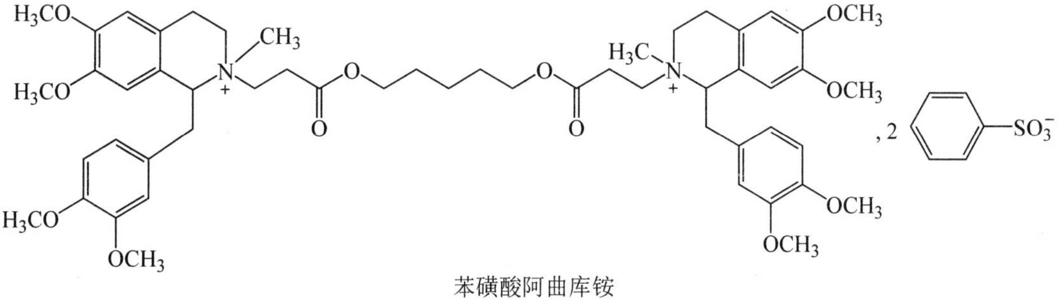

苯磺酸阿曲库铵

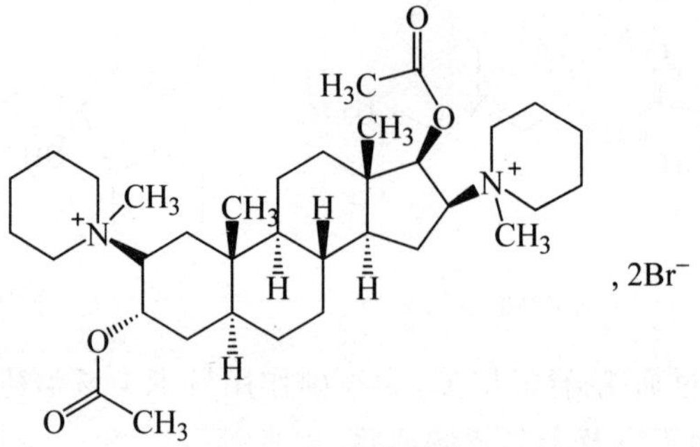

泮库溴铵

去极化型肌松药是通过对氯化筒箭毒碱的构效关系进行研究而设计的一系列结构简单的双季铵化合物。

氯化琥珀胆碱（suxamethonium chloride）

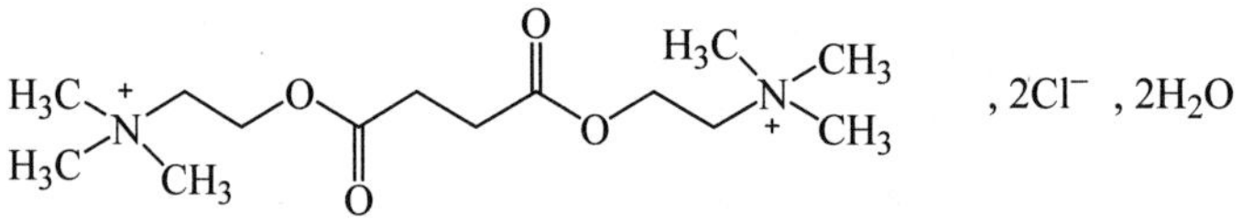

化学名为二氯化-2,2-[(1,4-二氧-1,4-亚丁基)双(氧)]双[N,N,N-三甲基乙铵]二水化合物，又名司克林。

本品为白色或几乎白色的结晶性粉末；无臭，味咸。在水中极易溶，水溶液显酸性，pH约为4，在乙醇、三氯甲烷中微溶。熔点157～163℃。

本品静脉注射后，即被血液和肝中的丁酰胆碱酯酶（假性胆碱酯酶）水解，先分解成琥珀酰单胆碱，再缓慢分解为琥珀酸和胆碱，成为无肌松作用的代谢物，只有10%～15%的药量到达作用部位。

本品含有酯键，遇碱易水解生成琥珀酸和胆碱。其水溶液加稀硫酸、硫氰酸铬铵试液，生成淡红色沉淀。

本品起效快，持续时间短，易于控制，临床作为全身麻醉的辅助药。

（张星海）

第九章

拟肾上腺素药和抗肾上腺素药

学习重点

1. 掌握肾上腺素能神经药物的分类、结构类型、构效关系和药物代谢特点。

2. 熟悉重酒石酸去甲肾上腺素、盐酸异丙肾上腺素、盐酸多巴胺、盐酸多巴酚丁胺、盐酸麻黄碱、盐酸普萘洛尔的名称、结构、理化性质和用途。

3. 了解药物结构特点与受体的选择性以及药物结构与化学稳定性和毒副作用之间的关系。

肾上腺素能神经递质由神经末梢释放,包括**肾上腺素**(epinephrine)、**去甲肾上腺素**(norepinephrine)和**多巴胺**(dopamine),作用于肾上腺素能受体而产生生理效应。

| 肾上腺素 | 去甲肾上腺素 | 多巴胺 |

肾上腺素能受体在体内分布广泛,对心血管、呼吸、内分泌等系统的功能具有重要的调节作用。根据生理效应的不同可分为 α-受体和 β-受体两大类。α-受体有 α_1、α_2 两种亚型;β-受体有 β_1、β_2、β_3、β_4 等几种亚型。各种受体的分布、生理效应和临床用途见表 9-1。

表 9-1　肾上腺素能受体的分布、生理效应及临床应用

受体亚型	主要分布	受体激动效应	临床应用	
			激动剂	拮抗剂
α_1	血管平滑肌、扩瞳肌、毛发运动平滑肌、心脏、肝脏	皮肤黏膜血管和内脏血管收缩,外周阻力增大,血压上升,瞳孔收缩,毛发竖立,心肌收缩力增强	升压、抗休克	降压
α_2	突触前膜、血小板、胰腺 β 细胞、血管平滑肌、脂肪细胞	抑制去甲肾上腺素的释放,降低血压,抑制血小板凝集,抑制脂肪分解	降压	升压

续表

受体亚型	主要分布	受体激动效应	临床应用	
			激动剂	拮抗剂
β_1	心肌、肾脏、脑干	增强心肌收缩力,升高血压	强心、抗休克	抗心绞痛、抗心律失常、抗高血压
β_2	呼吸道、子宫和血管平滑肌、骨骼肌、肝脏	舒张支气管、子宫和血管平滑肌	平喘、改善微循环	
β_3	脂肪细胞	促进脂肪分解,增加氧耗	肥胖症和糖尿病	

动画 9-1

　　作用于肾上腺素能神经系统的药物可分为拟肾上腺素药和抗肾上腺素药。前者能兴奋肾上腺素能受体,产生肾上腺素样作用;后者与肾上腺素能受体结合,不产生或较少产生肾上腺素样作用,并且能阻断肾上腺素神经递质与受体结合,从而产生拮抗作用。

知识扩展
9-1

第一节　拟肾上腺素药

　　拟肾上腺素药是一类能产生类似肾上腺素能神经递质生理效应的药物,由于此类药物的化学结构均为胺类,部分药物含有儿茶酚的结构,所以又称为拟交感胺或儿茶酚胺。

　　根据受体选择性不同,拟肾上腺素药物可分为 α、β-受体激动剂,α-受体激动剂和 β-受体激动剂。

一、α、β-受体激动剂

　　对 α-受体和 β-受体都能产生激动作用的拟肾上腺素药有肾上腺素、多巴胺和麻黄碱等,其中肾上腺素和多巴胺为内源性的肾上腺素能神经递质。本类药物具有升压、抗休克、强心和平喘等多方面作用。

肾上腺素（epinephrine）

　　化学名为(R)-4-[2-(甲氨基)-1-羟基乙基]-1,2-苯二酚。

　　本品为白色或类白色结晶性粉末。在水中极微溶解,在乙醇、三氯甲烷、乙醚、脂肪油或挥发油中不溶。本品为左旋体,旋光度 $-50.0°\sim-53.5°$(4%,1 mol/L 盐酸)。熔点 211~212℃(分解)。

　　本品含有苯乙醇胺的结构,氨基 β 位的碳原子上有羟基取代,为手性原子,有两个对映异构体,其中 R-(-)异构体活性强。

　　本品具有酸碱两性,酚羟基显酸性,侧链氨基显碱性。在无机强酸或强碱溶液中易溶,但在氨溶液或碳酸钠溶液中不溶。其饱和水溶液呈弱碱性。

　　本品含有酚羟基,遇三氯化铁试液显翠绿色,加氨试液变紫色,最后变为紫红色。

本品含有儿茶酚的结构,空气的氧或其他氧化剂可使其氧化成肾上腺素红,进而聚合成棕色多聚体而失效。日光、热、金属离子均能促进该氧化反应的进行。为延缓其氧化,一般调节其注射液 pH 为 3.6～4.0,加入金属离子络合剂乙二胺四乙酸二钠和抗氧剂焦亚硫酸钠,并充入惰性气体。

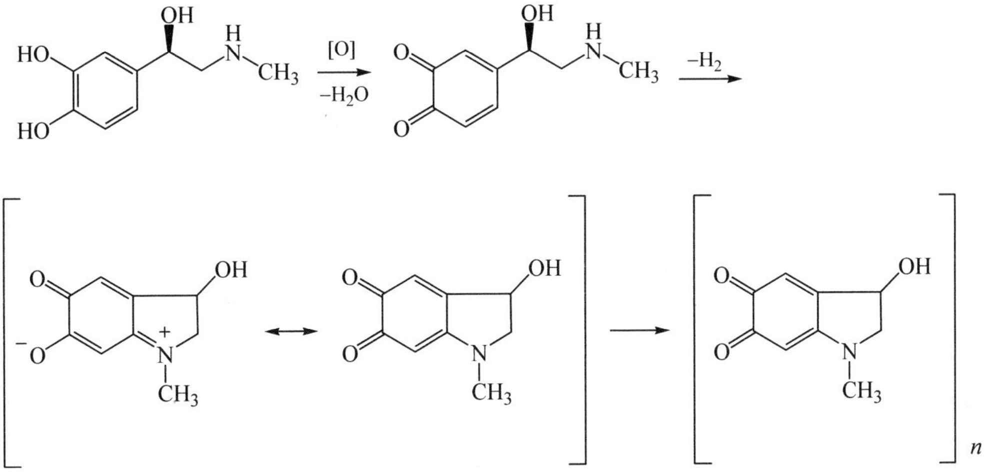

肾上腺素红　　　　　　　　　多聚体

本品水溶液加热或室温放置后可发生消旋化,导致活性降低。其消旋化速度与 pH 有关,在 pH<4 时,消旋化速度较快,应注意控制其水溶液的 pH 值。

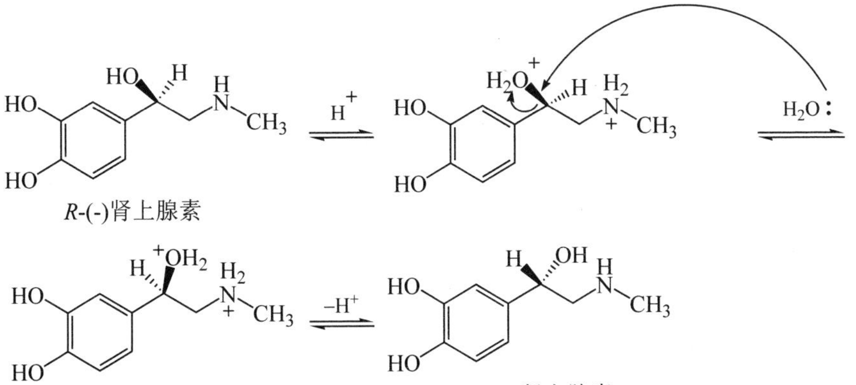

R-(-)肾上腺素

S-(+)-肾上腺素

内源性的肾上腺素在体内经儿茶酚-*O*-甲基转移酶(catechol-*O*-methyltransferase,COMT)和单胺氧化酶(monoamine oxidase,MAO)代谢失活,其代谢反应如图 9-1 所示。外源性的肾上腺素口服给药经过消化道也容易被 MAO 和 COMT 催化代谢,因而肾上腺素不适合口服给药,且药效持续时间短。

本品对 α-和 β-受体都有较强的激动活性,具有兴奋心脏、收缩血管、松弛支气管平滑肌等作用。临床用于过敏性休克、心搏骤停的急救,控制支气管哮喘的急性发作,还可制止鼻黏膜和牙龈出血。与局部麻醉药合用,可减少中毒危险和手术部位出血。

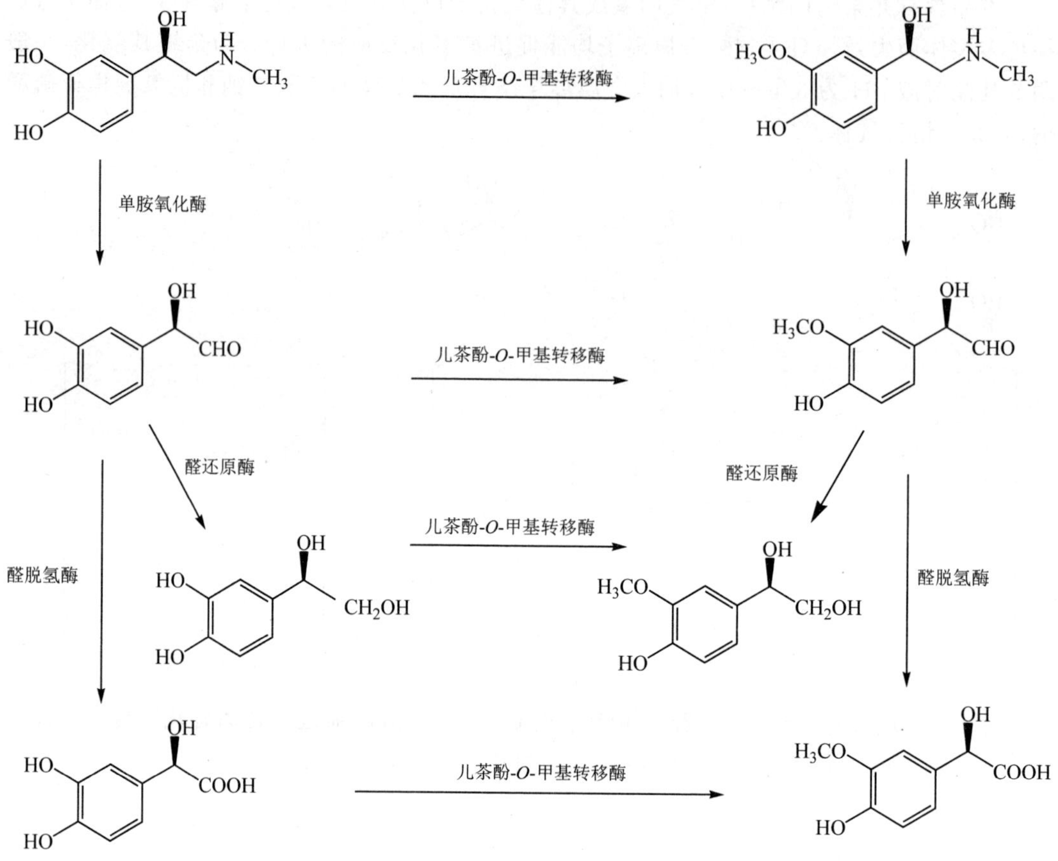

图 9-1　肾上腺素的体内代谢途径

盐酸麻黄碱（ephedrine hydrochloride）

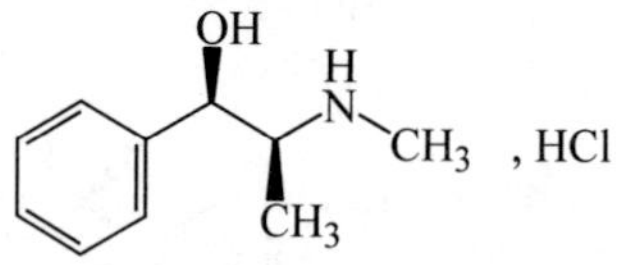

化学名为（1R,2S）-2-甲氨基-1-苯丙烷-1-醇盐酸盐，又称盐酸麻黄素。

本品为白色针状结晶或结晶性粉末；无臭，味苦。在水中易溶，乙醇中溶解，在三氯甲烷和乙醚中不溶。水溶液稳定，遇空气、日光、热不易被破坏。本品为左旋体，旋光度−33.0°～−35.5°（5%，水）。熔点217～222℃。

本品含有氨基醇结构，其水溶液与碱性硫酸铜试液，形成紫色配合物。可被高锰酸钾、铁氰化钾等氧化生成苯甲醛和甲胺，前者有特臭，后者可使红色石蕊试纸变蓝，可用于鉴别。

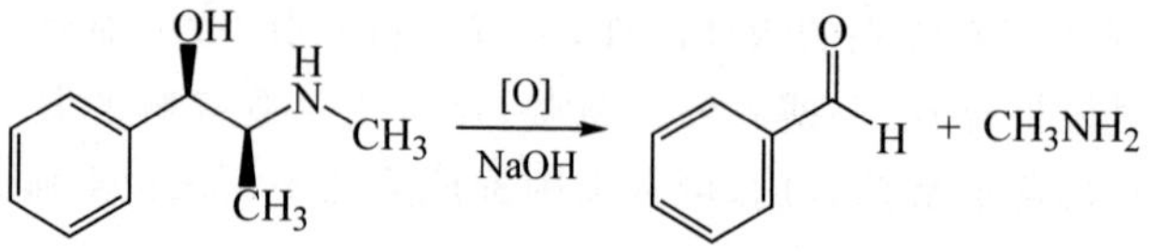

本品含有两个手性碳原子,有四个异构体。(-)-1R,2S 型麻黄碱的活性最强,可兴奋 α-和 β-受体,直接发挥拟肾上腺素作用,也可促进肾上腺素能神经末梢释放递质,间接发挥拟肾上腺素作用;(+)-1S,2R 型麻黄碱没有直接作用,只有间接作用;伪麻黄碱拟肾上腺素作用比麻黄碱稍弱,没有直接作用,但中枢副作用较小,在很多复方感冒药中用作鼻黏膜充血减轻剂。

(-)-麻黄碱	(+)-麻黄碱	(-)-伪麻黄碱	(+)-伪麻黄碱
1R,2S	1S,2R	1R,2R	1S,2S

本品不易被 COMT 和 MAO 代谢,可口服。口服后易被肠道吸收,大部分以原药从尿中排泄。

本品对 α- 和 β-受体均有激动作用,呈现出松弛支气管平滑肌、收缩血管、兴奋心脏等作用,用于支气管哮喘、变态反应、低血压及鼻黏膜出血肿胀引起的鼻塞等的治疗。

由于其极性较小,易于通过血-脑脊液屏障进入中枢神经系统,故具有中枢兴奋作用。用量过大或长期连续使用,会产生震颤、焦虑、失眠、心悸等不良反应。麻黄碱属于二类精神药品,也是合成冰毒(去氧麻黄碱)的原料,对其生产和处方均需进行特殊管理。

麻黄碱的受体激动活性比肾上腺素弱,但作用时间比肾上腺素长:一是因为其苯环上没有酚羟基,导致其与受体结合力减弱,作用强度不及肾上腺素;同时不易被 COMT 代谢失活,在体内的代谢稳定性增加,作用持续时间较肾上腺素长。二是因为本品 α-碳上有甲基取代,增加了氨基上的位阻,使其不易被 MAO 氧化代谢,作用时间延长;同样由于甲基的位阻,使氨基与受体结合力减弱,作用强度降低。

盐酸多巴胺(dopamine hydrochloride)

化学名为 4-(2-氨基乙基)-1,2-苯二酚盐酸盐。

本品为白色或类白色有光泽的结晶,露置空气中及遇光颜色渐变深;无臭,味微苦。本品在水中易溶,在无水乙醇中微溶,极微溶于氯仿或乙醚。熔点 243~249℃。

本品具有儿茶酚胺结构,在空气中也易氧化变色,遇碱易分解,故不宜与碱性药物配伍。本药经肾脏排泄,代谢产物很快随尿排出。

本品在体内可被 COMT 和 MAO 进行生物转化,故口服无效,采用注射给药。由于本品的极性较大,不易透过血-脑脊液屏障,主要表现为外周作用,无中枢作用。

本品是多巴胺受体激动剂,也是在体内生物合成去甲肾上腺素和肾上腺素的前体,是重要的内源性活性物质,具有直接兴奋 α 和 β 受体作用。小剂量可使 β_1 受体兴奋,产生心肌收缩力增强作用,同时作用于多巴胺受体,使肾血管扩张、肾血流增加、尿量增加;大剂量可使 α 受体兴奋。本品临床上用于多种类型的休克,如中毒性休克、出血性休克、中枢性休克及急性心肌梗死、心脏手术等休克。

二、α-受体激动剂

α-受体激动剂可分为非选择性的 α-受体激动剂、选择性 α₁-受体激动剂和选择性 α₂-受体激动剂三类（表 9-2）。

表 9-2　α-受体激动剂的分类及代表药物

药 物 名 称	结　　构	激 动 受 体	作 用 特 点
去甲肾上腺素 （norepinephrine）	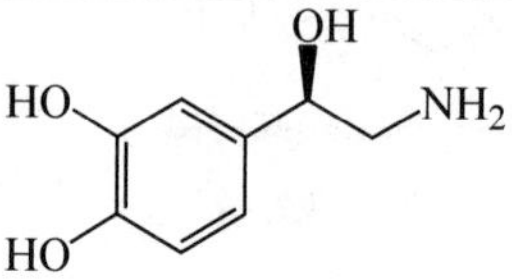	α₁、α₂ 受体	升压、抗休克；R-(-)-异构体活性强；不宜口服给药
间羟胺 （metaraminol）	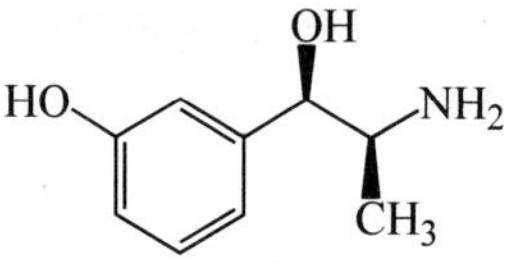	α₁ 受体	作用与去甲肾上腺素相似，但弱而持久；可以口服
甲氧明 （methoxamine）	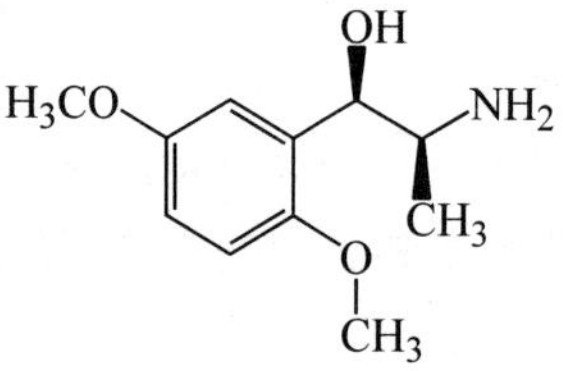	α₁ 受体	作用与去甲肾上腺素相似，但弱而持久；可以口服
去氧肾上腺素 （phenylephrine）	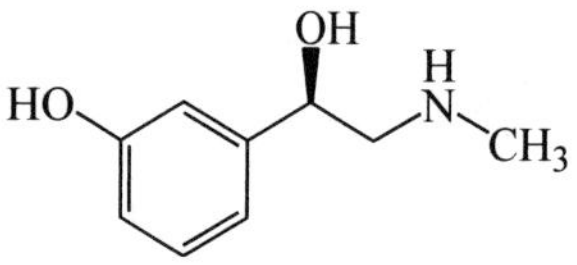	α₁ 受体	作用强度和持续时间介于肾上腺素和麻黄碱之间
可乐定 （clonidine）	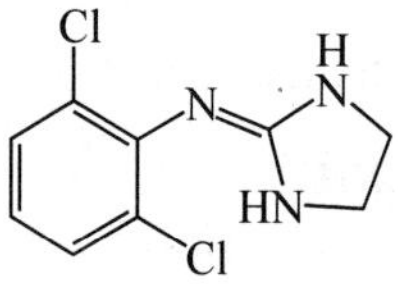	中枢 α₂ 受体和咪唑啉 I₁ 受体	用于治疗原发性及继发性高血压，还用于阿片成瘾患者的戒毒治疗
胍那苄 （guanabenz）	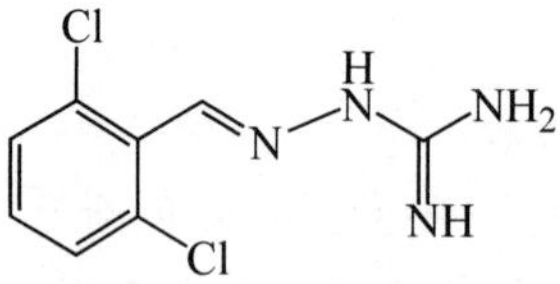	中枢 α₂ 受体	可乐定的咪唑开环衍生物；用于中、轻度高血压，不良反应较可乐定轻
甲基多巴 （methyldopa）	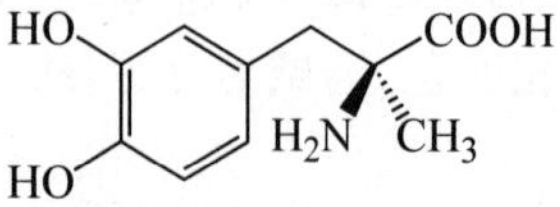	中枢 α₂ 受体	前药，代谢为有活性的 α-甲基去甲肾上腺素；用于中、重度或恶性高血压

重酒石酸去甲肾上腺素（noradrenaline bitartrate）

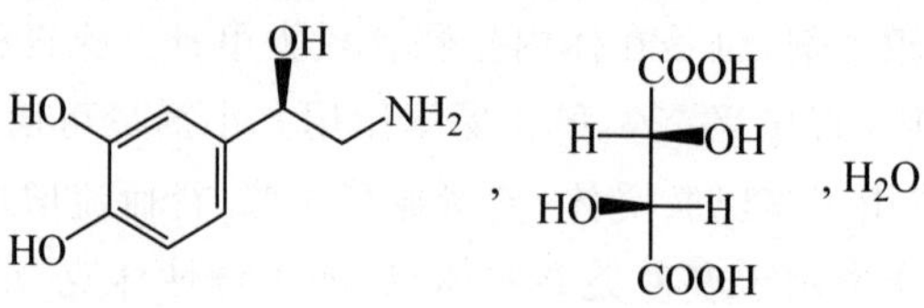

化学名为 R-(-)-4-(2-氨基-1-羟基乙基)-1,2-苯二酚重酒石酸盐一水合物。

本品为白色或几乎白色的结晶性粉末；无臭，味苦。在水中易溶，在乙醇中微溶，在氯仿或乙醚中不溶。熔点 100～106℃（分解）。

本品含一个手性碳原子，有两种构型，临床使用的是 R 构型的左旋体，比 S 构型的右旋体活性强 27 倍，温度、pH 能影响本品的消旋化速度。

本品因具有邻苯二酚的结构，遇光、空气或弱氧化剂易被氧化变质。日光、少量的重金属离子、某些盐类可促使本品氧化加速，应避光保存及避免与空气接触。

本品主要激动 α 受体，对 β 受体激动作用很弱，具有很强的血管收缩作用，临床主要用于抗休克、上消化道出血。主要经 MAO 和 COMT 催化的代谢途径代谢。

三、β-受体激动剂

β-受体激动剂可分为非选择性 β-受体激动剂、选择性 $β_1$-受体激动剂和选择性 $β_2$-受体激动剂。$β_1$-受体激动剂具有强心作用，$β_2$-受体激动剂具有平喘作用（见第 13 章），非选择性 β-受体激动剂兼有这两种作用。

盐酸异丙肾上腺素（isoprenaline hydrochloride）

化学名为 4-[(2-异丙氨基-1-羟基)乙基]-1,2-苯二酚盐酸盐。

本品为白色或类白色的结晶性粉末；无臭，味微苦。在水中易溶，在乙醇中略溶，在三氯甲烷或乙醚中不溶。熔点 165.5～170℃（分解）。

本品有含有一个手性碳原子，左旋体（R 构型）的作用比右旋体（S 构型）强约 800 倍，目前临床上使用的是外消旋体。

本品含有儿茶酚胺的结构，易氧化变色。注射剂应加抗氧剂，避免与金属接触，避光保存，以免失效。

本品口服无效，但舌下含服吸收良好，经注射或制成喷雾剂给药容易吸收。吸收后主要在肝脏或其他组织中被代谢，其作用持续时间比肾上腺素长。

本品为非选择性 β-受体激动剂，对 $β_1$ 和 $β_2$ 受体的兴奋作用均很强，无选择性。可使心肌收缩力增加、心率加快、传导加速、扩张支气管，临床上用于治疗支气管哮喘、抗休克、房室传导阻滞等。

盐酸多巴酚丁胺（dobutamine hydrochloride）

化学名为 4-[2-[[1-甲基-3-(4-羟苯基)丙基]氨基]乙基]-1,2-苯二酚盐酸盐。

本品为白色或类白色结晶性粉末；几乎无臭，味微苦。在水中或无水乙醇中略溶，在三氯甲烷中几乎不溶。熔点 184～186℃。

本品具有儿茶酚结构，遇光及在空气中放置可发生氧化，颜色变深。

本品含有酚羟基，其水溶液遇三氯化铁试液显墨绿色。

本品是多巴胺的衍生物，易被 COMT 代谢，不宜口服。

分子中有一个手性中心，对活性影响较大。$S(-)$-异构体对 α_1 和 β_1-受体具有激动活性；$R(+)$-异构体对 α_1 受体具有阻断活性，对 β_1-受体激动活性较弱。当使用外消旋体时，对映体的 α_1 受体效应相互抵消，主要呈现 β_1-受体效应。临床上用于治疗心力衰竭、心肌梗死所致的心源性休克和术后低血压。

四、肾上腺素能受体激动剂的构效关系

肾上腺素能受体激动剂大都具有苯乙醇胺的基本结构，与受体通过三个作用位点结合，即苯环上的酚羟基、侧链羟基和侧链氨基。其构效关系见图 9-2。

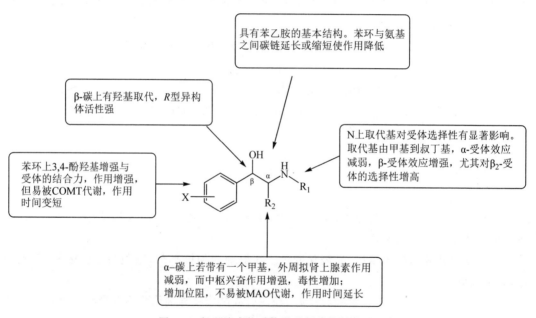

图 9-2　肾上腺素能受体激动剂的构效关系

第二节　抗肾上腺素药

抗肾上腺素药为肾上腺素能受体拮抗剂，根据受体选择性的不同，可分为 α-受体拮抗剂和 β-受体拮抗剂。

一、α-受体拮抗剂

α-受体拮抗剂按其对受体亚型的选择性不同分为非选择性 α-受体拮抗剂和选择性 α_1-受体拮抗剂（表 9-3）。非选择性 α-受体拮抗剂对 α_1-和 α_2-受体都有阻滞作用，阻滞 α_1-受体可产生降压作用，同时又阻滞突触前 α_2-受体，促使去甲肾上腺素释放，使血压升高。两种

作用同时存在,互相抵消,因此,此类药物降压作用弱。选择性 α_1-受体拮抗剂通过降低外周血管阻力,使血压下降,具有良好的降压作用。

表 9-3 α-受体拮抗剂

药 物 名 称	结 构	拮抗受体	作 用 特 点
酚妥拉明 (phentolamine)		α_1、α_2	短效;作用较弱;临床用于治疗外周血管痉挛性疾病,主要用于嗜铬细胞瘤的诊断及肿瘤摘除手术时防止高血压危象
妥拉唑啉 (tolazoline)		α_1、α_2	短效;作用较弱;用途与酚妥拉明相同
酚苄明 (phenoxybenzamine)		α_1、α_2	长效;用于治疗周围血管疾病、休克及嗜铬细胞瘤引起的高血压及前列腺增生引起的尿潴留
哌唑嗪 (prazosin)		α_1	喹唑啉类 α_1-受体拮抗剂;用于治疗高血压和前列腺增生
特拉唑嗪 (terazosin)		α_1	喹唑啉类 α_1-受体拮抗剂;半衰期是哌唑嗪的 2～3 倍;用于治疗高血压和前列腺增生
多沙唑嗪 (doxazosin)		α_1	喹唑啉类 α_1-受体拮抗剂;半衰期比特拉唑嗪更长;用于治疗高血压和前列腺增生
坦洛新 (tamsulosin)		α_1	苯丙胺类 α_1-受体拮抗剂;治疗良性前列腺增生

续表

药物名称	结　构	拮抗受体	作用特点
吲哚拉明 （indoramine）		α_1	用于治疗原发性高血压、肾性高血压等

二、β-受体拮抗剂

β-受体拮抗剂具有降低血压、减慢心率、减弱心肌收缩力、降低心肌耗氧量等作用，临床上主要用于治疗心律失常、心绞痛、高血压、心肌梗死等心血管疾病。

β-受体拮抗剂按受体选择性可分为非选择性 β-受体拮抗剂、选择性 β_1-受体拮抗剂和混合型 α/β-受体拮抗剂。

1. 非选择性 β-受体拮抗剂

非选择性 β-受体拮抗剂能同时阻断 β_1-受体和 β_2-受体（表9-4）。在正常人心肌中，β_1-受体占 75%～78%，β_2-受体占 20%～25%。在治疗心血管疾病时，因 β_2-受体同时被阻断，可引起支气管痉挛等不良反应。

表 9-4　非选择性 β 受体拮抗剂

药物名称	药物结构	作用特点
普萘洛尔 （propranolol）		用于治疗心绞痛、心律失常和高血压
噻吗洛尔 （timolol）		作用比普萘洛尔强 8 倍以上；无膜稳定作用和内源性拟交感活性，用于治疗心绞痛和高血压
氧烯洛尔 （oxprenalol）		有膜稳定作用和内源性拟交感活性，作用与普萘洛尔相似
纳多洛尔 （nadolol）		长效；作用比普萘洛尔强 2～4 倍；无膜稳定作用和内源性拟交感活性，用于治疗心绞痛、心律失常和高血压

续表

药 物 名 称	药 物 结 构	作 用 特 点
波吲洛尔 （bopindolol）	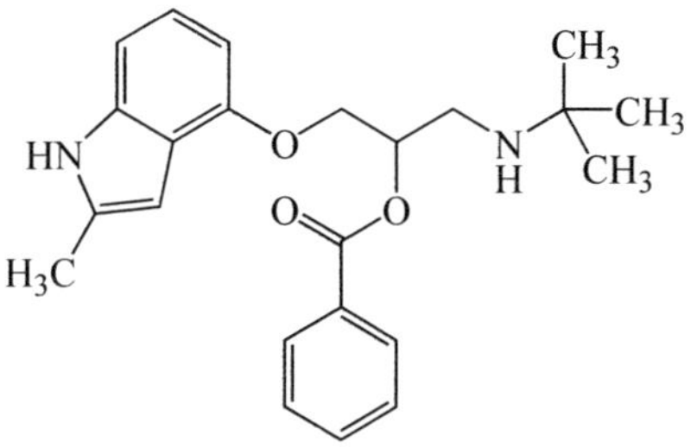	长效；前药,酯基水解生成吲哚洛尔而具有活性,作用比普萘洛尔强 6～15 倍
艾司洛尔 （esmolol）	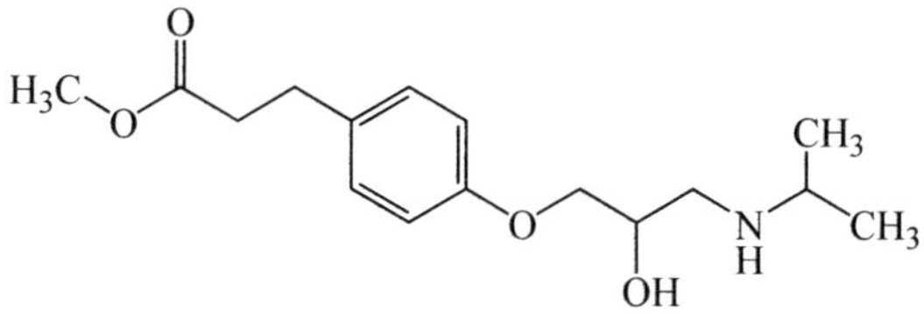	超短效,半衰期只有几分钟；软药,迅速发生酯水解反应而代谢失活
氟司洛尔 （flestolol）	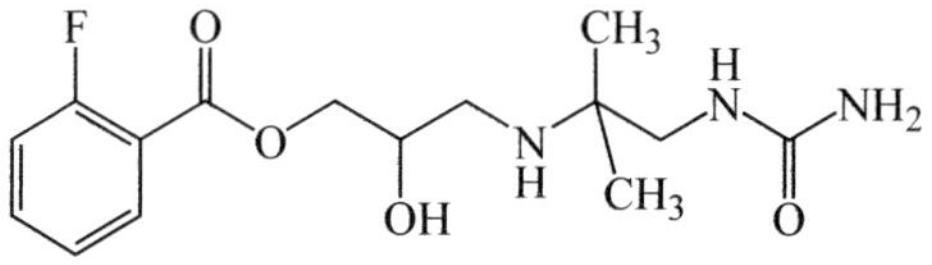	超短效,半衰期只有几分钟；软药,迅速发生酯水解反应而代谢失活；作用强于艾司洛尔

盐酸普萘洛尔（propranolol hydrochloride）

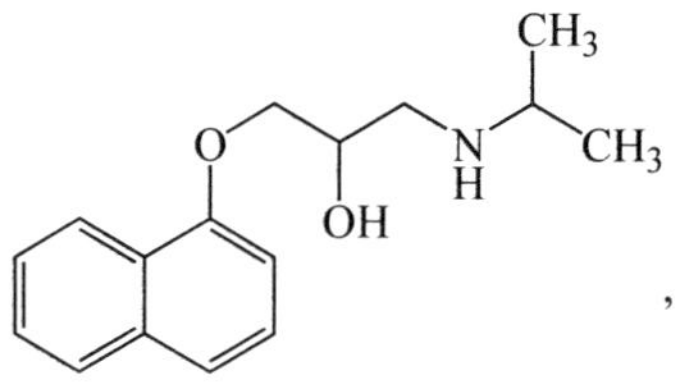

化学名为 1-[（1-甲基乙基）氨基]-3-（1-萘氧基）-2-丙醇盐酸盐,又名心得安。

本品为白色或类白色结晶性粉末；无臭,味微甜后苦。在水或乙醇中溶解,在三氯甲烷中微溶。在稀酸中易分解,碱性时较稳定。熔点 161～165℃。

本品侧链含一个手性碳原子,其 S-（-）异构体的 β-受体阻断作用是 R-（＋）异构体的40 倍,临床应用其外消旋体。

本品水溶液与硅钨酸试液反应生成淡红色沉淀,可用于鉴别。

本品的合成是以 α-萘酚为原料,在氢氧化钾存在下用氯代环氧丙烷进行 O-烃化反应,得到 1,2-环氧-3-（α-萘氧）丙烷,再与异丙胺缩合、成盐即得。

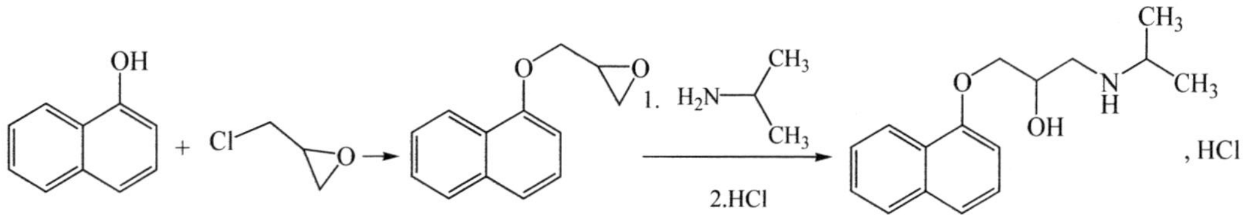

本品用于心绞痛、心律失常和高血压的治疗。脂溶性高，易透过血-脑脊液屏障，产生中枢效应；有较强的抑制心肌收缩力和引起支气管痉挛及哮喘的副作用。

2. 选择性 β₁-受体拮抗剂

选择性 β₁ 受体拮抗剂（表 9-5）对 β₁-受体具有较高的选择性，主要影响心脏，在心血管疾病治疗上有其优越性。

表 9-5　选择性 β₁ 受体拮抗剂

药 物 名 称	药 物 结 构	作 用 特 点
阿替洛尔（atenolol）		中长效；选择性最高的 β₁-受体拮抗剂，无内源性拟交感作用；治疗心绞痛、高血压和心律失常
倍他洛尔（betaxolol）		β 受体阻滞作用为普萘洛尔的 34 倍，阿替洛尔的 5 倍，无内源性拟交感活性和膜稳定作用；治疗高血压及开角型青光眼和眼高压
醋丁洛尔（acebutolol）		中长效；有内源性拟交感活性，治疗心绞痛、高血压和心律失常
美托洛尔（metoprolol）		无内源性拟交感活性，临床用于治疗心绞痛和高血压
比索洛尔（bisoprolol）		高效、强效、长效；无内源性拟交感活性，临床用于治疗心绞痛和高血压

3. 混合型 α/β-受体拮抗剂

混合型 α/β-受体拮抗剂兼有 α- 和 β-受体阻断作用，常用药物见表 9-6。

表 9-6　混合型 α/β-受体拮抗剂

药 物 名 称	药 物 结 构	作 用 特 点
拉贝洛尔（labetalol）		S,R 构型异构体有 α₁-受体阻断作用，R,R 构型异构体对 β-受体阻断作用；用于中重度高血压的治疗

续表

药物名称	药物结构	作用特点
塞利洛尔 (celiprolol)	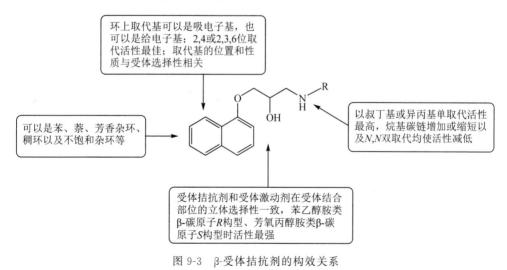	具有高度 β_1-受体阻断作用,部分 β_2-受体激动作用,微弱 α_2-受体阻断作用;用于治疗高血压和心绞痛
卡维地洛 (carvedilol)		具有 β_1-受体和 α_1-受体阻断作用;用于治疗高血压,还具有消除自由基和抗氧化作用
阿罗洛尔 (arotinolol)		具有 β-受体和 α-受体阻断作用;用于治疗高血压

4. β-受体拮抗剂的构效关系

β-受体拮抗剂按化学结构有苯乙醇胺类和芳氧丙醇胺类两类,本节介绍药物除拉贝洛尔为苯乙醇胺结构,其他均为芳氧丙醇胺结构,其构效关系见图 9-3。

环上取代基可以是吸电子基,也可以是给电子基;2,4或2,3,6位取代活性最佳;取代基的位置和性质与受体选择性相关

可以是苯、萘、芳香杂环、稠环以及不饱和杂环等

以叔丁基或异丙基单取代活性最高,烷基碳链增加或缩短以及N,N双取代均使活性减低

受体拮抗剂和受体激动剂在受体结合部位的立体选择性一致,苯乙醇胺类β-碳原子R构型、芳氧丙醇胺类β-碳原子S构型时活性最强

图 9-3 β-受体拮抗剂的构效关系

习题及
参考答案

(梁经纬)

第十章

抗心律失常药、抗心绞痛药和抗心力衰竭药

学习重点

1. 掌握抗心律失常药、抗心绞痛药和抗心力衰竭药的分类、结构类型和作用机制。

2. 熟悉盐酸美西律、盐酸普罗帕酮、盐酸胺碘酮、硝酸甘油、硝酸异山梨酯、米力农的名称、化学结构、理化性质和用途。

3. 了解奎尼丁、盐酸普鲁卡因胺、盐酸利多卡因、单硝酸异山梨酯、戊四硝酯、双嘧达莫、地高辛、去乙酰毛花苷、氨力农的化学结构和用途。

第一节 抗心律失常药

心脏搏动的自律性发生异常和障碍时,就会引起心律失常,临床表现为心动过缓或心动过速。心动过缓可用阿托品或异丙肾上腺素治疗,而抗心律失常药特指用于治疗心动过速型心律失常药物(表 10-1)。

表 10-1 抗心律失常药的分类和作用机制

分 类		代 表 药 物	作 用 机 制
Ⅰ 钠通道阻滞剂	Ⅰ_A	奎尼丁(quinidine)	阻止钠离子内流
	Ⅰ_B	美西律(mexiletine)	轻度阻止钠通道,提高颤动阈值
	Ⅰ_C	普罗帕酮(propafenone)	延缓传导
Ⅱ β-受体拮抗剂		普萘洛尔(propranolol)	抑制交感神经活性
Ⅲ 钾通道阻滞剂		胺碘酮(amiodarone)	抑制钾离子外流,延长动作电位时程
Ⅳ 钙通道阻滞剂		维拉帕米(verapamil)	抑制钙内流而降低心脏舒张期自动去极化速率,而使窦房结冲动减慢

β-受体阻滞剂在第 9 章已介绍,钙通道阻滞剂将在第 11 章介绍。本节重点介绍Ⅰ、Ⅲ类抗心律失常药。

一、钠通道阻滞剂

钠通道阻滞剂又称膜稳定剂、快通道阻滞剂,其作用机制主要是抑制钠离子内流,抑制心脏细胞动作电位振幅及超射幅度,而使其传导速度减慢,延长有效不应期(表 10-2)。

表 10-2　常用的钠通道阻滞剂

Ⅰ_A 类钠通道阻滞剂

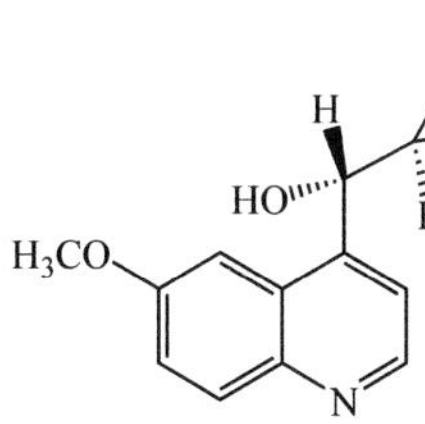

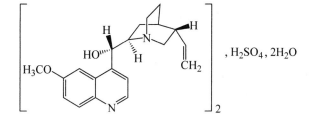

奎尼丁
(quinidine)

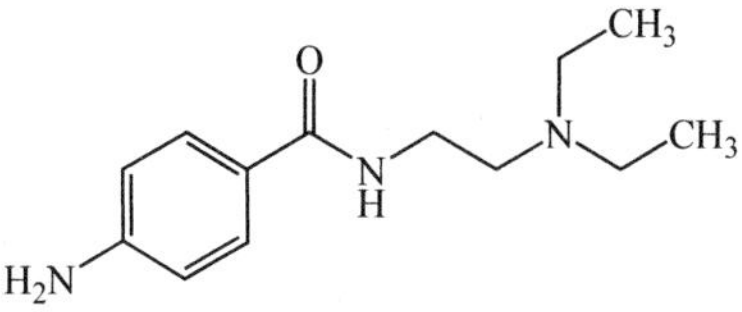

普鲁卡因胺
(procainamide)

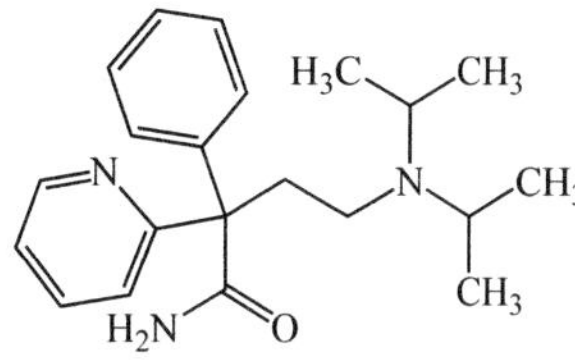

丙吡胺
(disopyramide)

Ⅰ_B 类钠通道阻滞剂

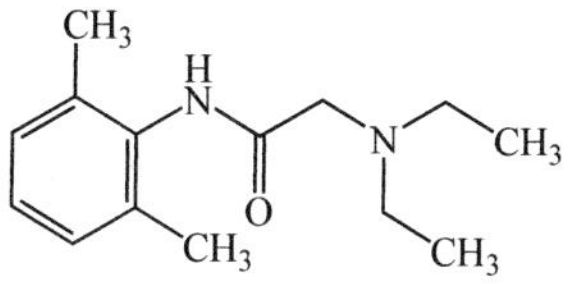

利多卡因
(lidocaine)

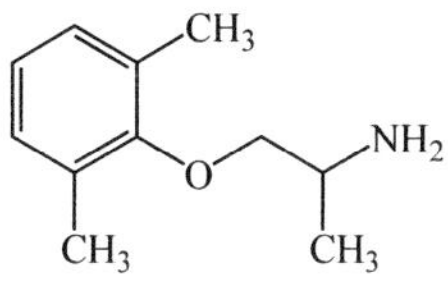

美西律
(mexiletine)

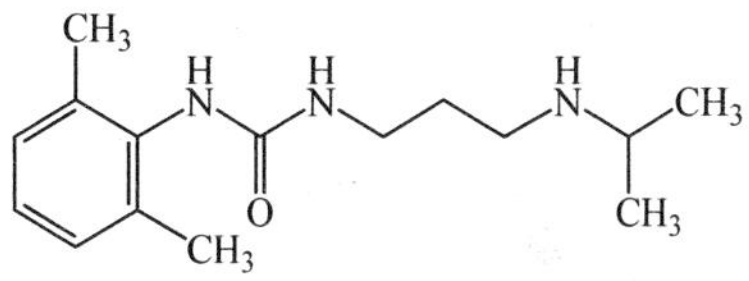

瑞卡南
(recainam)

Ⅰ_C 类钠通道阻滞剂

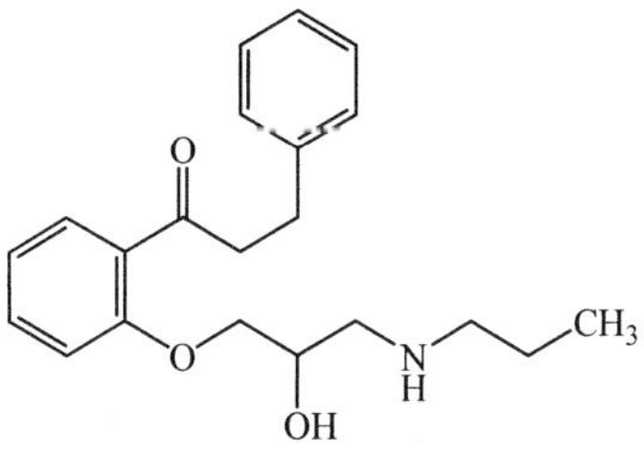

普罗帕酮
(propafenone)

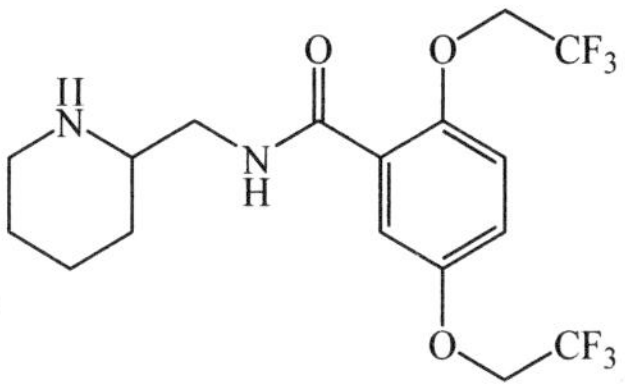

氟卡尼
(flecainide)

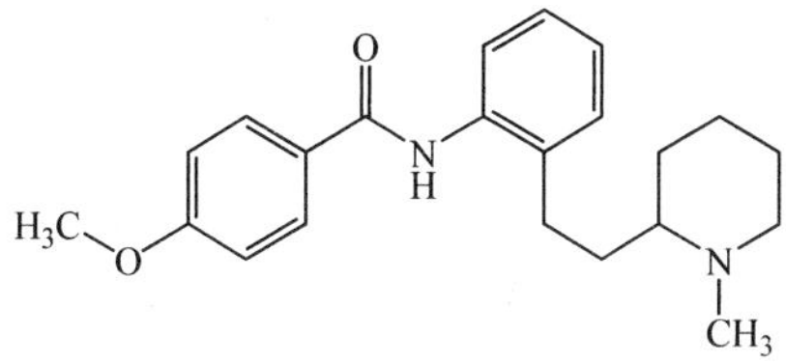

恩卡尼
(encainide)

硫酸奎尼丁（quinidine sulfate）

$, H_2SO_4, 2H_2O$

知识扩展
10-1

动画 10-1

化学名为(9S)-6′-甲氧基-脱氧辛可宁-9-醇硫酸盐二水合物。

本品为白色细针状结晶；见光变暗。在水、乙醇、氯仿中溶解，在乙醚中不溶。

本品是喹啉环通过一个羟甲基连接到奎核碱环的 8 位上，奎核碱环 3 位上连接一个乙烯基，而喹啉环的 6 位上连接一个甲氧基，其中 3,4,8,9 位碳原子是手性碳原子，其构型分别是 3R,4S,8R,9S,为右旋体。

本品的稀水溶液产生蓝色荧光，可用于鉴别。本品水溶液 1 滴与溴水 1 滴混匀，当溴的橙色消失而溶液变黄时，再加入过量的氨溶液后生成二醌基吲哚铵盐，呈翠绿色。该反应为奎宁生物碱的特征反应。

本品用于治疗房性期前收缩、心房颤动、心房扑动、阵发性室上性及室性心动过速、室性期前收缩、室性心动过速及颤动等。本品大量服用可发生蓄积而中毒。

盐酸美西律（mexiletine hydrochloride）

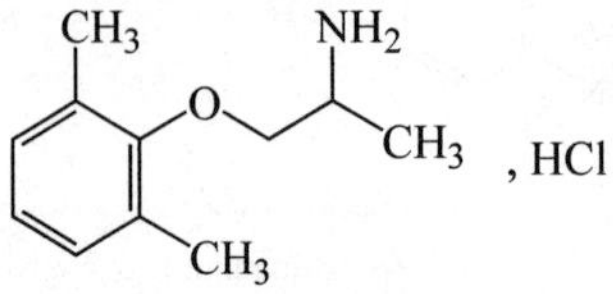

化学名为 1-(2,6-二甲基苯氧基)-2-丙胺盐酸盐。

本品为白色至淡黄色结晶性粉末；几乎无臭，味微苦。在水或乙醇中易溶。游离碱 pK_a 为 9.1。

本品为苯氧乙胺类化合物衍生物，或看成是氨基乙醇的醚类化合物。分子中具有手性碳，药用品为混旋物。

本品在肝内代谢较慢，代谢物经肾脏排出。碱性尿中美西律的解离度小，易被肾小管重吸收。正常人尿的 pH 值由 5 增至 8 时，其血药浓度可显著升高，故用药时应注意与影响尿液 pH 值的药物合用时的相互作用。

本品主要用于室性心律失常，如过早搏动、心动过速，特别对心肌梗死后急性室性心律失常有效。

普罗帕酮（propafenone）

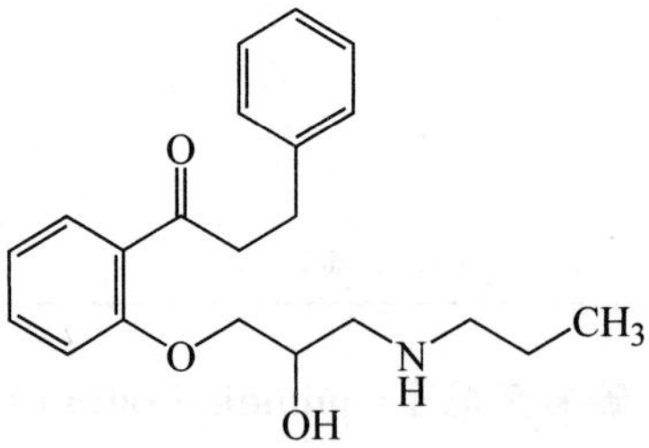

化学名为 1-[2-[2-羟基-3-(丙胺基)丙氧基]苯基]-3-苯基-1-丙酮。

本品为白色结晶；无臭，味苦。在乙醇、氯仿或冰乙酸中微溶，在水中极微溶解。熔点 171～174℃。

本品口服后在肝内迅速代谢，代谢产物主要有 5-羟基普罗帕酮和 N-去羟基普罗帕酮。两者都也具有抗心律失常作用。

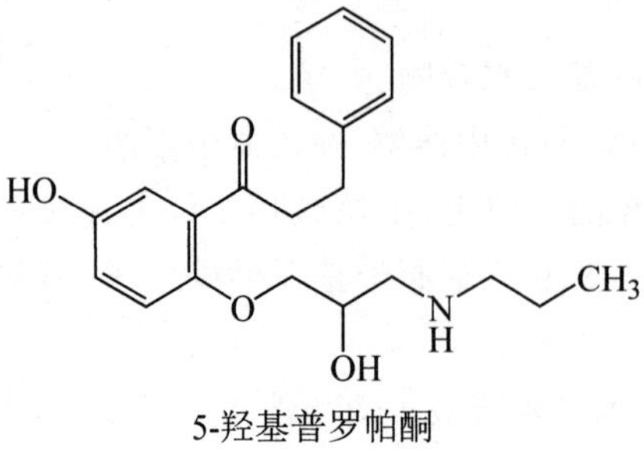

5-羟基普罗帕酮

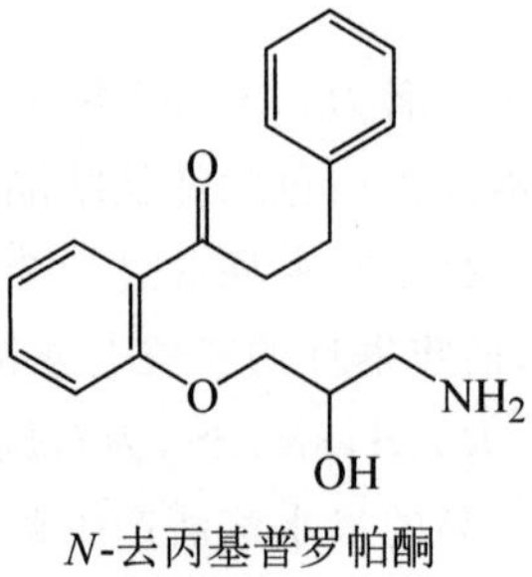

N-去丙基普罗帕酮

本品用于防治室性期前收缩、室性心动过速及室上性心律失常。

二、钾通道阻滞剂

这类药物的作用原理是选择作用于心肌延迟整流钾通道,延长动作电位时程,即延长二期平台期,又称延长动作电位时程药。

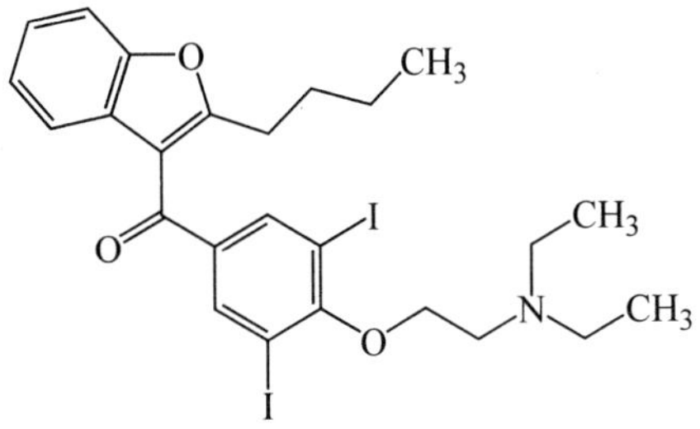

胺碘酮
(amiodarone)

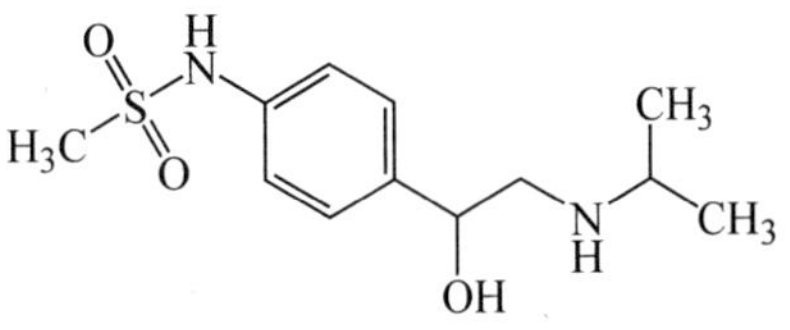

索他洛尔
(sotalol)

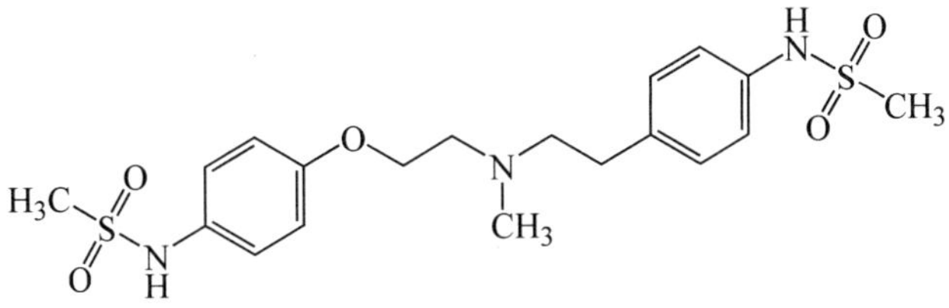

多非利特
(dofrtilide)

盐酸胺碘酮(amiodarone hydrochloride)

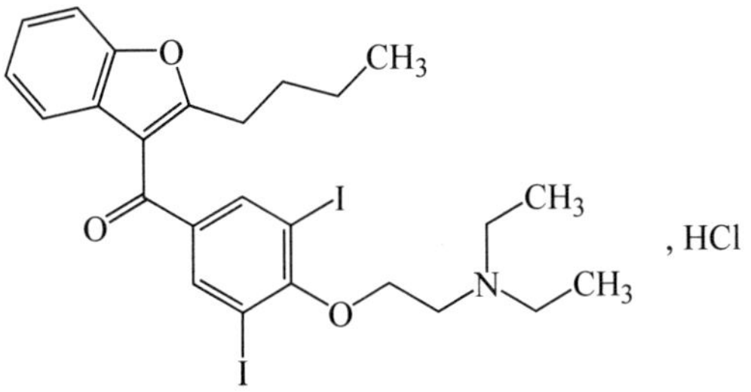

, HCl

化学名为(2-丁基-3-苯并呋喃基)[4-[2-(二乙氨基)乙氧基]-3,5-二碘苯基]甲酮盐酸盐。

本品为类白色或淡黄色结晶性粉末;无臭,无味。在氯仿、甲醇中易溶,在乙醇中溶解,在丙酮、乙醚中微溶,在水中几乎不溶。熔点 158~162℃。

本品口服吸收慢,生物利用度约为 30%,蛋白结合率高达 95%,起效极慢,一般在 1 周左右才出现作用。体内 $t_{1/2}$ 平均 25d,体内分布广泛,可蓄积在多种器官和组织内。

本品主要代谢反应物为 N-去乙基胺碘酮,与胺碘酮有类似药理作用,胺碘酮的抗心律失常作用很大程度是由 N-去乙基胺碘酮在体内蓄积后产生的。

本品能选择性地扩张冠状动脉血管,增加冠状动脉血流量,减少心肌耗氧量,减慢心率,用于阵发性心房扑动或心房颤动,室上性心动过速及室性心律失常。

第二节　抗心绞痛药

心绞痛是冠状动脉粥样硬化性心脏病（冠心病）的典型症状之一，发病的主要原因是心肌缺血，心肌的需氧量超过了实际的供氧量。临床上常用的药物有四类：硝酸酯及亚硝酸酯类、β受体拮抗剂、钙拮抗剂和其他类。

一、硝酸酯及亚硝酸酯类

硝酸酯及亚硝酸酯类是最早应用于临床的抗心绞痛药物，其作用机制为释放 NO 血管舒张因子，从而扩张冠状动脉。药物的作用以扩张静脉为主，降低心肌耗氧量，从而缓解心绞痛症状，适用于各型心绞痛。

硝酸酯类药物进入体内后可通过生物转化形成 NO，NO 具有高度的脂溶性，能通过细胞膜，激活鸟苷酸环化酶，使细胞内 cGMP 的含量增加，激动依赖性的蛋白激酶引起相应底物磷酸化状态的改变，导致肌凝蛋白轻链去磷酸化。肌凝蛋白轻链去磷酸化过程调控平滑肌细胞收缩状态的维持，因此，可松弛血管平滑肌。

| 硝酸甘油 | 丁四硝酯 | 戊四硝酯 | 硝酸异山梨酯 |

硝酸甘油（nitroglycerin）

化学名为 1,2,3-丙三醇三硝酸酯。

本品为浅黄色无臭带甜味的油状液体。沸点 145℃。在低温条件下可凝固成为两种固体形式：一种为稳定的双棱形晶体，熔点 13.5℃；另一种为不稳定的三斜晶形，熔点 2.8℃，可转变为稳定的晶型。在乙醇中溶解，混溶于热乙醇、丙酮、乙醚、冰乙酸、乙酸乙酯、苯、氯仿或苯酚，在水中略溶。本品具有挥发性，在遇热或撞击下易发生爆炸。

本品在中性和弱酸性条件下相对稳定，碱性条件下迅速水解。如加入氢氧化钾试液加热生成甘油，加入硫酸氢钾加热，可生成恶臭的丙烯醛气体，用于鉴别。

本品在体内逐渐代谢生成 1,2-甘油二硝酸酯、1,3-甘油二硝酸酯、甘油单硝酸酯和甘油，这些代谢物均可经尿和胆汁排出体外。本品常用于舌下含服，通过口腔黏膜吸收，避免首过效应，能迅速缓解各种类型心绞痛，在预计可能发作前用药也可预防发作。

硝酸甘油连续应用 2 周左右可出现耐受性，这是由于硝酸酯类药物在体内需被巯基还原成亚硝酸酯类化合物才能产生扩血管作用。当组织中巯醇含量下降时，继续使用硝酸酯类药物不能产生扩血管作用,但应用亚硝酸酯类药物仍有效,给予硫化物还原剂,能迅速逆转这一耐受现象。

硝酸异山梨酯（isosorbide dinitrate）

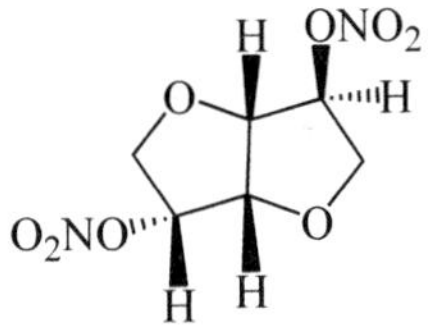

化学名为 1,4：3,6-二脱水-D-山梨醇-2,5-二硝酸酯,又名消心痛。

本品为白色结晶性粉末；无臭,味微苦。在氯仿或丙酮中易溶,在乙醇中略溶,在水中微溶。熔点 $68\sim72℃$。室温干燥状态较稳定,遇强热会发生爆炸。

本品口服生物利用度仅为 3‰,$t_{1/2}$ 为 30min,多数在肠道和肝脏被破坏,进入人体后,很快被代谢为 2-单硝酸异山梨酯和 5-单硝酸异山梨酯,二者均有抗心绞痛活性。

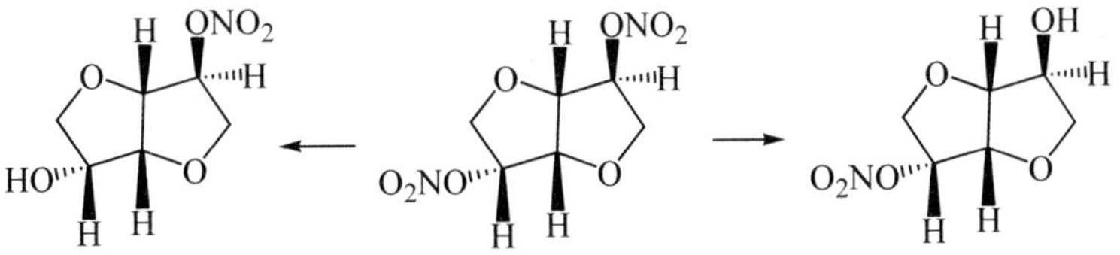

5-单硝酸异山梨酯　　　　硝酸异山梨酯　　　　2-单硝酸异山梨酯

本品为二硝酸酯,脂溶性大,易透过血-脑脊液屏障,可引起头痛的不良反应。

本品为血管扩张药,用于缓解和预防心绞痛,也用于充血性心力衰竭。本品有扩张血管平滑肌的作用,效果比硝酸甘油更显著,且持续时间长,能明显地增加冠状动脉血流量,降低血压。

二、其他类

双嘧达莫（dipyridamole）具有扩张冠状动脉和抗血小板聚集作用,可用于慢性心绞痛的长期治疗。与华法林合用防止心脏瓣膜置换术后血栓形成；与阿司匹林合用可增强其疗效,降低脑卒中发作和其引起的死亡率。

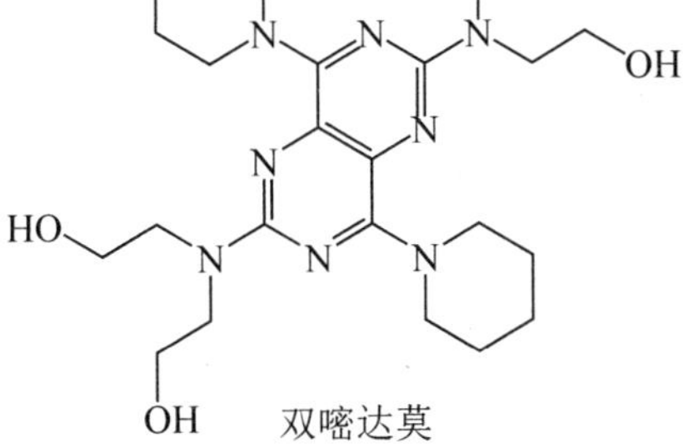

双嘧达莫

第三节　抗心力衰竭药

心力衰竭是一种心肌收缩力减慢的疾病。诱发因素较多，如心肌局部缺血、高血压、非阻塞性心肌病变及先天性心脏病等。抗心力衰竭药主要有强心苷、磷酸二酯酶抑制剂和钙敏化剂。本节只介绍强心苷类和磷酸二酯酶抑制剂类药物。

一、强心苷类

强心苷是一些从植物中提取的含甾体苷元的苷类药物，早在公元前 1500 年便作为药用。该类药物主要通过抑制细胞膜上 Na^+/K^+-ATP 酶的活性，最终产生正性的肌力作用。该类药物的安全范围小，强度不够大，排泄慢，易蓄积中毒，临床上必须在病房监测下使用。

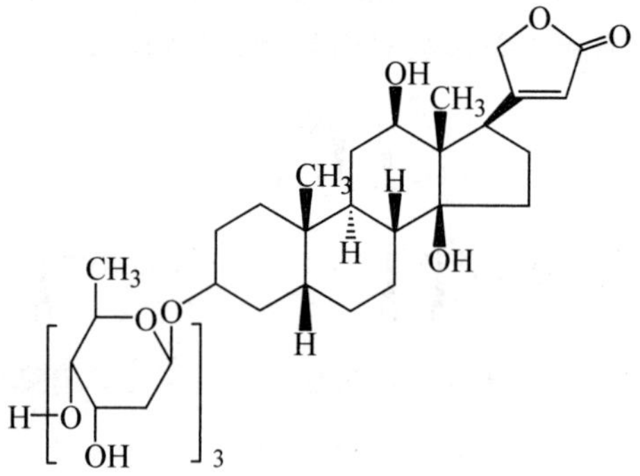

地高辛(digoxin)

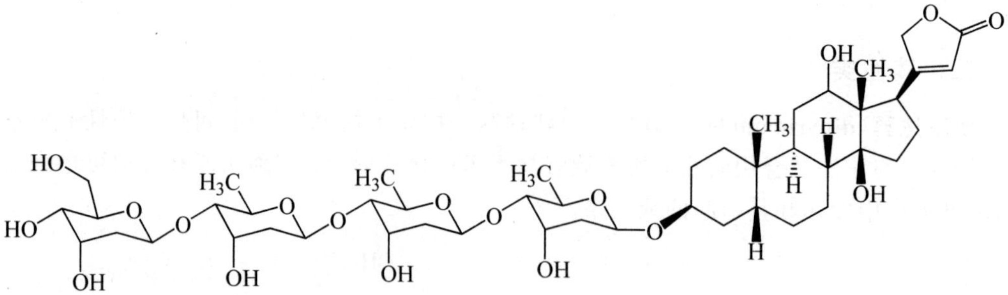

去乙酰毛花苷(deslanoside)

地高辛（digoxin）是从毛花洋地黄的叶中提取得到的，由强心甾烯和糖基两部分组成，甾核 C-17 位连接的是五元不饱和内酯环，糖基部分由三个 β-D-洋地黄毒糖组成。本品用于治疗急性或慢性心力衰竭，尤其对心房颤动及阵发性室上性心动过速者有利。本品不宜与酸、碱类药物配伍。

去乙酰毛花苷（deslanoside）为毛花苷 C 碱水解后去乙酰基的产物，由强心甾和四个糖基组成，为常用的注射用速效洋地黄类药物，适用于急性心功能不全或慢性心功能不全急性加重的患者。

二、磷酸二酯酶抑制剂

磷酸二酯酶抑制剂（phosphodiesterase inhibitor，PDEI）是一类新型的正性肌力药物，通过抑制心肌细胞膜上的磷酸二酯酶，降低心肌细胞内 cAMP 水平，引起心肌纤维收缩，产生强心作用。

磷酸二酯酶（phosphodiesterase，PDE）能催化 cAMP 分解，降低心肌细胞内 cAMP 水平。PDEI 增加心肌细胞内 cAMP 水平，激活多种蛋白酶，使心肌膜上钙通道开放，Ca^{2+} 内流，增强心肌收缩力。在目前已知的 7 种 PDE 的同工酶中，位于细胞膜的 PDE-Ⅲ型活性高、选择性强，是心肌细胞降解 cAMP 的主要亚型，也是磷酸二酯酶抑制剂的主要作用靶点。氨力农（amrinone）是第一个上市的磷酸二酯酶抑制剂，用于短期静脉注射治疗难以控制的严重心力衰竭患者。口服有效，但会产生如血小板减少、胃肠功能紊乱以及肝功能损伤等副作用，限制了其长期口服使用。同类药物还有米力农（milrinone）和维司力农（vesnarinone）。

氨力农　　　　米力农　　　　维司力农

米力农（milrinone）

化学名为 2-甲基-6-氧-1,6-二氢-[3,4′双吡啶]-5-甲腈。

本品为白色结晶，微溶于水。

本品为氨力农的同系物，其作用较氨力农强 10～30 倍。口服和静脉注射均有效，兼有正性肌力作用和血管扩张作用，耐受性较好。本品正性肌力作用主要是通过抑制磷酸二酯酶，使心肌细胞内 cAMP 浓度增高，细胞内钙增加，心肌收缩力加强，心输出量增加，而与肾上腺素 β_1-受体或心肌细胞 Na^+-K^+-ATP 酶无关。其血管扩张作用可能是直接作用于小动脉所致，从而降低心脏前、后负荷，降低左心室充盈压，改善左心室功能，增加心脏指数，但对平均动脉压和心率无明显影响。用于强心苷类不显效的心力衰竭患者，但本品口服时不良反应较重，不宜长期应用。

习题及
参考答案

（梁经纬）

第十一章

抗高血压药和利尿药

学习重点

1. 掌握抗高血压药和利尿药的分类、结构类型、作用机制和构效关系。

2. 熟悉盐酸可乐定、卡托普利、马来酸依那普利、氯沙坦、硝苯地平、尼群地平、氨氯地平、尼莫地平、盐酸维拉帕米、盐酸地尔硫䓬、呋塞米、依他尼酸、氢氯噻嗪的名称、结构、理化性质和用途。

3. 了解抗高血压药的结构与化学稳定性和毒副作用之间的关系。

高血压是指动脉血压升高超过正常值，不仅能引起头昏、头痛、心悸等症状，还可能导致出血性脑卒中、心肌梗死、心力衰竭和脑血栓等并发症。抗高血压药物按作用部位和作用方式可分为中枢性抗高血压药、作用于交感神经系统的抗高血压药、神经节阻断药、血管扩张药、肾上腺素 α_1-受体拮抗剂(见第 9 章)、影响肾素-血管紧张素-醛固酮系统的药物和钙通道阻滞剂等类型。利尿药通过减少血容量降低血压，在临床上也用于高血压的治疗。

第一节　抗高血压药

一、中枢性抗高血压药

此类药物为中枢 α 肾上腺素受体和咪唑啉受体的激动剂，可抑制交感神经冲动的输出，达到降低血压的效果。

盐酸可乐定（clonidine hydrochloride）

合成路线
11-1

化学名为 2-[(2,6-二氯苯基)亚氨基]-咪唑烷盐酸盐。

本品为白色结晶性粉末；无臭。在水或乙醇中溶解，在氯仿中极微溶解，在乙醚中几乎不溶。熔点 305℃，pK_a 为 8.3。

本品以亚胺型和氨基型两种互变异构体存在,亚胺型为主要存在形式。

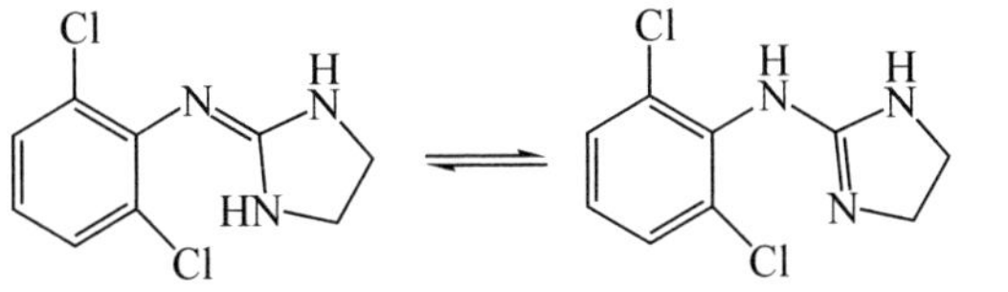

亚胺型   氨基型

本品为中枢性降压药,口服吸收迅速,降压作用多在服药后 0.5~1h 出现,2~3h 达最高峰,可持续 4~6h。本品约 50% 在肝脏代谢,代谢物为对羟基可乐定和其葡萄糖醛酸酯。20%~40% 以原药和代谢物的形式从尿中排出,约 20% 从粪便中排出。

本品为中枢 α_2-肾上腺素受体激动剂,可通过减少对交感神经的刺激,产生降低血压和减慢心率的作用,降压作用的时间较长,临床用于治疗高血压,也可用于吗啡类药品成瘾的戒断治疗。

甲基多巴(methyldopa)为内源性多巴的 α-甲基化衍生物,含有邻苯二酚的结构,易发生氧化反应,因此,制剂中常加入维生素 C 或亚硫酸氢钠等还原剂增加稳定性,同时避光保存。

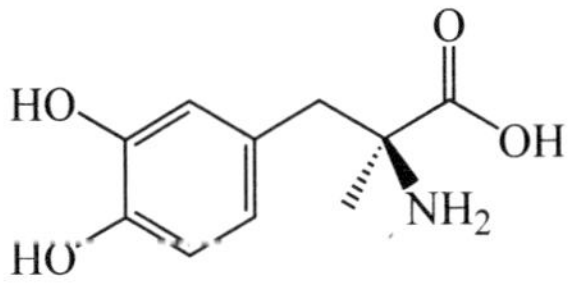

甲基多巴

二、作用于交感神经系统的抗高血压药

该类药物一方面能促进交感神经末梢囊泡内的神经递质的释放,另一方面又阻止交感神经递质进入囊泡。这些作用导致囊泡内的递质减少,使交感神经的传导受阻,表现出降压作用。

利舍平(reserpine)

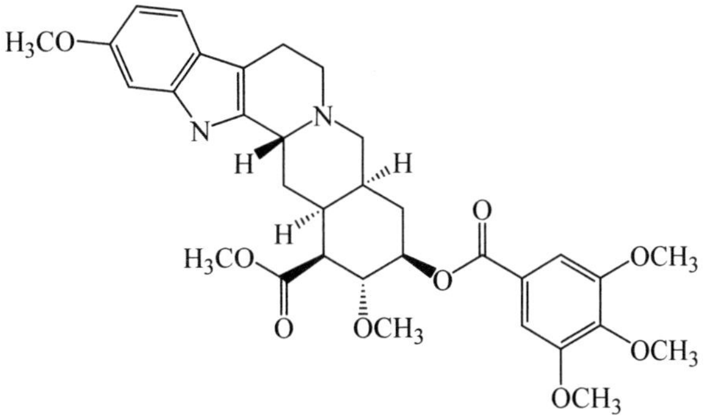

化学名为 11,17α-二甲氧基-18β-[(3,4,5-三甲氧基苯甲酰)氧]-3β-20α-育亨烷-16β-甲酸甲酯,又名利血平。

　　本品为白色至淡黄褐色结晶或结晶性粉末；无臭，几乎无味，遇光色渐变深。本品在氯仿中易溶，在丙酮中微溶，在水、甲醇、乙醇或乙醚中几乎不溶。本品分子中有含氮杂环结构，具有弱碱性。

　　本品极易被氧化，在光或氧的作用下，先氧化生成具有黄绿色荧光的3,4-二去氢利舍平，进一步氧化生成有蓝色荧光的3,4,5,6-四去氢利舍平，再进一步被氧化生成无荧光的褐色和黄色聚合物。故本品应在避光、密闭、干燥的条件下贮存。

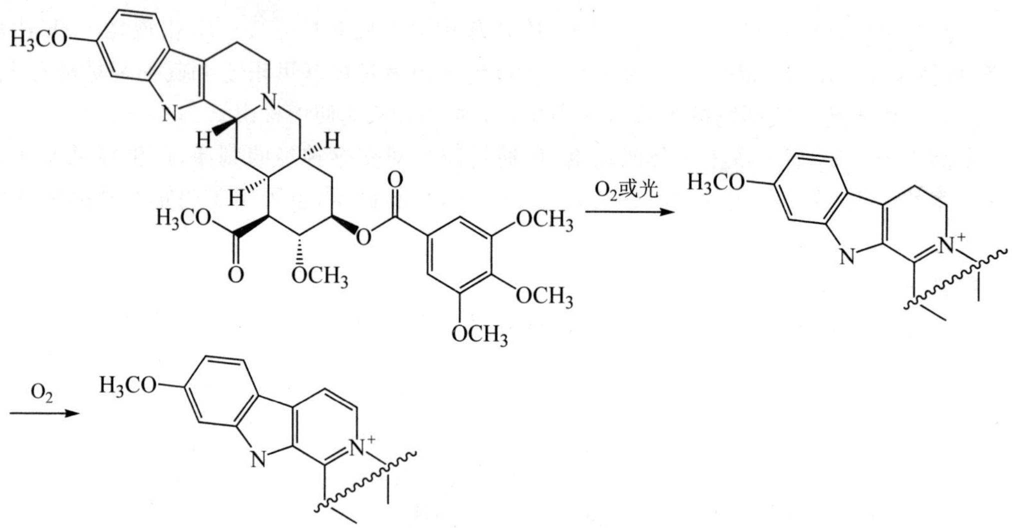

　　本品分子虽含有酯的结构，其水溶液仍比较稳定，但在酸、碱催化下水溶液可发生水解反应，两个酯键断裂生成的利舍平酸也具有一定活性。

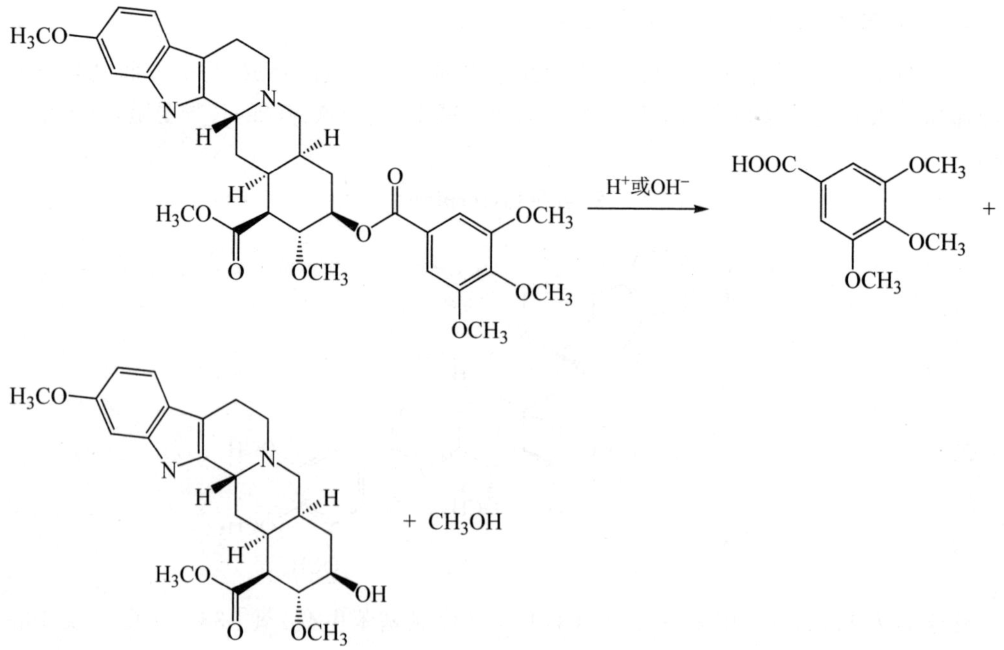

本品是神经介质耗竭类药物,具有温和持久的降压作用,用于早期轻、中度高血压,尤适用于伴精神紧张的患者。

三、血管扩张药

本类药物按作用部位可分为直接作用于小动脉的药物和钾通道开放剂。直接作用于小动脉的药物能够扩张毛细小动脉,因外周阻力降低而降低血压,如苯并肽嗪类衍生物**肼屈嗪(hydralazine)**、**布屈嗪(budralazine)**等。钾通道开放剂有**米诺地尔(minoxidil)**、**吡那地尔(pinacidil)**等。该类药物作用于 ATP 敏感钾通道,使细胞膜发生超极化并增加细胞的钾离子外流,延长钾通道的开放,导致在动脉比静脉发生更大的松弛作用,具有中等强度的降压作用。

肼屈嗪

布屈嗪

米诺地尔

吡那地尔

四、影响肾素-血管紧张素-醛固酮系统的药物

肾素-血管紧张素-醛固酮系统是一种调节血流量、电解质平衡以及动脉血压所必需且高效的系统。其中两个重要的组成部分是肾素和血管紧张素转移酶。肾素是一种水解蛋白酶,它直接作用于由肝脏分泌的血管紧张素原,使血管紧张素原转变成十肽的血管紧张素Ⅰ(angiotensinⅠ);AngⅠ在正常血浆浓度下无生理活性,在血管紧张素转换酶(angiotensin converting enzyme,ACE)的作用下,形成八肽的血管紧张素Ⅱ(AngⅡ),血管紧张素Ⅱ作用于血管紧张素Ⅱ受体,产生很强的血管收缩作用,使血压上升,并刺激肾上腺皮质中醛固酮的合成。血管紧张素转化酶是血管紧张素Ⅱ体内合成的限速酶,故血管紧张素Ⅱ受体与血管紧张素转化酶是该类药物降压作用的靶点。

(一)血管紧张素转换酶抑制剂(angiotension converting enzyme inhibitor,ACEI)

该类药物是 20 世纪 80 年代根据 ACE 的结构及对酶水解性质的研究成果而开发成功的一类高效抗高血压药。基于化学结构可将其分成三类:含巯基的 ACEI、含二羧基的 ACEI 和含磷酰基的 ACEI。

96

卡托普利（captopril）

化学名为 1-[(2S)-2-甲基-3-巯基-1-氧代丙基)-L-脯氨酸。

本品为白色或类白色结晶性粉末；略带大蒜气味。本品在乙醇或氯仿中易溶，在水中溶解。有两种晶型：一种为不稳定型，熔点 87～88℃；另一种为稳定型，熔点 105.2～105.9℃。

本品结构中有两个手性中心，均为 S 构型，比旋度 -126°；本品具有酸性，其羧酸的 $pK_{a_1}=3.7$，其巯基也显示一定弱酸性，$pK_{a_2}=9.8$。

由于巯基的存在，本品在水溶液中易氧化，二分子药物经过氧化形成双分子的二硫化物，氧化反应受 pH、金属离子以及本身浓度的影响。可以通过增大浓度、加入络合剂和抗氧剂等办法防止氧化反应的发生。此外，在剧烈条件下，酰胺键也可水解。

本品具有舒张外周血管，降低醛固酮分泌，影响钠离子重吸收，降低血容量的作用。口服后吸收迅速，在肝内代谢为二硫聚合体。本品的 40%～50% 以原药形式排泄，其余的以二硫聚合体或卡托普利半胱氨酸二硫化物形式排泄。使用后无反射性心率加快，不减少脑、肾的血流量，无中枢副作用，无耐受性，停药后也无反跳现象。卡托普利的巯基会引起皮疹和味觉障碍，当剂量减少或停药后，这些副作用通常可以消除。

马来酸依那普利（enalapril maleate）

化学名为（S)-[1-[N-乙氧羰基-3-苯丙基]-L-丙氨酰]-L-脯氨酸-顺丁烯二酸盐。

本品为白色结晶性粉末；无臭。在甲醇中易溶，在水中略溶，在乙醇或丙酮中微溶，在氯仿中几乎不溶。熔点 143～144℃。

本品是**依那普利拉（enaprilat）**的乙酯，也就是依那普利拉的前体药物，依那普利拉是一种长效的血管紧张素转化酶抑制剂。本品口服给药后在体内水解代谢为依那普利拉，抑制血管紧张素Ⅱ的生物合成，导致全身血管舒张，血压降低，用于治疗高血压。

依那普利拉

　　固体的马来酸依那普利非常稳定,室温贮存数年不会降解,而马来酸依那普利水溶液可水解为为依那普利拉并产生双酮吡嗪衍生物。

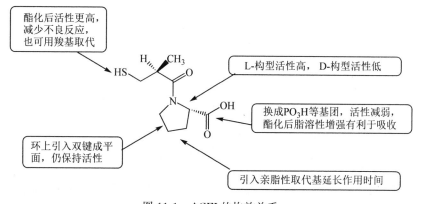

双酮吡嗪衍生物

　　同类药物还有**赖诺普利**(lisinopril)、**贝那普利**(benazepril)、**雷米普利**(ramipril)、**福辛普利**(fosinopril)等。

赖诺普利

贝那普利

雷米普利

福辛普利

　　ACEI 的构效关系见图 11-1。

酯化后活性更高,减少不良反应,也可用羧基取代

L-构型活性高,D-构型活性低

换成PO₃H等基团,活性减弱,酯化后脂溶性增强有利于吸收

环上引入双键成平面,仍保持活性

引入亲脂性取代基延长作用时间

图 11-1　ACEI 的构效关系

（二）血管紧张素Ⅱ受体拮抗剂

20世纪90年代出现了一类直接抑制血管紧张素Ⅱ受体的药物，即血管紧张素Ⅱ受体拮抗剂。按结构可将其分为：联苯四唑类，如**缬沙坦**（valsartan）、**厄贝沙坦**（irbesartan）、**坎地沙坦酯**（candesartan cilexetil）；非联苯四唑类，如**依普沙坦**（eprosartan）、**替米沙坦**（telmisartan）等。

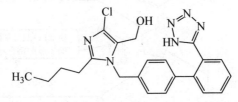

缬沙坦

厄贝沙坦

坎地沙坦酯

依普沙坦

替米沙坦

氯沙坦（losartan）

化学名为 2-丁基-4-氯-1-［［2′-（1*H*-四唑-5-基）［1,1′-联苯-4-基］甲基]-1*H*-咪唑-5-甲醇。

合成路线
11-3

思政内容
11-1

　　本品的结构由三部分组成：四氮唑环、联苯及咪唑环。咪唑环 2 位有一个丁基，4 位有氯代，5 位有一个羟甲基。四氮唑结构呈酸性，为中等强度的酸，pK_a 为 5～6，能与钾离子成盐。

　　本品是第一个上市的血管紧张素 Ⅱ 受体拮抗剂，疗效与常用的 ACE 抑制剂相似，具有良好的抗高血压、抗心力衰竭和利尿作用，无 ACE 抑制剂的干咳副作用。

　　缬沙坦（**valsartan**）是第一个不含咪唑环的、口服有效的、特异性的血管紧张素 Ⅱ 受体拮抗剂，作用稍高于氯沙坦，用于治疗各类轻中度高血压，尤其适用于肾脏损害所致的继发性高血压。

五、钙通道阻滞剂

　　钙通道阻滞剂是近年来发展最快的、最重要的心血管药物之一，能够扩张血管、解除痉挛，同时能减弱心肌收缩力和心率、降低心肌需氧量，适用于各型心绞痛和高血压。该类药物可分为选择性钙通道阻滞剂（包括苯烷胺类、二氢吡啶类、苯并硫氮䓬类）和非选择性钙通道阻滞剂（包括氟桂利嗪类、普尼拉明类）。

知识扩展
11-1

表 11-1　常用的钙通道阻滞剂

分类	代 表 药 物
二氢吡啶类	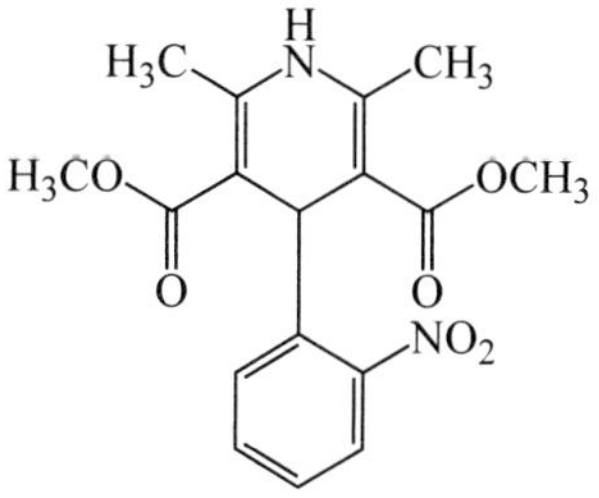 　硝苯地平(nifedipine) 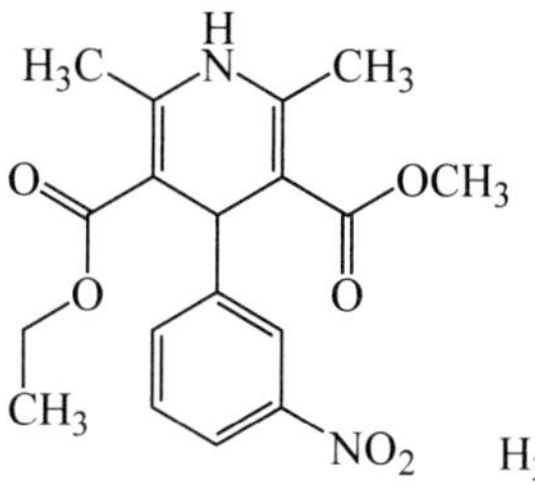　　尼群地平(nitrendipine) 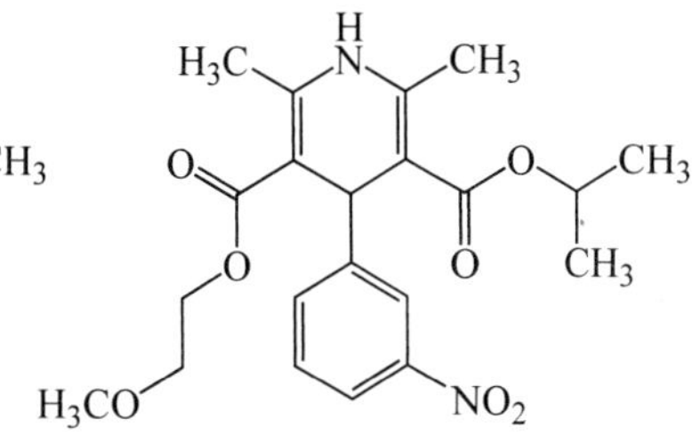　　尼莫地平(nimodipine) 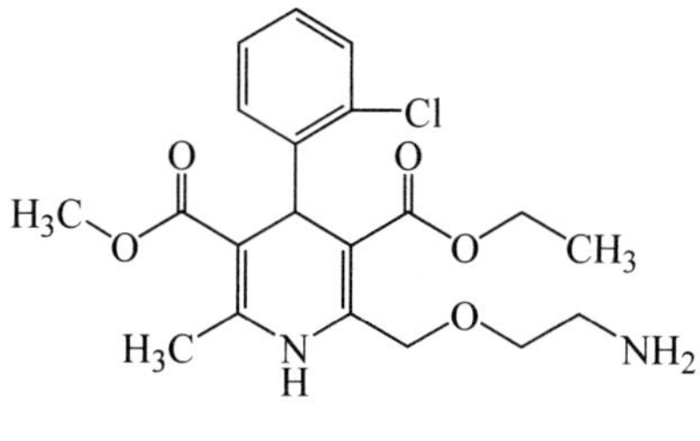 　氨氯地平(amlodipine) 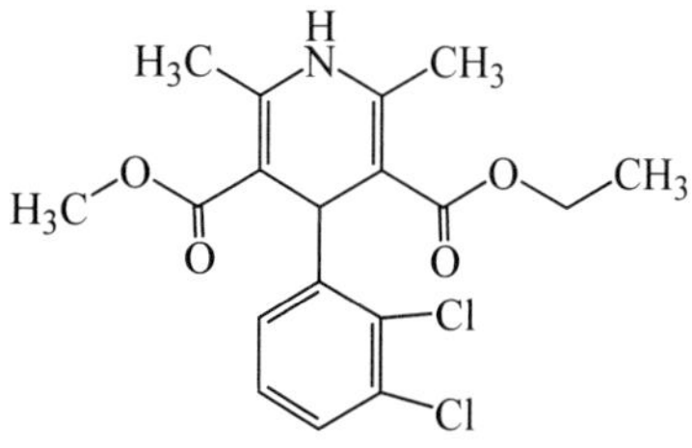　　　　　非洛地平(felodipine)
苯烷胺类	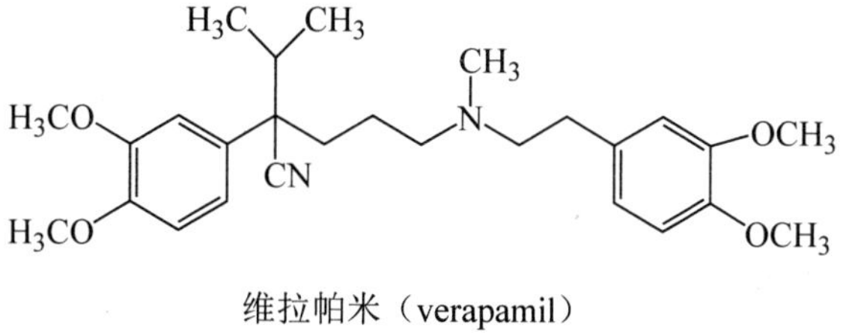 维拉帕米（verapamil）

分类	代 表 药 物
苯并硫氮䓬类	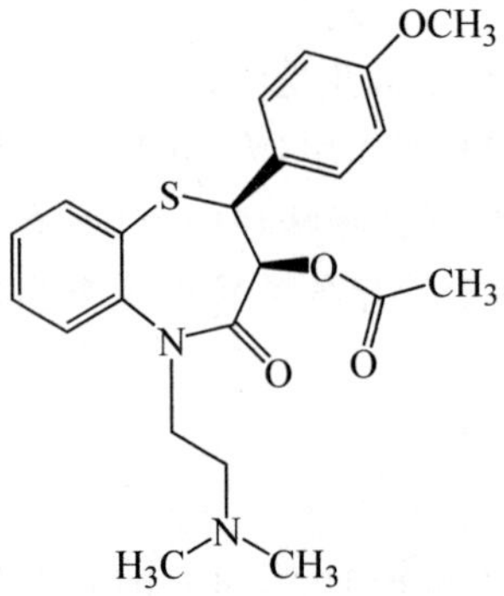 盐酸地尔硫䓬(diltiazem hydrochloride)
氟桂利嗪类	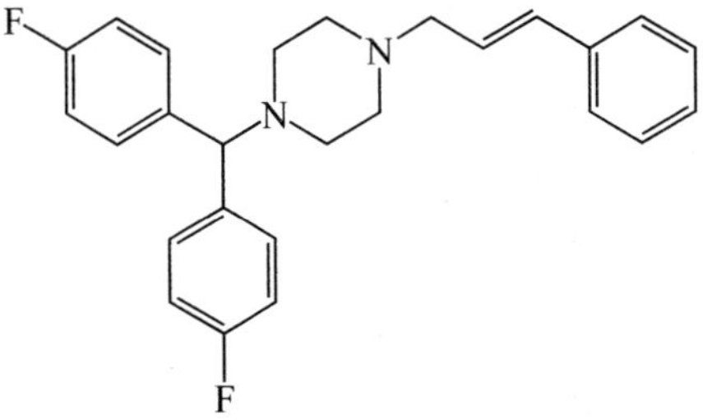 氟桂利嗪(flunarizine) 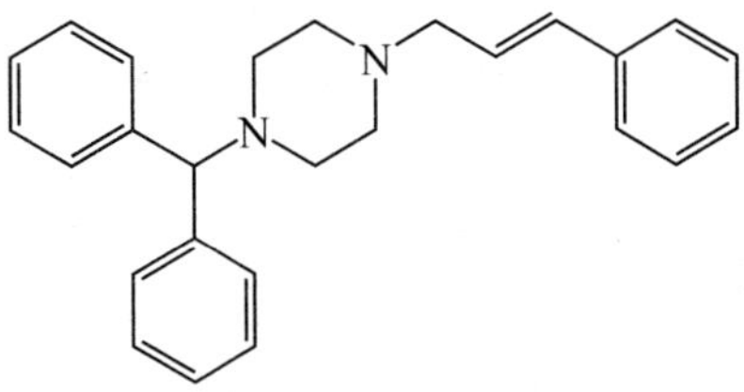　　桂利嗪(cinnarizine)
普尼拉明类	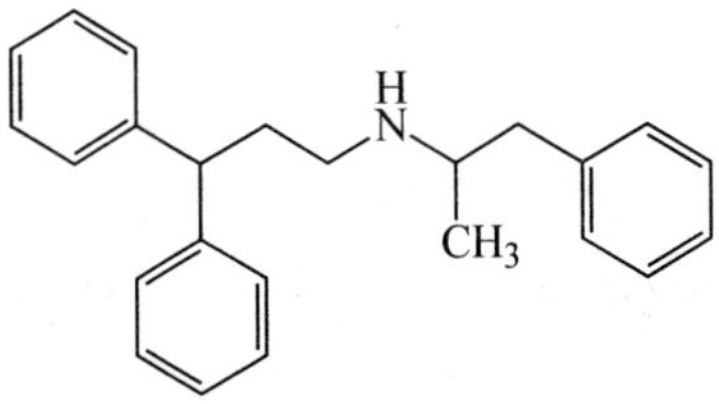 普尼拉明(prenylamin) 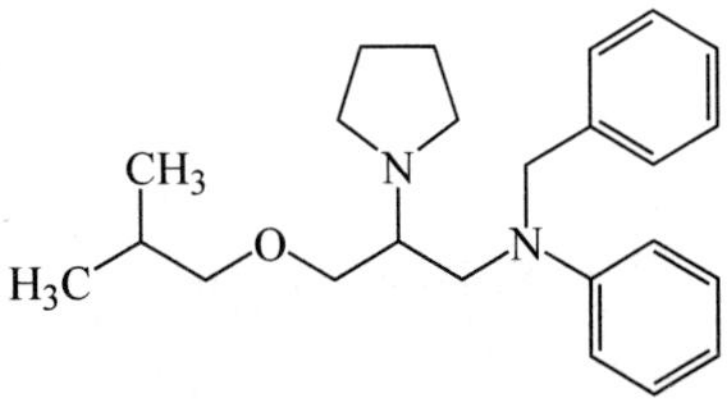　　苯普地尔(bepridil)

硝苯地平（nifedipine）

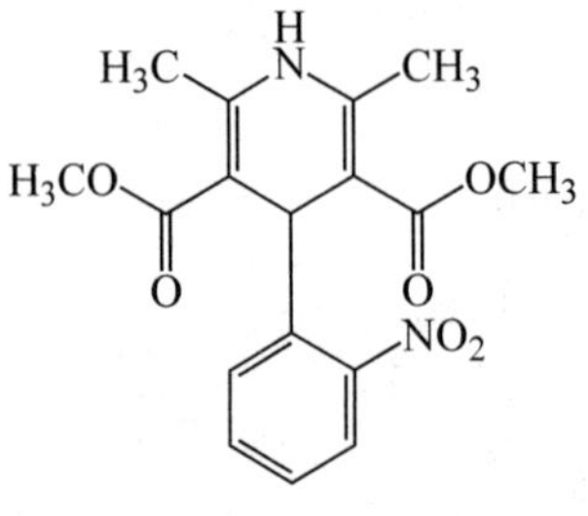

化学名为 2,6-二甲基-4-(2-硝基苯基)-1,4-二氢-3,5-吡啶二甲酸二甲酯。

本品为黄色结晶性粉末；无臭，无味。在丙酮、二氯甲烷、氯仿中易溶，在甲醇、乙醇中微溶，在水中几乎不溶。熔点 172～174℃。

合成路线
11-4

本品遇光极不稳定,分子内部发生光催化的歧化反应,产生硝基苯吡啶衍生物和亚硝基苯吡啶衍生物。

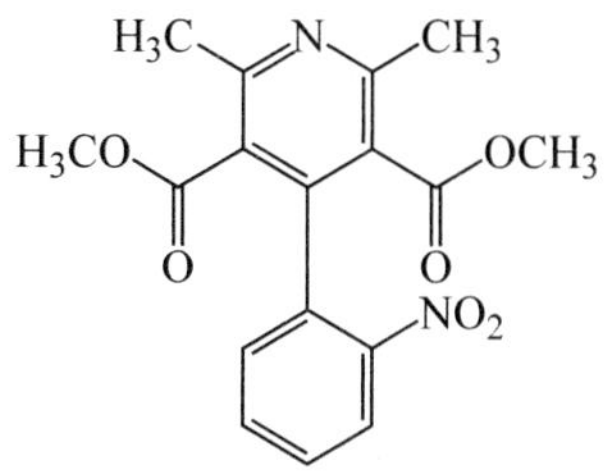

硝基苯吡啶 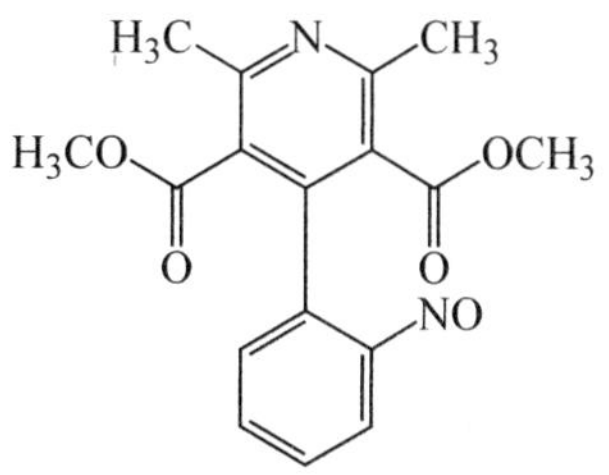　　　　　　　　亚硝基苯吡啶

本品口服经胃肠道吸收完全,1～2h 内达到血药浓度最大峰值,有效时间持续 12h,经肝脏代谢。

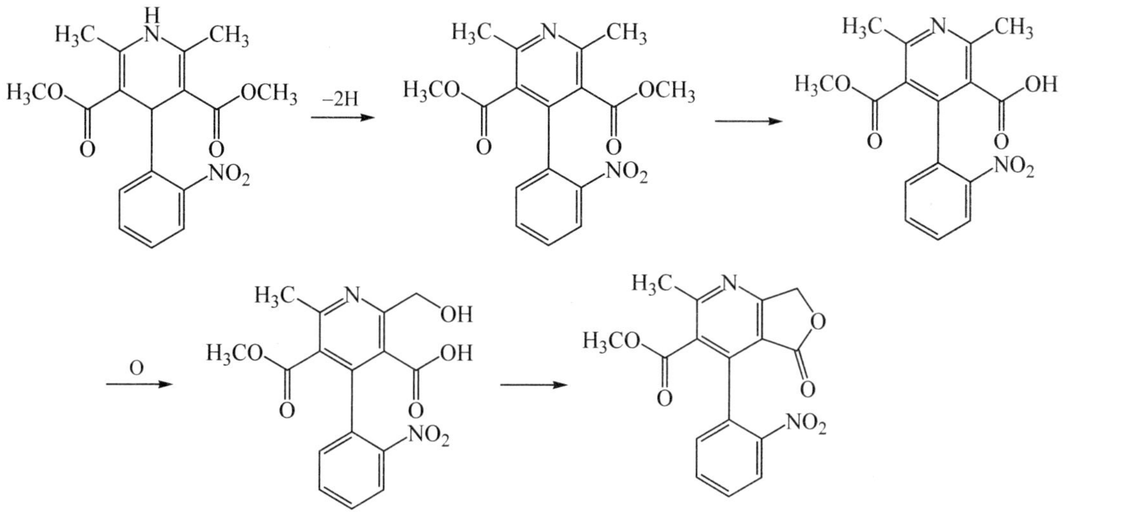

本品能抑制心肌对钙离子的摄取,降低心肌兴奋-收缩耦联中 ATP 酶的活性,使心肌收缩力减弱,降低心肌耗氧量,增加冠状动脉血流量。还可以通过扩张周边血管,降低血压,改善脑循环。本品适用于各种类型的高血压,对顽固性、重度高血压和伴有心力衰竭的高血压患者也有较好疗效。

尼群地平(nitrendipine)的 1,4-二氢吡啶环上所连接的两个羧酸酯的结构不同,使其 4 位碳原子具有手性。目前临床上应用其外消旋体。本品遇光也会生成硝基和亚硝基吡啶衍生物,须避光保存。本品临床用于冠心病和高血压的治疗,也可用于充血性心力衰竭的治疗。

尼莫地平(nimodipine)具有抗缺血和抗血管收缩作用,能选择性地扩张脑血管,对抗脑血管痉挛,增强脑血管流量,对局部缺血有保护作用。临床用于预防和治疗蛛网膜下出血后脑血管痉挛所致的缺血性神经障碍、高血压和偏头痛等。

二氢吡啶类药物的构效关系见图 11-2。

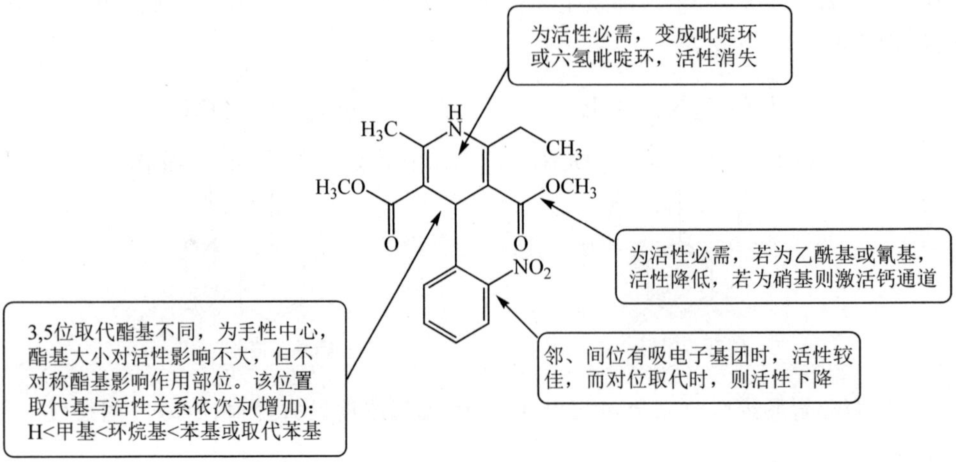

为活性必需，变成吡啶环或六氢吡啶环，活性消失

为活性必需，若为乙酰基或氰基，活性降低，若为硝基则激活钙通道

3,5位取代酯基不同，为手性中心，酯基大小对活性影响不大，但不对称酯基影响作用部位。该位置取代基与活性关系依次为(增加)：H<甲基<环烷基<苯基或取代苯基

邻、间位有吸电子基团时，活性较佳，而对位取代时，则活性下降

图 11-2   二氢吡啶类药物的构效关系

盐酸维拉帕米（verapamil hydrochloride）

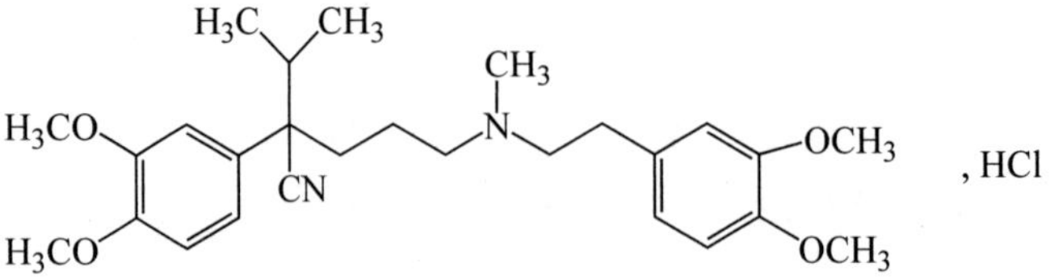

化学名为 5-[(3,4-二甲氧基苯乙基)甲氨基]-2-(3,4-二甲氧基苯基)-2-异丙基-戊腈盐酸盐。

本品为白色粉末；无臭。在水、乙醇、甲醇、二氯甲烷中易溶，在异丙醇或乙酸乙酯中微溶。熔点 140～144℃。

本品呈弱酸性，$pK_a = 8.6$，性质稳定，在加热、光照或酸、碱水溶液中，均不发生降解反应。本品的甲醇溶液，经紫外线照射 2h 后，降解 50%。

本品氰基所连接的碳原子为手性中心，临床上应用其外消旋体，但右旋体比左旋体的活性强。

本品为苯烷胺类钙通道阻滞剂，能抑制心肌及房室传导，选择性扩张冠状动脉，增加冠状动脉血流量，用于治疗阵发性室上性心动过速、原发性高血压，对于房室交界的心动过速疗效也较好。

盐酸地尔硫䓬（diltiazem hydrochloride）

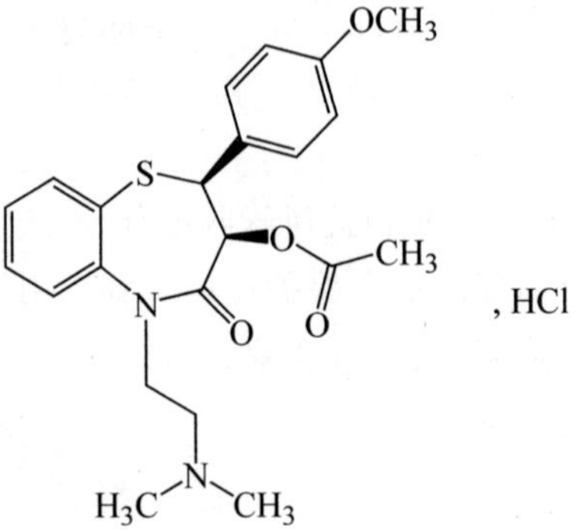

化学名为顺-（＋）-5-[2-(二甲胺基)乙基]-2-(4-甲氧基苯基)-3-乙酰氧基-2,3-二氢-1,5-苯并硫氮杂䓬-4(5H)酮盐酸盐。

本品为白色或类白色针状结晶；无臭，味苦。本品在水、甲醇、氯仿中易溶，在苯中不溶。熔点 207.5～212℃（分解）。

本品口服吸收完全，具有较高的首过效应，生物利用度为 25％～60％，血浆蛋白结合率 70％～80％，体内有效期为 6～8 h。本品的代谢途径为脱乙酰基、N-脱甲基和 O-脱甲基。

本品为高度选择性钙通道阻滞剂，对大的冠状动脉和侧支循环有较强的扩张作用，能够改善心肌缺血和降低血压。临床常用于治疗各种缺血性心脏病，无耐药性或明显副作用的报道。

第二节　利尿药

利尿药直接作用于肾脏的不同部位，影响原尿中 Na^+、Cl^- 等电解质、水的重吸收，促进电解质和水的排出，增加肾脏对尿的排泄速度，使尿量增加。由于利尿药可以排出过多的液体，消除水肿，因此，可用于治疗慢性充血性心力衰竭并发的水肿、急性肺水肿、妊娠水肿、脑水肿和肝硬化腹水等。

根据作用机制不同，利尿药可以分为碳酸酐酶抑制剂、Na^+-Cl^- 同向转运抑制剂、Na^+-K^+-$2Cl^-$ 同向转运抑制剂、肾内皮细胞 Na^+ 通道抑制剂和盐皮质激素受体拮抗剂。根据作用效能，可以分为低效利尿药、中效利尿药、高效利尿药。

一、碳酸酐酶抑制剂

碳酸酐酶的主要作用是催化二氧化碳和水结合生成碳酸。碳酸可迅速分解为 H^+ 及 HCO_3^-，在肾小管腔中 H^+ 可与 Na^+ 交换，使 Na^+ 被吸收。碳酸酐酶被抑制时，H_2CO_3 形成减少，进而减少肾小管内 H^+，使 Na^+、HCO_3^- 的重吸收减少，最终增加 Na^+ 排出量而产生利尿作用。

乙酰唑胺（acetazolamide）是磺胺类碳酸酐酶抑制剂，属于低效利尿药。结构中的磺酰胺基氢离子能解离，故呈弱酸性。主要用于治疗青光眼、脑水肿，可口服使用，作用时间长达 8～12h。

乙酰唑胺

二、Na^+-Cl^- 同向转运抑制剂

本类药物作用于髓袢升支，通过抑制 Na^+-Cl^- 同向转运，使原尿 Na^+ 重吸收减少而发挥利尿作用。本类药物最初都具有苯并噻嗪的结构，曾被称作噻嗪类利尿药，属于中效利尿药。临床上常用有**氢氯噻嗪（hydrochlorothiazide）**、**苄氟噻嗪（bendroflumethiazide）**、**三氯噻嗪（trichlormethiazide）**、**甲氯噻嗪（methyclothiazide）**等。

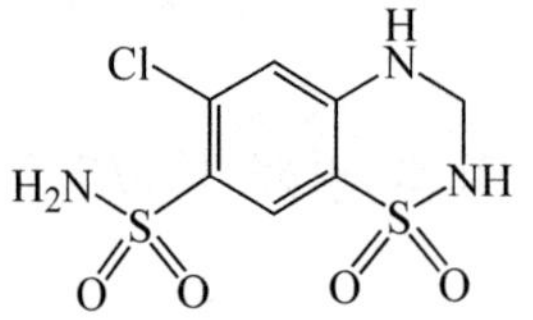

氢氯噻嗪

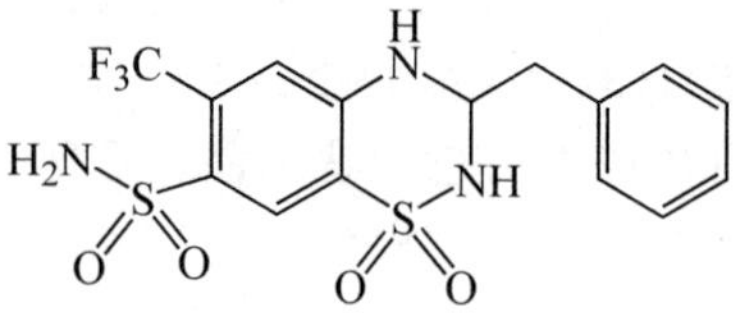

苄氟噻嗪

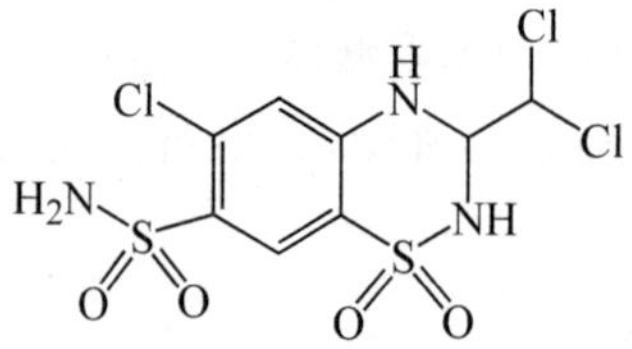

三氯噻嗪

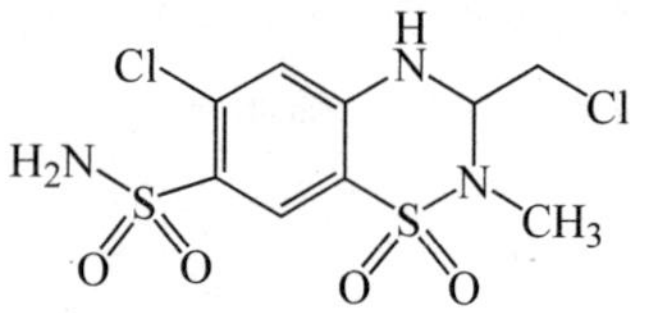

甲氯噻嗪

氢氯噻嗪（hydrochlorothiazide）

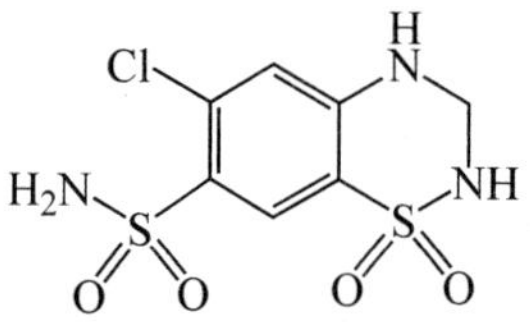

化学名为 6-氯-3,4-二氢-2H-1,2,4-苯并噻二嗪-7-磺酰胺-1,1-二氧化物，又名双氢克尿噻。

本品为白色结晶性粉末；无臭，味微苦。在丙酮中易溶，在乙醇中微溶，在水、氯仿或乙醚中不溶。熔点 265～273℃。

本品结构中有两个磺酰胺基，因磺酰基的吸电子效应，具有酸性，易溶于碱性溶液中。本品固体在室温和干燥条件下稳定，对日光稳定。

本品能抑制肾小管对 Na^+、Cl^- 的重吸收，常与其他降压药合用，用于多种类型的水肿及高血压症。

氯噻酮（chlorthalidone） 为非噻嗪类利尿剂，作用与噻嗪类相似，结构中含有手性碳原子，临床上以消旋体形式给药，适用于多种类型的水肿及各种高血压症。

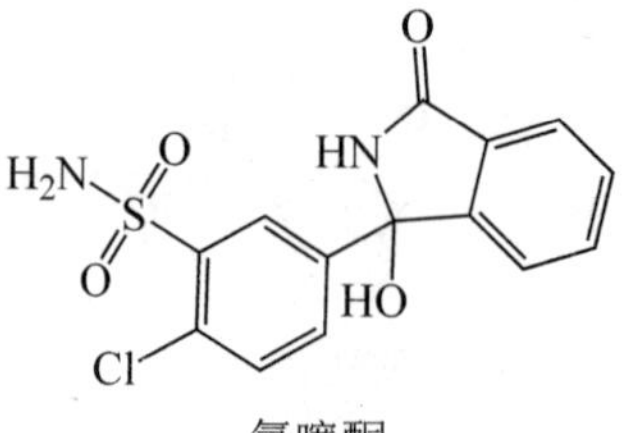

氯噻酮

三、Na^+-K^+- 2Cl^- 同向转运抑制剂

本类药物能够阻断髓袢升支粗段中 Na^+-K^+- 2Cl^- 同向转运体的能力，髓袢升支粗段对 Na^+ 有较大的重吸收能力，故本类药物属于高效利尿药。

呋塞米

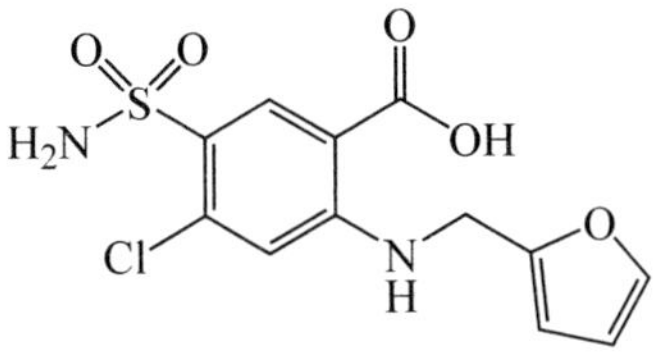

化学名为 2-[(2-呋喃甲基)氨基]-5-(氨磺酰基)-4-氯苯甲酸。

本品为白色或类白色结晶粉末；无臭，无味。在乙醇、甲醇、丙酮溶解，在水中不溶。本品具有酸性，pK_a 3.9，熔点 206～210℃。

本品作用时间较短，为 6～8h，大多以原形从尿中排出，尿中的代谢产物较少，代谢部位多发生在呋塞米的呋喃环上。

本品用于治疗心因性水肿、肝硬化引起的腹水等，静脉给药可治疗肺水肿和脑水肿。

依他尼酸（etacrynic acid）用于治疗慢性充血性心力衰竭、肝硬化水肿、急性肺水肿、肾脏性水肿及其他利尿药无效的严重水肿。本品利尿作用强而迅速，使用时容易引起电解质紊乱，需补充氯化钾。大量静脉注射可出现耳聋毒性，甚至产生永久性耳聋。本品利尿作用强而迅速，需慎用。

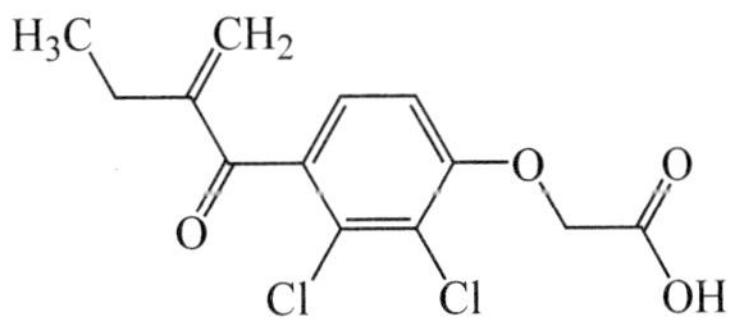

依他尼酸

四、肾内皮细胞 Na⁺ 通道抑制剂

本类药物作用于肾小管的远端及集合管，阻断管腔侧的 Na^+ 通道而起利尿作用。本类药物的利尿作用较弱，很少单独使用，主要与其他利尿药合用。本类药物都是有机碱，代表性药物有**氨苯蝶啶**（triamterene）和**阿米洛利**（amiloride）。

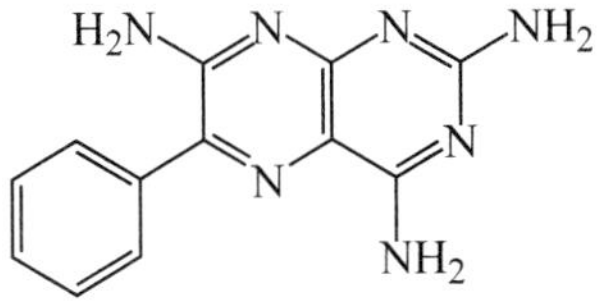

氨苯蝶啶

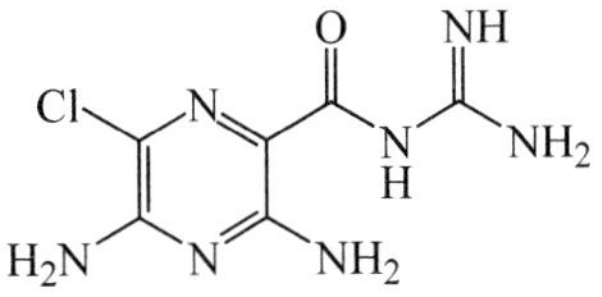

阿米洛利

五、盐皮质激素受体拮抗剂

醛固酮是一种盐皮质激素，具有钠潴留作用，可增强肾小管对 Na^+ 及 Cl^- 的重吸收。盐皮质激素受体拮抗剂竞争性抑制醛固酮和盐皮质激素受体结合，而发挥保钾利尿作用。

螺内酯（spironolactone）

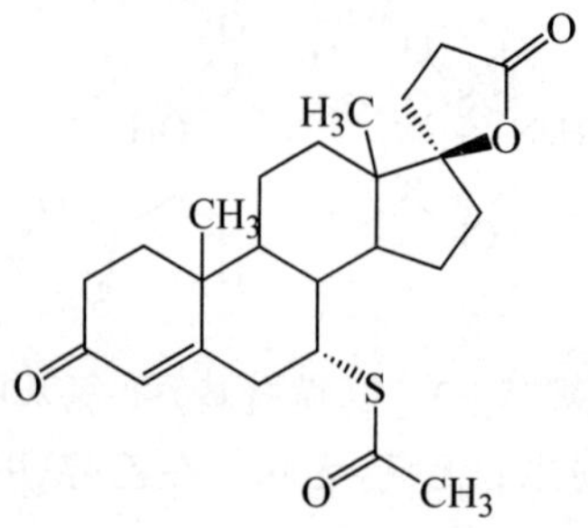

化学名为 17β-羟基-3-氧-7 α-(乙酰巯基)-17 α-孕甾-4-烯-21-羧酸-γ-内酯。

本品为白色或类白色结晶粉末，在苯、乙酸乙酯中易溶，乙醇中溶解，在水中不溶。

本品口服后大约 70％迅速被吸收，半衰期约 1.6h。在肝脏中大部分代谢，脱去乙酰巯基，生成坎利酮和坎利酸。坎利酮是活性代谢形式，也是醛固酮的拮抗剂，坎利酸本身无抗醛固酮的活性，在体内可内酯化为坎利酮。

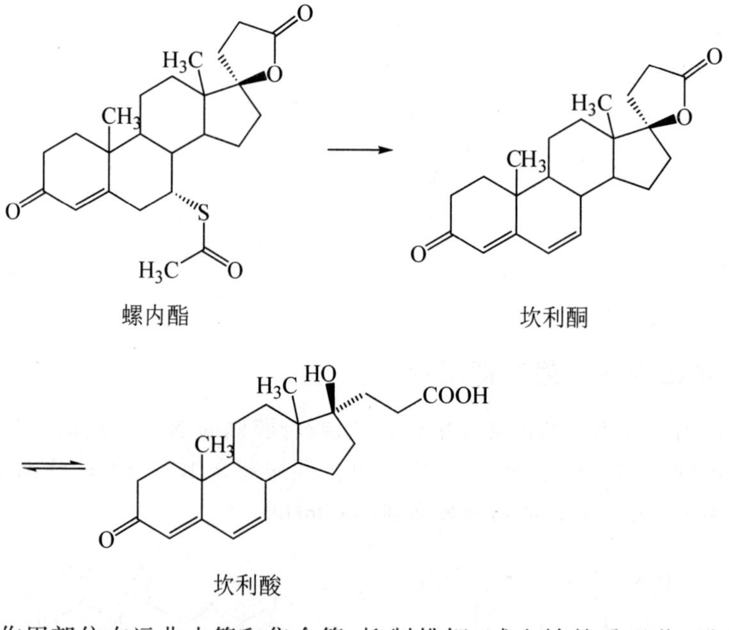

螺内酯　　　　　　　　　　　坎利酮

坎利酸

本品主要作用部位在远曲小管和集合管，抑制排钾，减少钠的重吸收，进而大大减少水的重吸收，从而具利尿作用。本品常与氢氯噻嗪合用，互为补充。

（刘凯利）

第十二章

调血脂药和抗动脉粥样硬化药

学习重点

1. 掌握血脂调节药和抗动脉粥样硬化药的分类、结构类型、作用机制和构效关系。

2. 熟悉洛伐他汀、阿托伐他汀、非诺贝特、吉非罗齐的名称、化学结构、理化性质、代谢特点和用途。

3. 了解美伐他汀、辛伐他汀、氟伐他汀、普伐他汀、氯贝丁酯、吉非罗齐和烟酸酯类药物的化学结构和用途。

人体血浆中的脂质主要有胆固醇、甘油三酯和磷脂,常与血液中的载脂蛋白结合形成多种可溶性脂蛋白,包括乳糜微粒(chylomicron,CM)、极低密度脂蛋白(very low density lipoprotein,VLDL)、低密度脂蛋白(low density lipoprotein,LDL)和高密度脂蛋白(high density lipoprotein,HDL)。其中 VLDL(甘油三酯成分较高)和 LDL(胆固醇含量较高)增多是引起高血脂症和动脉粥样硬化的主要原因。临床上血浆胆固醇高于 23mg/ml 和甘油三酯高于 140mg/ml 统称为高脂血症。而 HDL 可经胆固醇逆向转运,使胆固醇含量降低,预防动脉粥样硬化。

根据药物的作用机制和结构,调血脂药可分为羟甲戊二酰辅酶 A 还原酶抑制剂、苯氧乙酸类和其他类。

知识扩展
12-1

第一节　羟甲戊二酰辅酶 A 还原酶抑制剂

羟甲戊二酰辅酶 A(HMG-CoA)还原酶是人体合成胆固醇的限速酶,能还原 HMG-CoA 为甲羟戊酸,是内源性胆固醇合成的关键步骤。羟甲戊二酰辅酶 A 还原酶抑制剂通过抑制该限速酶的活性,使内源性胆固醇合成减少,同时消耗胆固醇的储存,对高胆固醇血症具有良好的治疗效果。肌毒性是该类药物共同的不良反应。

本类药物亦称他汀类药物。1976 年从真菌培养液中首先发现了**美伐他汀**(**mevastatin**),随后从红曲霉菌和土曲霉菌培养液中获得了**洛伐他汀**(**lovastatin**,第一个上市的他汀类药物)。**普伐他汀**(**pravastatin**)和**辛伐他汀**(**simvastatin**)为人工半合成品。普伐他汀是美伐他汀的开环活性代谢产物;辛伐他汀是洛伐他汀侧链甲基化衍生物,活性比洛伐他汀强 1 倍。**氟伐他汀**(**fluvastatin**)和**阿托伐他汀**(**atorvastatin**)是人工合成品。阿托伐他汀是第一个被批准用于治疗混合型高脂血症和家庭性高脂血症的药物；氟伐他汀能直接抑制肝脏的 HMG-CoA 还原酶，且其体内的羟基代谢物仍有抑酶作用。**瑞舒伐他汀**（rosuvastatin）是氨基嘧啶衍生物，含羟酸侧链，效果优于其他他汀类药物，药物相互作用少，被誉为"超级他汀"。

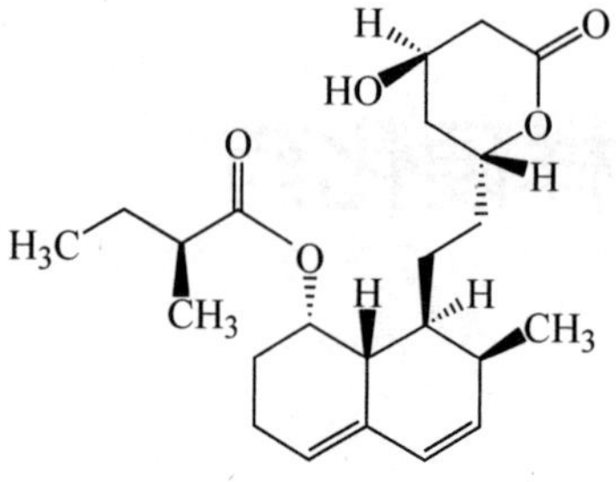

美伐他汀

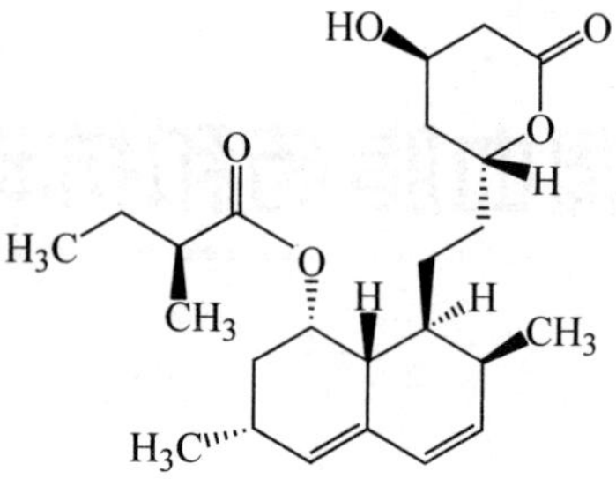

洛伐他汀

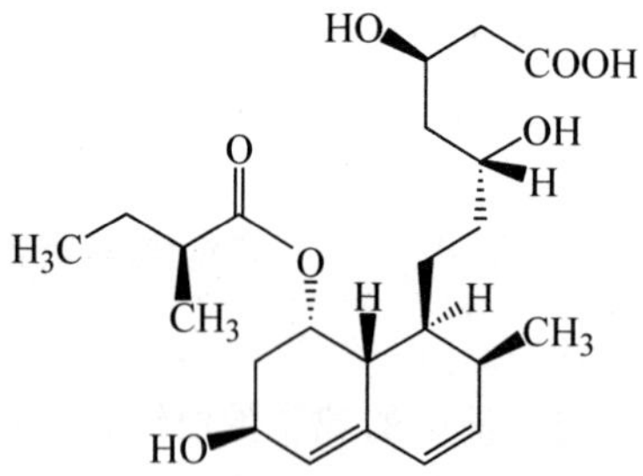

普伐他汀

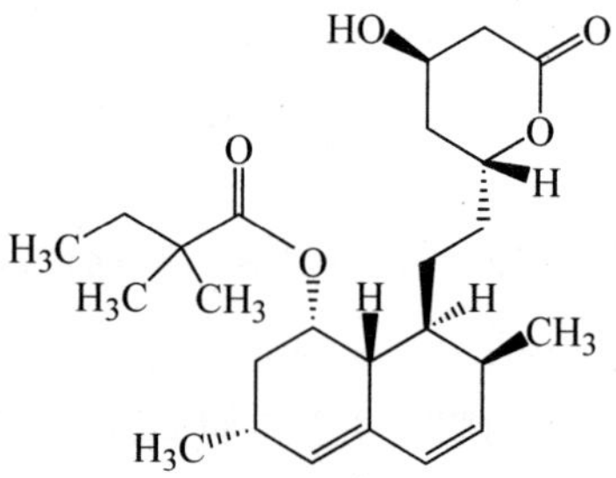

辛伐他汀

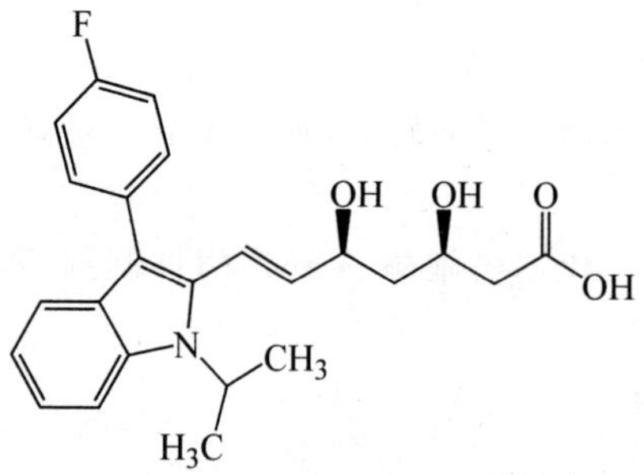

氟伐他汀

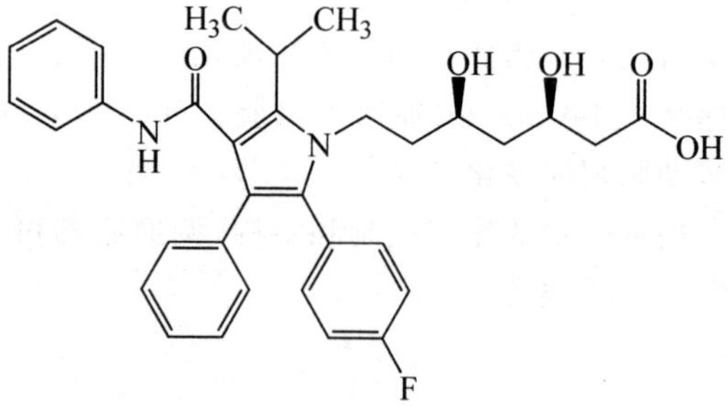

阿托伐他汀

洛伐他汀（lovastatin）

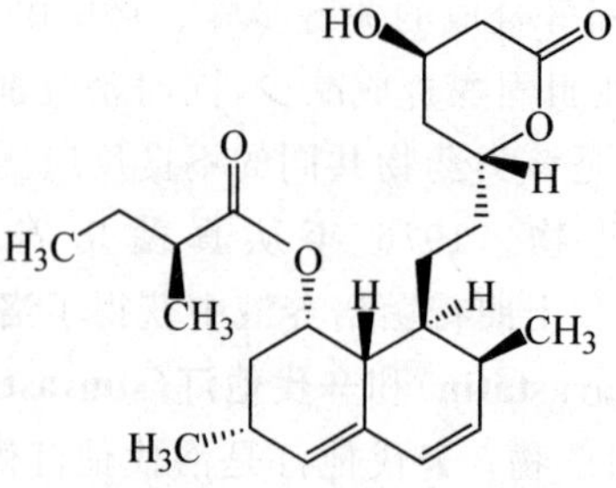

化学名为(S)-2-甲基丁酸($4R$,$6R$)-6-[2-[($1S$,$2S$,$6R$,$8S$,$8αR$)-1,2,6,7,8α-六氢-8-羟基-2,6-二甲基-1-萘基]乙基]-四氢-4-羟基-2H-吡喃-2-酮-8-酯。

本品为白色结晶粉末。在水中不溶,在氯仿、丙酮、乙腈中易溶,在甲醇、乙醇、异丙醇、丁醇中略溶。熔点 174.5℃。

本品在贮存过程中,六元内酯环上的羟基会发生氧化反应生成二酮吡喃衍生物。本品水溶液在酸、碱性条件下,内酯环会迅速水解,生成羟基酸。

本品为前药,在体内内酯环水解成开链 β-羟基酸衍生物发挥酶抑制作用。能明显降低血液中的总胆固醇含量,也能降低 LDL 和 VLDL 水平,并同时提高血浆中的 HDL 水平,可用于原发性胆固醇血症,也可用于预防动脉粥样硬化。

阿托伐他汀(atorvastatin)

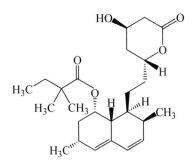

化学名为[R-(R',R')-2-(4-氟苯基)-β,δ-二羟基-5-(1-甲基乙基)-3-苯基-4-[(苯胺)羰基-1-氢-吡咯-1-庚酸钙三水合物。

本品为白色或类白色结晶性粉末;无臭,味苦。

本品结构中含有一个多取代的吡咯环和一个羟基酸侧链,主要作用部位在肝脏,使胆固醇的合成减少,也使低密度脂蛋白受体合成增加,并能降低血清甘油三酯水平和增高血浆HDL 水平。口服后生物利用度为 12%,半衰期为 14h,主要在肝脏代谢,大部分以代谢物的形式经胆汁排出。

辛伐他汀(simvastatin)

案例分析
12-1

化学名为($1S$,$3R$,$7S$,$8S$,$8αR$)-8-[2-[($2R$,$4R$)-4-羟基 -6-氧代吡喃-2-基]乙基]-3,7-二甲基-1,2,3,7,8,8a-六氢萘-1-基-2,2-二甲基丁酸酯。本品为洛伐他汀的甲基化衍生物,理化性质与洛伐他汀相似。

本品调血脂作用为洛伐他汀的一倍，其降低甘油三酯和 LDL 的作用比洛伐他汀强。临床试验表明，长期应用辛伐他汀在有效调血脂的同时，还能显著延缓动脉粥样硬化病变进展和病情恶化，减少心脏事件和不稳定心绞痛的发生。不良反应与普伐他汀相似。

氟伐他汀是第一个全合成 HMG-CoA 还原酶抑制剂，也是第一个获得美国食品药品监督管理局（Food and Drug Administration，FDA）批准用于经皮冠脉介入治疗（percutaneous coronary intervention，PCI）术后治疗的他汀类药物。临床上用于治疗高胆固醇血症和冠心病等。

HMG-CoA 还原酶抑制剂的结构可分为 3 个部分：A 部分是与酶的底物 CoA 中 HMG 结构类似的 β,δ-二羟基戊酸结构，B 部分是与酶发生最佳空间结合的疏水性刚性平面结构，C 部分是上述二者之间的连接部分，构效关系见图 12-1。

3,5-二羟基羧酸是抑制酶活性的必需结构

（A）

氢化萘环可由苯环、芳杂环或稠杂环等刚性平面结构替代 —（B）

（C）

R与C-5之间为乙基时活性最强，碳链增加或减少活性减弱或消失

图 12-1　HMG-CoA 还原酶抑制剂的构效关系

第二节　苯氧乙酸类

胆固醇在体内的生物合成是以乙酸作为起始原料，为了干扰胆固醇的生物合成途径，研究者们合成了许多乙酸的衍生物。1962 年发现**氯贝丁酯（clofibrate）**有明显地降低甘油三酯和胆固醇的作用，同年将其应用于临床，但该药物不良反应较多，目前已少用。此后发现了一些疗效较好的药物例如**非诺贝特（fenofibrate）**、**吉非罗齐（gemfibrozil）**、**苯扎贝特（bezafibrate）**等。

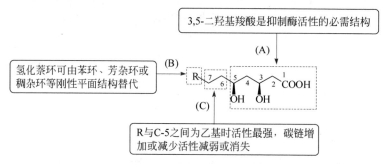

氯贝丁酯　　　　　　　　　非诺贝特

吉非罗齐　　　　　　　　　苯扎贝特

非诺贝特（fenofibrate）

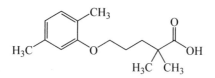

化学名为 2-甲基-2-[4(4-氯苯甲酰基)苯氧基]丙酸异丙酯。

本品为白色或类白色结晶性粉末；无臭，无味。在氯仿中极易溶解，在丙酮或乙醚中易溶，在乙醇中略溶，在水中几乎不溶。熔点为 78～82℃。

本品结构中虽含有酯键，但由于存在空间位阻效应，酯键较为稳定，不易水解。若与醇制氢氧化钾共热可使其水解。

本品在体内迅速代谢成非诺贝特酸而起作用，可明显降低胆固醇、甘油三酯和升高 HDL，疗效优于氯贝丁酯，副作用小。

吉非罗齐（gemfibrozil）

合成路线
12-1

化学名为 2,2-二甲基-5-(2,5-二甲基苯氧基)戊酸。

本品为白色蜡样结晶性固体。在甲醇、乙醇、氯仿或碱性溶液中溶解，在水或酸性溶液中几乎不溶。熔点 61～63℃。

本品是非卤代的苯氧戊酸衍生物，能显著降低总胆固醇和甘油三酯的水平，同时降低 VLDL 及 LDL，升高 HDL，可治疗原发性高脂血症，降低冠心病的发病几率，也可用于治疗糖尿病及服用 β-阻滞剂或噻嗪类药物引起的脂质紊乱。适用于血中胆固醇和甘油三酯过高、混合血脂过高、糖尿病引起的脂代谢障碍等症状的治疗。

苯氧乙酸类药物结构可分为芳基和脂肪酸两部分。构效关系研究认为：结构中的羧酸或在体内可水解成羧酸的部分是该类药物具有活性的必需结构，这部分结构能与 HMG-CoA 还原酶和乙酰辅酶 A 羧化酶相互作用；脂肪链上季碳原子不是必需结构；结构上的芳环部分保证了药物的亲脂性，可能与作用部位的某些部分互补，增加芳香环有增强活性的趋势。例如非诺贝特增加了一个苯甲酰基，活性增强（图 12-2）。

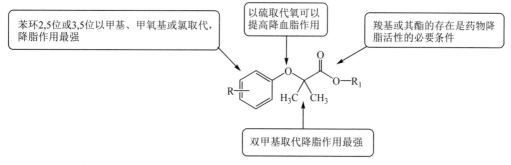

图 12-2　苯氧乙酸类药物的构效关系

第三节　其他药物

（一）烟酸类

烟酸（nicotinic acid）是一种 B 族维生素，临床上用于维生素缺乏症的治疗。1955 年发现大剂量的烟酸可以有效降低血脂，使 VLDL 和 LDL 含量降低，同时升高 HDL 含量，但不良反应较多。

对烟酸进行结构改造，得到一系列烟酸酯类药物，如**烟酸肌醇酯**（inositol niacinate）、**烟酸戊四醇酯**（niceritrol）等，这类药物可作为烟酸的前药，体内水解释放出烟酸，产生药理活性；烟醇也可作为烟酸的前体物质，在体内可氧化为烟酸；**阿西莫司**（acpimox）属于吡嗪羧酸的氮氧化产物，其部分结构与烟酸相似，可明显降低甘油三酯和 LDL 的含量，副作用较烟酸小。

习题及
参考答案

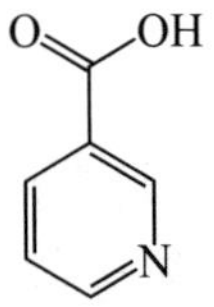

烟酸 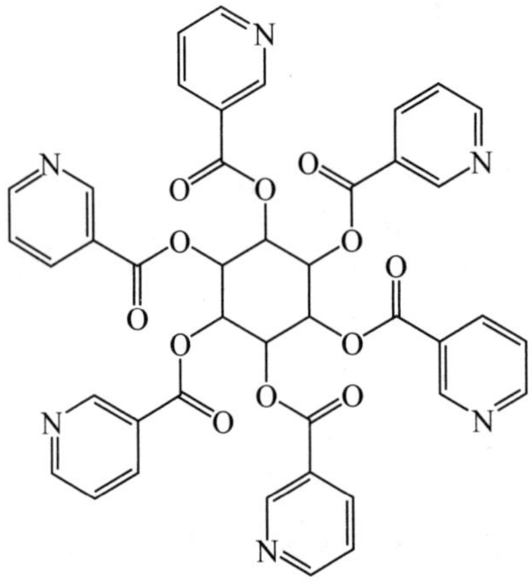　　　　　　　烟酸肌醇酯 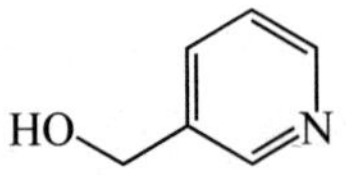　　　　　　　烟醇 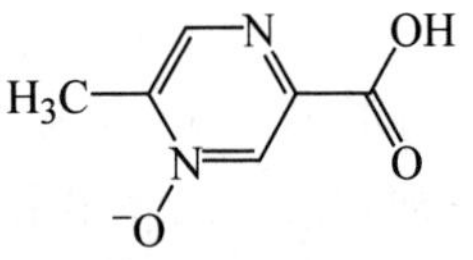　　　　　　　阿西莫司

（孙驰宇）

第十三章

呼吸系统药物

学习重点

1. 掌握的平喘药、镇咳药和祛痰药的分类、结构类型和作用机制。

2. 熟悉沙丁胺醇、沙美特罗、异丙托溴铵、倍氯米松、茶碱、可待因、苯丙哌林、溴己新和乙酰半胱氨酸的名称、化学结构、理化性质和用途。

3. 了解特布他林、色甘酸钠、孟鲁司特、扎鲁司特、噻托溴铵、氟替卡松、布地奈德、氨茶碱、右美沙芬、氨溴索的化学结构和用途。

呼吸系统疾病发生在人体呼吸道（包括咽喉、气管、支气管和肺部），以咳、痰、喘为特点，炎症是疾病的起因，咳、痰、喘则是继发的症状。作用于呼吸系统的药物主要指对症治疗的药物，包括平喘药、镇咳药和祛痰药。

知识扩展
13-1

第一节　平喘药

平喘药主要分为三类：支气管扩张药（包括肾上腺素 $β_2$-受体激动剂、胆碱能受体拮抗剂和磷酸二酯酶抑制剂）；抗炎性平喘药（包括糖皮质激素和白三烯受体拮抗剂）；抗过敏药。

一、选择性 $β_2$-受体激动剂

肾上腺素 $β$-受体有多种亚型（参见第 9 章），生物功能各异，其中 $β_2$-受体主要分布在支气管，兴奋时引起血管舒张、支气管扩张、胃肠道平滑肌松弛、肝糖原分解等。有平喘作用的肾上腺素 $β$-受体激动剂包括非选择性 $β$-受体激动剂和选择性 $β_2$-受体激动剂。早期使用的非选择性 $β$-受体激动剂肾上腺素和异丙肾上腺素等在兴奋支气管平滑肌 $β_2$-受体的同时，可兴奋心脏的 $β_1$-受体而引发心血管不良反应。自 20 世纪 60 年代以后，开发了选择性 $β_2$-受体激动剂，能选择性兴奋 $β_2$-受体，激活腺苷酸环化酶而降低细胞内 Ca^{2+} 浓度，从而松弛支气管平滑肌，产生舒张支气管作用，用于哮喘的治疗。该类药物平喘作用迅速，选择性强，口服有效，由于其对 $β_1$-受体的选择性低，兴奋心脏的副作用小，是缓解哮喘症状的首选药物，其中吸入型 $β_2$-受体激动剂是治疗哮喘的最主要、最快速有效的方法，常用药物见表 13-1。

表 13-1　选择性 β_2-受体激动剂

药物名称	结构	作用特点
沙丁胺醇（salbutamol）		较强的支气管扩张作用；用于防治哮喘和哮喘性支气管炎
特布他林（terbutaline）		作用、用途与沙丁胺醇相近
克仑特罗（clenbuterol）		支气管扩张作用强而持久；用于治疗支气管哮喘和哮喘型支气管炎
氯丙那林（clorprenaline）		作用比沙丁胺醇弱，用途相同
丙卡特罗（procaterol）		支气管扩张作用强而持久；用于治疗支气管哮喘和哮喘型支气管炎；还有抗过敏作用
福莫特罗（formoterol）		长效 β_2-受体激动剂，作用强而持久

沙丁胺醇（salbutamol）

化学名为 1-(4-羟基-3-羟甲基苯基)-2-(叔丁氨基)乙醇，又名舒喘灵。

本品为白色或类白色结晶性粉末。在水中易溶，在乙醇中极微溶解，在三氯甲烷或乙醚中几乎不溶。熔点 154～158℃（分解）。

本品含有酚羟基,加入三氯化铁试液可显紫色;加碳酸氢钠试液则产生橙黄色浑浊。

本品能选择性地激动支气管平滑肌的 β_2-受体,有明显的支气管舒张作用,较异丙肾上腺素强 10 倍以上,且作用持久。本品不易被 COMT 和 MAO 代谢失活,口服有效。临床上主要用于治疗喘息型支气管炎、支气管哮喘、肺气肿患者的支气管痉挛等。

本品 $R(-)$-异构体具有疗效好、不良反应小、体内吸收率高等优点,现在临床上常用其外消旋体的硫酸盐。

沙美特罗(salmeterol)

化学名为 2-(羟甲基)-4-[1-羟基-2-[6-(4-苯基丁氧)己基氨基]乙基]-苯酚。

本品为类白色结晶性粉末。在甲醇中易溶,在乙醇中微溶,在三氯甲烷和水中不溶。熔点 75.5～76.5℃。

沙美特罗为长效选择性 β_2-受体激动剂,作用时间长达 12h,为目前治疗哮喘夜间发作和哮喘维持治疗的理想药物。

二、磷酸二酯酶抑制剂

茶碱(theophyllinate)

, H_2O

化学名为 1,3-二甲基-3,7-二氢-1H-嘌呤-2,6-二酮一水合物。

本品为白色结晶性粉末;无臭,味苦。在乙醇或三氯甲烷中微溶,在水中极微溶,在乙醚中几乎不溶;在氢氧化钠溶液或氨溶液中易溶。

本品是通过抑制磷酸二酯酶,提高平滑肌细胞内的 cAMP 浓度,抑制过敏性介质(如组胺或白三烯)释放,阻断腺苷受体,从而拮抗腺苷或腺苷受体激动剂引起的哮喘,对支气管平滑肌具有较强的直接松弛作用。安全范围小,尤其是静脉注射太快易引起心律失常、血压骤降、兴奋不安甚至惊厥,故用药期间要检测血药浓度。本品用于治疗急、慢性哮喘。

氨茶碱(aminophylline)为茶碱与乙二胺制成的复盐,乙二胺可增强茶碱的水溶性,从而增强茶碱的作用,除了能舒张支气管外,还有强心、利尿作用。氨茶碱主要用于支气管哮喘、喘息性支气管炎以及心脏病哮喘,也用于肾性水肿的利尿。

二羟丙茶碱(diprophylline)为茶碱 7 位的二羟丙基取代的类似物,平喘作用比氨茶碱弱,胃肠刺激性较小。本品水溶性较氨茶碱大,其毒性约为氨茶碱的 1/5。用于治疗支气管哮喘,尤其是伴有心动过速不宜用氨茶碱的哮喘患者。

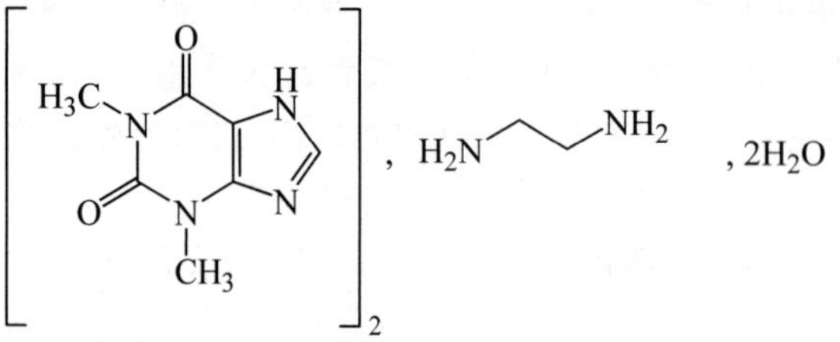

氨茶碱 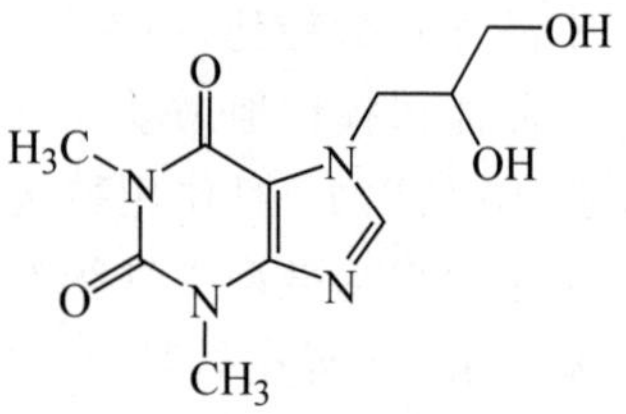   二羟丙茶碱

三、M 胆碱受体拮抗剂

异丙托溴铵（ipratropium bromide）

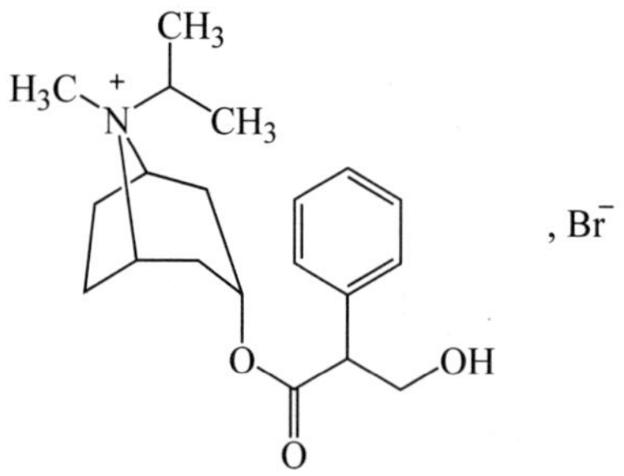

化学名为溴化(3-内型,8-顺式)-3-(3-羟基-1-氧代-2-苯丙氧基)-8-甲基-8-(1-甲基乙基)-8-氧杂双环[3.2.1]-3-辛烷。

本品为白色结晶。在水及稀醇中易溶,在乙醚、三氯甲烷中不溶。熔点 230～232℃。

本品具有莨菪碱类药物的一般性质。

本品为阿托品异丙基衍生物,为季铵盐,口服后不易吸收,采用气雾给药,吸入后 5 min 左右起效,约 30 min 血药浓度达到峰值,维持 4～6 h,5％～10％进入肺内,大部分滞留在口腔及上呼吸道,然后咽入胃内,以原药自消化道排出。

本品能选择性阻断支气管平滑肌的 M 胆碱受体,对松弛支气管平滑肌作用较强,而对呼吸道腺体和心血管系统的作用不明显,吸入给药用于治疗支气管哮喘和喘息型慢性支气管炎等。

噻托溴铵(tiotropium bromide)为特异选择性的抗胆碱药物,具有毒蕈碱受体亚型 M_1～M_5 类似的亲和力,通过抑制平滑肌 M_3 受体,产生支气管扩张作用,并可维持长达 24h 以上。首次给药在 30min 内能使肺功能得到显著改善,1 周内达药效学稳态。能显著改善早、晚峰值呼气流速(peak expiratory flow rate,PEFR)。并且在 1 年的给药期内一直保持其支气管扩张作用,而无耐受现象发生。此外,还能显著改善呼吸困难。

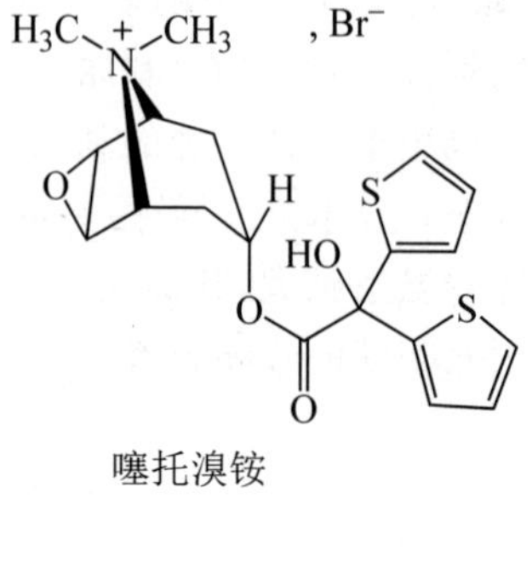

噻托溴铵

四、肾上腺皮质激素

丙酸倍氯米松（beclometasone dipropionate）

化学名为 16β-甲基-11β,17α,21-三羟基-9α-氯孕甾-1,4-二烯-3,20-二酮-17,21-二丙酸酯。

本品为白色或类白色粉末；无臭。在丙酮或三氯甲烷中易溶,在甲醇中溶解,在乙醇中略溶,在水中几乎不溶。熔点 117～120℃（分解）。

本品为地塞米松的衍生物,通过吸入方式给药后,在体内迅速被酯酶代谢,生成活性更高的代谢物 17-单丙酸酯,其与受体的亲和力比丙酸倍氯米松强 30 倍,比地塞米松强 14 倍,可直接作用于呼吸道而发挥平喘作用。17-单丙酸酯可进一步在肝脏代谢生成活性低的代谢物,因此该药是几乎无全身性副作用的一个前药。主要用于慢性、过敏性哮喘及过敏性鼻炎等。

糖皮质激素的药理作用广泛,其强大的抗炎、抗免疫作用是其治疗重症哮喘的基础。糖皮质激素能抑制前列腺素和白三烯的生成,减少炎性介质的生成和反应,能使小血管收缩,渗出减少,能增加 β 受体的反应性。目前糖皮质激素是有效治疗哮喘的一线药物,常与支气管扩张药联合使用以控制哮喘症状。其他供吸入使用的糖皮质激素还有**丙酸氟替卡松**（**fluticasone propionate**）、**布地奈德**（**budesonide**）等。

丙酸氟替卡松　　　　　　　　布地奈德

五、影响白三烯的药物

白三烯（**leukotrienes,LTs**）是一类炎性介质,主要有 LTC_4、LTD_4、LTE_4,它们能激动白三烯受体,引起嗜酸性粒细胞的游走,促进黏液分泌,使血管渗出增加,引起气道壁水肿和支气管痉挛。因此白三烯合成抑制剂或白三烯受体拮抗剂可用于平喘。

孟鲁司特（montelukast）

化学名为 1-[[[(1R)-1-[3-[(1E)-2-(7-氯-2-喹啉基)-乙烯基]苯基]-3-[2-(1-羟基-1-甲基乙基)苯基]丙基]硫代]甲基]环丙基乙酸，药用为其钠盐。

本品为选择性白三烯受体拮抗剂，口服吸收迅速而完全，3h 血药浓度达峰值，生物利用度为 64%。本品几乎可完全被代谢，并全部从胆汁排泄。

本品可减少哮喘患者对激素的依赖，适用于哮喘的预防和长期治疗，包括预防白天和夜间的哮喘症状。

其他影响白三烯的药物还有**扎鲁司特（zafirlukast）**和**齐留通（zileuton）**。

扎鲁司特是以**白三烯 D_4（leukotriene D_4，LTD_4）**为先导物，经过结构改造得到的药物，为强效的 LTD_4 受体拮抗剂。本品口服生物利用度为 100%，血浆半衰期约为 8.7～10h，无显著的不良反应，用于哮喘的长期预防和治疗。

齐留通为白三烯合成抑制剂，通过选择性抑制白三烯生物合成途径中的 **5-脂氧合酶（5-lipoxygenase，5-LOX）**的活性，阻止白三烯合成，也可拮抗白三烯 LTB_4 的收缩支气管和致炎症作用。本品可用于长期控制慢性哮喘的症状，能减少哮喘患者糖皮质激素和 β 受体激动剂的用量。

扎鲁司特　　　　　　　　　　　　　　　齐留通

此外，**色甘酸钠（sodium cromoglicate）**是过敏介质释放抑制剂，能稳定肥大细胞的细胞膜，阻止肥大细胞脱颗粒，从而抑制组胺、5-羟色胺、慢反应物质等过敏反应介质的释放，减少过敏介质对组织的不良反应，从而达到防止或减轻支气管平滑肌痉挛、黏膜组织水肿、血管通透性增加等作用。本品对速发型过敏反应有良好的预防及治疗作用，可用于预防过敏性哮喘的发作。

色甘酸钠

第二节　镇咳药

咳嗽是机体保护呼吸道的一种防御性反射活动,呼吸道感受器受到刺激(如炎症、异物)后,神经冲动沿迷走神经传至咳嗽中枢,咳嗽中枢被兴奋后又将神经冲动沿迷走神经和运动神经传至效应器,并引起咳嗽。

一般来说,凡能抑制咳嗽反射弧的任何一个环节的药物均可产生镇咳作用。镇咳药按其作用部位可分为两大类:中枢性镇咳药和外周性镇咳药。

一、中枢性镇咳药

中枢性镇咳药直接抑制延脑咳嗽中枢而产生镇咳作用,适用于各种原因引起的剧烈咳嗽。本类药物可分为成瘾性和非成瘾性两类。成瘾性中枢镇咳药主要指吗啡生物碱及其衍生物,如**可待因**(codeine)、**福尔可定**(pholcodine)等,其镇咳作用强而迅速,亦有镇痛和镇静作用,同时具有成瘾性和较强的呼吸抑制作用。临床使用的大多数中枢镇咳药无成瘾性,如**喷托维林**(pentoxyverine)、**右美沙芬**(dextromethorphan)等。

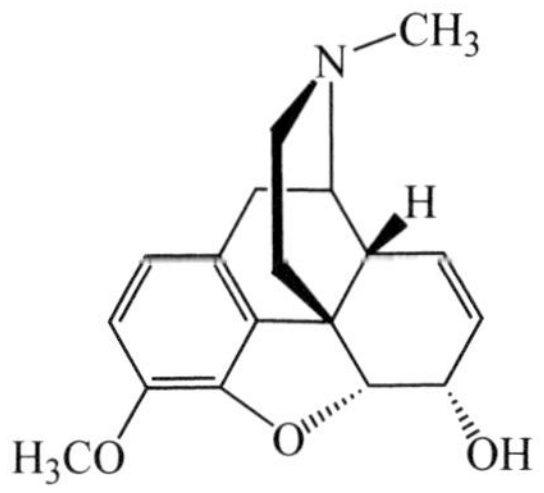

可待因

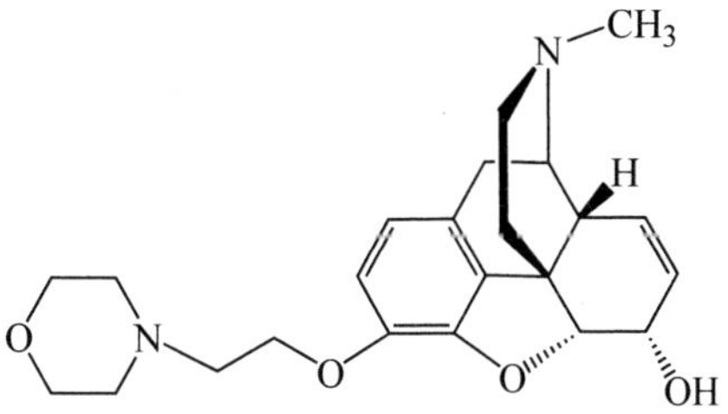

福尔可定

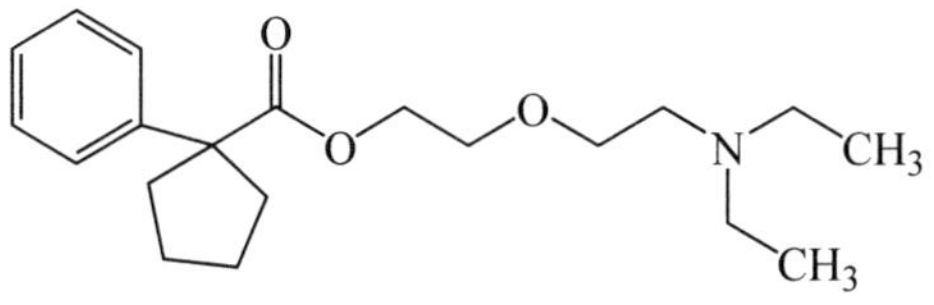

喷托维林

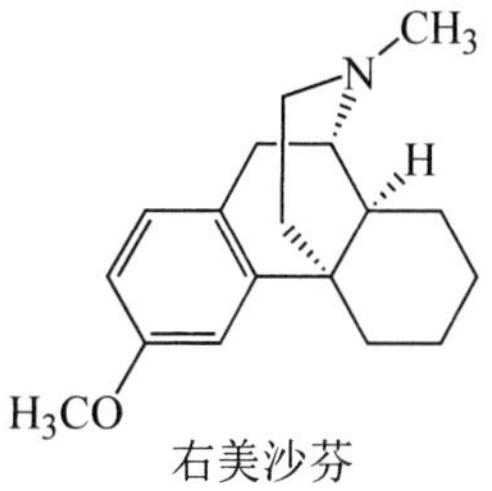

右美沙芬

可待因(codeine)

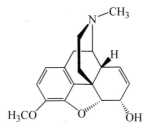

化学名为 17-甲基-3-甲氧基-4,5α-环氧-7,8-二去氢吗啡喃-6α-醇。

本品磷酸盐为白色细微针状结晶性粉末;无臭,味苦,有风化性。在水中易溶,在乙醇

案例分析
13-1

中微溶,在三氯甲烷或乙醚中极微溶解。

本品为吗啡类生物碱,可从罂粟中分离,也可由吗啡甲基化制得。其结构中不含有酚羟基,可通过与三氯化铁的显色反应区分可待因和吗啡。

本品对延脑的咳嗽中枢有直接抑制作用,其镇咳作用强而迅速;除镇咳作用外,也有镇痛和镇静作用。其镇咳作用为吗啡的 1/4,镇痛作用为吗啡的 1/12～1/7。用于各种原因引起的剧烈干咳和刺激性咳嗽,尤其适用于伴有胸痛的剧烈干咳。长期应用可引起成瘾性,停药时可引起戒断综合征。

右美沙芬（dextromethorphan）

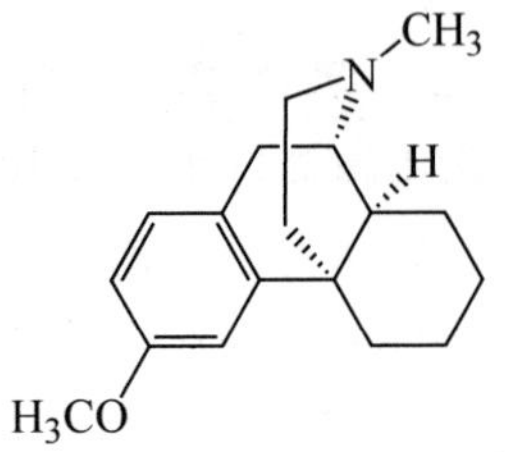

化学名为 3-甲氧基-17-甲基-9α,13α,14α-吗啡喃。

本品抑制延髓咳嗽中枢而产生镇咳作用。镇咳作用显著,与相同剂量的可待因大体相同或稍强,但无止痛作用、催眠作用;长期服用无成瘾性和耐受性;治疗剂量不会引起呼吸抑制,起效快且安全。

本品主要用于干咳,适用于感冒、急性或慢性支气管炎、支气管哮喘、咽喉炎、肺结核以及其他上呼吸道感染时的咳嗽。

二、外周性镇咳药

外周性镇咳药又称末梢性镇咳药,通过抑制咳嗽反射弧中的某一环节来止咳,如**苯丙哌林**（benproperine）和**苯佐那酯**（benzonatate）等。

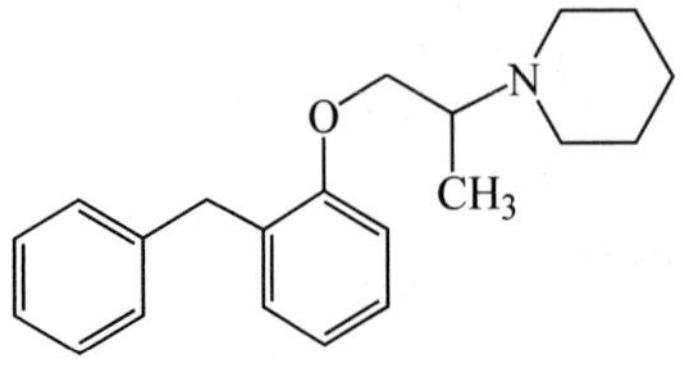

苯丙哌林 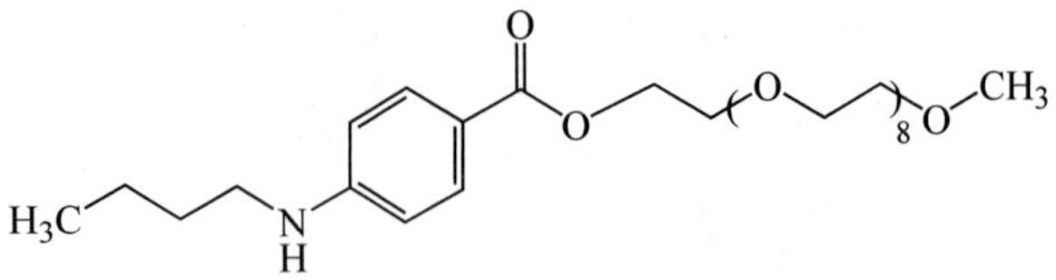　　　　　　　　　　　　　　　苯佐那酯

磷酸苯丙哌林（benproperine phosphate）

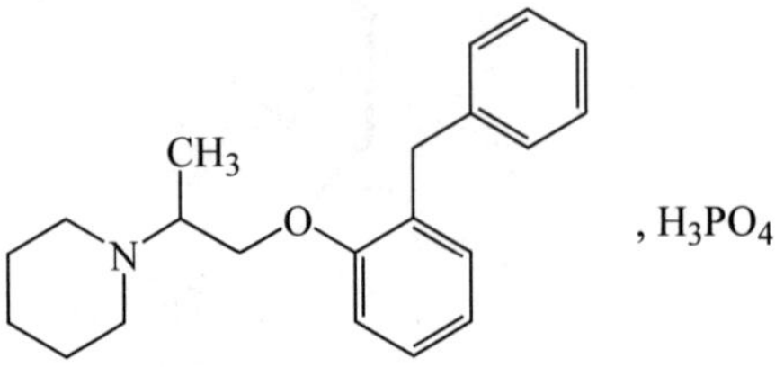

化学名为 1-[2-(2-苄基苯氧基)-1-甲基乙基]哌啶磷酸盐。

本品为白色或类白色粉末；微带特臭，味苦。在水中易溶，在乙醇、三氯甲烷或苯中略溶，在丙酮或乙醚中不溶。熔点 148～153℃。

本品是非依赖性镇咳药，主要阻断肺及胸膜感受器传入的神经冲动，对咳嗽中枢也有一定的直接抑制作用。本品不抑制呼吸，并且有松弛平滑肌作用。本品作用强，显效迅速，维持时间长，适用于刺激性干咳。

第三节 祛痰药

痰是呼吸道炎症的产物。祛痰药是一类能使痰液变稀或溶解而易于咳出的药物。祛痰药按作用机制可分为四类：①恶心性祛痰药，此类药物刺激胃黏膜，引起轻微的恶心，反射性地促进呼吸道腺体分泌，使痰液稀释，易于咯出，如氯化铵、碘化钾、愈创木酚甘油醚等；②刺激性祛痰药，此类药物刺激呼吸道黏膜，增加腺体分泌，使痰液变稀，易于咯出，如桉叶油、安息香酊等挥发性物质；③黏液溶解药，此类药物可分解痰液的黏性成分如黏多糖和黏蛋白，使痰液液化，黏滞性降低而易于咯出，如乙酰半胱氨酸；④黏液调节药，此类药物作用于气管、支气管的黏液产生细胞，促其分泌黏滞性低的分泌物，使呼吸道分泌的流变性恢复正常，痰液由黏变稀，易于咯出，如溴己新和羧甲半胱氨酸。

愈创木酚甘油醚（guaifenesin）

化学名为 3-(邻甲氧基苯氧基)-1,2-丙二醇。

本品为白色结晶性粉末；微苦，稍有特殊气味。在苯中易溶，在水、乙醇、三氯甲烷或甘油中溶解，在石油醚中不溶。熔点 78.5～79℃。

本品口服后从胃肠道吸收，可刺激胃黏膜而反射性引起呼吸道浆液腺分泌较稀液体，使呼吸道黏液表面张力降低，从而使痰液稀释。

本品用于各种原因引起的咳痰、干咳及呼吸道痰液引起的咳嗽；也用于慢性化脓性支气管炎、肺脓肿和支气管扩张等。本品多与镇咳药或平喘药合用，可提高止咳或平喘作用。

乙酰半胱氨酸（acetylcysteine）

化学名为 N-乙酰基-L-半胱氨酸。

本品为白色结晶粉末，有类似蒜臭，味酸，有吸湿性。在水或乙醇中易溶。熔点 109～111℃。

　　本品的巯基(-SH)可使黏蛋白二硫键(-S-S-)断裂,分解痰中的黏蛋白,降低痰黏度,使黏痰容易咳出。

　　本品适用于大量黏痰阻塞引起的呼吸困难,如手术后的咯痰困难、急性和慢性支气管炎、支气管扩张、肺结核、肺炎、肺气肿等引起的痰液黏稠、咯痰困难、痰阻气管等。本品还可用于对乙酰氨基酚中毒的解毒。

　　本品喷雾吸入在1min内起效,最大作用时间为5～10min。在肝内脱去乙酰基代谢成半胱氨酸。

盐酸溴己新（bromhexine hydrochloride）

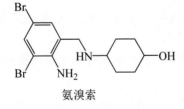

　　化学名为 N-(2-氨基-3,5-二溴苄基)-N-甲基环己胺盐酸盐。

　　本品为白色结晶性粉末;无臭,无味。略溶于水,易溶于醇,可溶于冰乙酸。熔点239～243℃。

　　本品含有芳伯氨基,可发生重氮偶合化反应。

　　本品属黏液调节剂,可降低痰液的黏稠性。其主要作用于气管、支气管黏膜腺体的黏液产生细胞,使之分泌黏滞性较低的小分子黏蛋白,分解痰液中黏多糖,并因此使气管、支气管分泌的流变学特性恢复正常,黏痰减少,痰液稀释易于咳出。

　　本品适用于急慢性支气管炎、哮喘、支气管扩张、肺气肿、矽肺等有白色黏痰又不易咳出的患者。其在体内发生氧化代谢,代谢产物**氨溴索**(ambroxol)也具有活性,且祛痰作用比溴己新更强,已广泛用于临床治疗。同类药物还有**羧甲司坦**(carbocisteine)。

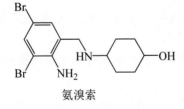

氨溴索　　　　　　　　　　　羧甲司坦

(孙驰宇)

第十四章

抗溃疡药、胃动力药和止吐药

学习重点

1. 掌握抗溃疡药、胃动力药和止吐药的分类、结构类型、作用机制和构效关系；掌握盐酸雷尼替丁、西咪替丁、奥美拉唑、西沙比利、多潘立酮、双嘧达莫、盐酸昂丹司琼的名称、结构、理化性质、作用机制和用途。

2. 熟悉法莫替丁、埃索美拉唑、兰索拉唑、泮托拉唑、雷贝拉唑、硫糖铝、枸橼酸铋钾、哌仑西平、莫沙必利、甲氧氯普胺、盐酸格拉司琼、托烷司琼的化学结构和用途。

3. 了解抗溃疡药的研究进度。

第一节 抗溃疡药

正常情况下，胃不会因自身消化作用而形成消化性溃疡。发生消化性溃疡的基本原因是胃酸分泌过多，或胃黏膜的抵抗力下降，或两者兼而有之。当胃酸的分泌相对地超过了胃黏膜对胃的保护能力和十二指肠液中和胃酸的能力时，含有胃蛋白酶的、低 pH 的胃液使胃壁自身受损，发生溃疡。胃壁细胞分泌的过程分为三步（图 14-1）。

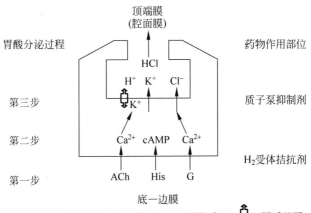

图 14-1 胃酸分泌过程与药物作用示意图

　　第一步,组胺、乙酰胆碱或胃泌素刺激壁细胞底一边膜上的相应的受体,即组胺 H_2 受体、乙酰胆碱受体和胃泌素受体。与相应受体结合后,引起第二信使环磷腺苷,或钙离子增加;第二步,经第二信使环磷腺苷或钙离子介导,刺激从细胞内向细胞顶端传递;第三步,在刺激下细胞内的管状泡与顶端膜内陷成的分泌性微管融合,原位于管状泡处的胃质子泵——H^+/K^+-ATP 酶移至分泌性胃管,将氢离子从胞浆泵向胃腔,与从胃腔进入胞浆的钾离子交换,氯离子则另与钾离子一并经顶膜运转至胃腔。随后,钾离子与氢离子交换,形成盐酸(即胃酸的主要成分)。

　　在这一过程中,由组胺刺激增加的环磷腺苷的作用比由乙酰胆碱和胃泌素刺激增加的钙离子的作用大得多,故组胺 H_2 受体拮抗剂抑制胃酸生成的作用远大于抗胆碱药物和抗胃泌素药物。而 H^+/K^+-ATP 酶作为胃酸分泌的最后一步,质子泵抑制剂抑制该酶的活性,可以完全阻断任何刺激引起的胃酸分泌。

　　根据药物的作用机制,抗溃疡药可分为中和过量胃酸的抗酸药;从不同环节抑制胃酸分泌的抗胆碱能药物、H_2 受体拮抗剂、抗胃泌素药和质子泵抑制剂;加强胃黏膜抵抗力的胃黏膜保护药。其中 H_2 受体拮抗剂和质子泵抑制剂是主要的抗溃疡药。

一、组胺 H_2 受体拮抗剂

　　第一个上市的组胺 H_2 受体拮抗剂是西咪替丁,它的研发成功是药物化学发展史上的里程碑。西咪替丁 1976 年在英国上市,很快取代了传统抗酸药成为治疗消化性溃疡药物的首选药物,随后一系列不同结构类型的疗效更好的抗溃疡药随之涌现。H_2 受体拮抗剂按化学结构可分为咪唑类、呋喃类、噻唑类、哌啶类等。

西咪替丁（cimietidine）

合成路线
14-1

　　化学名为 N'-甲基-N''-[2[[(5-甲基-1H-咪唑-4-基)甲基]硫代]-乙基]-N-氰基胍,又名甲氰咪胍、泰胃美。

　　本品为白色或类白色结晶性粉末;味微苦。在甲醇或稀盐酸中易溶,在乙醇中溶解,在异丙醇中略溶,在水中微溶,在乙醚中不溶。熔点 140～146℃。

　　本品遇硫酸铜试液及氨试液,生成蓝灰色沉淀,可与一般胍类化合物相区别。本品经灼烧放出硫化氢气体,遇醋酸铅试纸显黑色。这是硫化物的鉴别反应。

　　本品口服易吸收,大部分以原药随尿排出。其代谢产物主要为西咪替丁硫氧化物,也有少量咪唑环上甲基被氧化成羟甲基的产物。

　　本品是第一代 H_2 受体拮抗剂,用于治疗活动性十二指肠溃疡,预防溃疡复发。对胃溃疡、反流性食管炎、应激性溃疡等均有效。临床应用中发现停药后复发率高,需维持治疗。

　　本品为细胞色素 P450 酶的抑制剂,能影响许多药物的代谢速率,与口服抗凝剂、解热镇痛药和镇静催眠药等合并用药时需注意。本品与雌激素受体有亲和作用,长期应用或用药剂量大时,可产生男子乳腺发育和阳痿,妇女溢乳等副作用,停药后消失。

盐酸雷尼替丁（ranitidine hydrochloride）

化学名为 N′-甲基-N-[2-[[[5-[（二甲氨基)甲基]-2-呋喃基]-甲基]硫代]-乙基]-2-硝基-1,1-乙烯二胺盐酸盐。

本品为白色或淡黄色结晶性粉末；有硫醇异臭，味微苦带涩；极易潮解，吸潮后颜色变深。在水和甲醇中易溶，在乙醇中略溶，在丙酮中几乎不溶。熔点 137～143℃（分解）。本品含二氨基硝基乙烯结构，以反式体给药。

本品用小火缓缓加热，产生硫化氢气体，能使湿润的乙酸铅试纸变黑。

本品是将西咪替丁的甲基咪唑环置换为二甲氨基呋喃环，氰基胍结构置换为二氨基硝基乙烯而得到的第二代 H_2 受体拮抗剂，比西咪替丁作用时间长，副作用少。

法莫替丁（famotidine）

化学名为[1-氨基-3-[[[2-[（二氨基亚甲基)氨基]-4-噻唑基]-甲基]硫代]-亚丙基]硫酰胺。

本品为白色或类白色结晶性粉末；味微苦，遇光颜色变深。在丙酮、冰乙酸中易溶，在甲醇中微溶，在水、三氯甲烷中不溶。熔点 163～164℃（分解）。

本品是以噻唑环取代咪唑环及呋喃环得到的第三代 H_2 受体拮抗剂，药理作用和临床用途与盐酸雷尼替丁大致相同。其主要优点为对经肝代谢及经肾小管排泄的药物无干扰作用，没有抗雄性激素作用。

罗沙替丁乙酸酯（roxatidine acetate）

化学名为 N-[3-[3-(1-哌啶甲基)苯氧基]丙基]乙酰氧基乙酰胺。

本品为白色结晶性粉末，熔点 59～60℃。盐酸盐的熔点 145～146℃。

本品是哌啶类 H_2 受体拮抗剂，适用于消化性溃疡、胃溃疡疼痛与反流性食管炎等。本品耐受性好，且无抗雄性激素作用，也不妨碍肝脏的药物代谢。

大部分组胺 H_2 受体拮抗剂在化学结构上由三部分构成：①碱性芳杂环或碱性基团取代的芳杂环，是组胺 H_2 受体拮抗剂的母环结构；②平面型的"脒脲基团"，在生理 pH 条件下，能部分离子化的极性基团均可作为"脒脲基团"；③易曲绕的"四原子链"，以含硫原子的为佳。其中"芳环基团"和"脒脲基团"对活性的影响较大。其构效关系见图14-2。

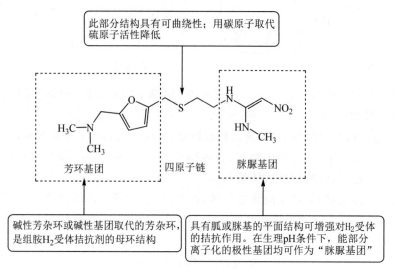

图 14-2　组胺 H_2 受体拮抗剂的构效关系

二、质子泵抑制剂

质子泵抑制剂是目前作用最强的一类胃酸抑制剂,主要通过特异性抑制胃壁细胞的 H^+/K^+-ATP 酶而阻断胃酸分泌,并通过抑酸后的负反馈作用,刺激胃窦部 G 细胞释放大量胃泌素致血清胃泌素水平升高,增加胃黏膜血流量,从而加速溃疡的愈合,还能升高胃膜电位,维持细胞的稳定性,保护胃黏膜屏障功能。

奥美拉唑(omeprazole)

合成路线
14-2

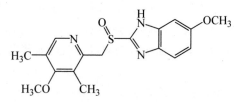

化学名为 5-甲氧基-2[[(4-甲氧基-3,5-二甲基-2-吡啶基)-甲基]-亚磺酰基]-1H-苯并咪唑。

本品为白色或类白色结晶性粉末;无臭,遇光易变色。在甲醇或乙醇中略溶,在丙酮中微溶,在水中不溶。熔点 156℃。

本品为两性化合物,因为分子中含有苯并咪唑环,具有弱碱性;而分子中的亚砜结构显弱酸性。本品亚砜结构连接不同的取代基,因此具有手性,S-异构体**埃索美拉唑**（**esomeprazeole**)的活性更强,已上市。

本品是前药,在体外无活性,进入胃壁细胞后,在氢离子的影响下,经重排成活性形式,与 H^+/K^+-ATP 酶结合产生抑制作用,抑制胃酸分泌。

本品是第一个应用于临床的质子泵抑制剂,主要适用于十二指肠溃疡和卓-艾综合征,也可用于溃疡和反流性食管炎,静脉注射本药可用于消化性溃疡性出血。

临床上常见的同类药物见表 14-1。

表 14-1   临床上常用的质子泵抑制剂

药物名称	化学结构	作用特点
兰索拉唑 （lansoprazole）		有很强的抑制胃酸分泌的作用，主要用于治疗消化性溃疡和反流性食道炎
泮托拉唑 （pantoprazole）		对细胞色素 P450 依赖酶的抑制作用很弱，对壁细胞的选择性专一，生物利用度高，为长期和短期治疗胃酸相关性疾病的高效药物
雷贝拉唑 （rabeprazole）		口服可在体内快速活化，与质子泵结合发挥抑酸作用。抗幽门螺杆菌的活性明显优于兰索拉唑和氧氟沙星，对耐大环内酯类抗生素的菌株也有活性
埃索美拉唑 （esomeprazole）		又名左旋奥美拉唑，作用强度和作用机制与奥美拉唑相当

三、其他药物

枸橼酸铋钾（bismuth potassium citrate）是一种组成不定的铋复合物，为白色粉末，味咸，有引湿性，在水中极易溶解，在乙醇中极微溶解。枸橼酸铋钾有独特的机制作用，既不抑制胃酸分泌，又不中和胃酸，而是在胃液 pH 条件下，在溃疡表面或溃疡基底肉芽组织形成一层坚固的氧化铋胶体沉淀，该胶体沉淀作为保护性薄膜，可隔绝胃酸以及食物对溃疡黏膜的侵蚀作用，促进溃疡组织的修复和愈合。此外，还可改善胃黏膜血流，清除胃幽门螺旋杆菌。适用于胃及十二直肠溃疡的治疗，也用于复合溃疡、多发溃疡等的治疗。

硫糖铝（sucralfate）是蔗糖硫酸酯的碱式铝盐。本品为白色或类白色的粉末，无臭，几乎无味，有引湿性。本品在水、乙醇或三氯甲烷中几乎不溶，在稀盐酸或稀硫酸中易溶。硫糖铝能与胃蛋白酶结合，抑制该酶分解蛋白质，并能和胃黏膜的蛋白质络合形成保护膜，覆盖溃疡面，有利于黏膜再生和溃疡愈合。本品常用于胃和十二指肠溃疡的治疗。

哌仑西平（pirenzepine）为选择性抗胆碱能药物，对胃壁细胞的毒蕈碱受体有高度亲和力，而对平滑肌、心肌和唾液腺等的毒蕈碱受体的亲和力低，应用一般治疗剂量时，仅能抑制胃酸分泌，而很少有其他抗胆碱药物对瞳孔、心脏、唾液腺和平滑肌等的副作用。本品对胃液的 pH 影响不大，主要是使胃液（包括胃蛋白酶原和胃蛋白酶）分泌量减少。适用于治疗胃和十二指肠溃疡，能明显缓解病人疼痛，降低抗酸药用量。

枸橼酸铋钾

硫糖铝 R=SO₃[Al₂(OH)₅]

$R=SO_3[Al_2(OH)_5]$

哌仑西平

第二节　胃动力药

胃动力药又称为促动力药，是指能促进胃肠蠕动、协调胃肠规律运动、加速胃肠排空和转运，用于治疗胃肠动力障碍的一类药物。临床上用于治疗功能性消化不良、胃瘫、反流性食管炎以及上腹饱胀不适等。

盐酸甲氧氯普胺（metoclopramide hydrochloride）

合成路线
14-3

, HCl

化学名为 N-[（2-二乙氨基）乙基]-4-氨基-2-甲氧基-5-氯-苯甲酰胺盐酸盐。

本品为白色结晶性粉末；无臭，味苦。在三氯甲烷中溶解，在乙醇或丙酮中微溶，在水中几乎不溶。熔点 147～151℃。

本品为苯甲酰胺的衍生物，化学结构与普鲁卡因胺相似，但无局部麻醉和抗心律失常作用。

本品为中枢和外周多巴胺 D_2 受体拮抗剂，可作用于胃肠道和中枢神经系统，具有促胃动力和止吐的作用，临床上用于治疗上消化道动力障碍包括功能性消化不良、胃轻瘫等以及肿瘤化疗、放疗所引起的各种呕吐。因本品易透过血-脑脊液屏障，在大剂量或长期应用时，可引起锥体外系反应以及倦怠、嗜睡、头晕等中枢性副作用。

多潘立酮（domperidone）

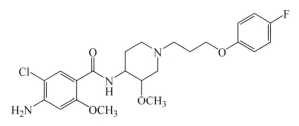

思政内容
14-1

化学名为 5-氯-1-[1-[3-(2,3-二氢-2-氧代-1H-苯并咪唑-1-基)丙基]-4-哌啶]-1,3-二氢-1H-苯并咪唑-2-酮。

本品为白色或类白色粉末；在乙醇和甲醇中微溶，在水中几乎不溶。熔点 242.5℃。

本品特异性阻断外周多巴胺 D_2 受体，主要功能是增强上部胃动力，促进胃排空。临床上用于促进胃动力以及止吐，适用于服用多巴胺受体激动剂治疗帕金森病所引起的呕吐，但对于术后、麻醉和化疗引起的呕吐无效。本品的极性大，不易透过血-脑脊液屏障，不作用于纹状体多巴胺受体，故中枢神经系统的副作用小。

西沙必利（cisapride）

化学名为（±）顺式-4-氨基-5-氯-N-[1-[3-(4-氟苯氧基)丙基]-3-甲氧基-4-哌啶基]-2-甲氧基苯甲酰胺。哌啶环的 3,4 位碳原子为手性中心，含有四个光学异构体，药用顺式的两个异构体，为外消旋体。

本品为白色或类白色结晶性粉末；无臭。在冰乙酸中易溶，在二氯甲烷中溶解，在乙醇或乙酸乙酯中微溶，在水中几乎不溶。熔点 131～133℃。本品有同质多晶现象。

本品为强效全胃肠动力药，临床上用于治疗胃肠运动障碍性疾病，包括胃食管返流、慢性功能性和非溃疡性消化不良、胃轻瘫及便秘。本品由于可延长心脏 QT 间隔，导致心室心律失常，于 2000 年 7 月从美国撤销上市，我国将该药限制在医院使用，应用时要慎重并且加强观察。

莫沙必利（mosapride）

化学名为 4-氨基-5-氯-2-乙氧基-N-[[4-(4-氟苄基)-2-吗啉基]甲基]苯甲酰胺。

本品为强效选择性 5-HT_4 受体激动剂，是第一个没有多巴胺 D_2 受体拮抗剂作用的胃动力药。主要用于功能性消化不良伴有胃灼热、嗳气、恶心、呕吐、早饱、上腹胀等消化道症状；也可用于胃食管反流性疾病、糖尿病性胃轻瘫及部分胃切除患者的胃功能障碍。本品没有锥体外系副作用。

第三节　止吐药

盐酸昂丹司琼（ondansetron hydrochloride）

合成路线
14-4

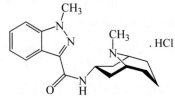

, HCl, 2H₂O

化学名为 2,3-二氢-9-甲基-3-[（2-甲基咪唑-1-基）甲基]-4-(1H)-咔唑酮盐酸盐二水合物。

分子结构中的咔唑环上 3 位碳为手性中心，临床上用其外消旋体，熔点 178.5～179.5℃。

本品能选择性阻断中枢及迷走神经传入纤维 5-羟色胺 3 受体（5-HT$_3$），为高选择性、强效的 5-HT$_3$ 受体拮抗剂，而对其他 5-HT 受体和其他神经递质无作用。癌症患者因放疗或化疗引起小肠的 5-HT 释放，通过 5-HT$_3$ 引起迷走传入神经兴奋导致呕吐，本品能阻断此反射而止吐，但对晕动病及多巴胺激动剂引起的呕吐无效。

本品可口服或静脉注射，适用于治疗由化疗和放疗引起的恶心、呕吐，也可用于预防和治疗手术后引起的恶心、呕吐。本品无锥体外系反应，并且不改变血浆催乳素水平。

同类药物还有**盐酸格拉斯琼（granisetron hydrochloride）、托烷司琼（tropisetron）**和**阿扎司琼（azasetron）**等，用于治疗癌症放疗、化疗引起的恶心、呕吐。

习题及
参考答案

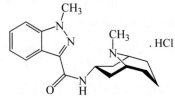

盐酸格拉司琼

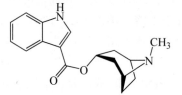

托烷司琼

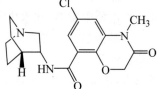

阿扎司琼

（刘凯利）

第十五章

非甾体抗炎药

学习重点

1. 掌握解热镇痛药和非甾体抗炎药的结构类型、作用机制；掌握阿司匹林、对乙酰氨基酚、吲哚美辛、双氯芬酸钠、布洛芬的结构、理化性质、体内代谢及主要用途。

2. 熟悉美洛昔康、丙磺舒、别嘌醇的结构、作用特点及主要用途。

3. 了解非甾体抗炎药的最新进展以及抗痛风药的分类及其代表药物。

炎症是机体对于刺激的自动防御反应，是一种常见的病理过程，局部反应为红、肿、热、痛等症状。全身反应为发热、白细胞数目增多。化生四烯酸（arachidonic acid，AA）是众多炎症因子（PGs/LTs）的前体物质。AA 主要有两条代谢途径：一条是环氧合酶（cyclooxygenase，COX）催化生成前列腺素（PGs）和血栓素（TX）；另外一条是脂氧合酶（lipoxygenase，LOX）催化生产白三烯（LT）。

人们早期使用糖皮质激素类甾体抗炎药，但容易产生依赖性及引起肾上腺皮质功能衰退等副作用。20 世纪 70 年代，非甾体抗炎药物（NSAIDs）研究发展迅速。NSAIDs 主要以

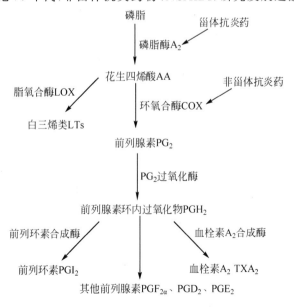

图 15-1　花生四烯酸的代谢与非甾体抗炎药的作用机制

抗炎为主，兼有解热、镇痛和抗风湿作用。NSAIDs 的抗炎作用机制与其抑制环氧合酶、抑制 PGs 的生物合成有关。大多数解热镇痛药物具有抗炎作用，而部分非甾体抗炎药用于痛风的治疗，因此将解热镇痛药、非甾体抗炎药和抗痛风药物一并进行介绍。

第一节　解热镇痛药

解热镇痛药是一类能作用于患者下丘脑的体温调节中枢，选择性地抑制中枢环氧合酶，使前列腺素的合成与释放减少，进而使得患者体温降到正常，并能缓解疼痛的药物。其镇痛机制主要是抑制受损或炎症部位的前列腺素的合成，从而发挥镇痛作用，临床上常用于牙痛、头痛、肌肉痛、关节痛等慢性钝痛的治疗，而对创伤性锐痛和内脏平滑肌绞痛无效，所以不能作为中枢性镇痛药物的替代品，该类药物镇痛效果弱于中枢镇痛药，但具有久用无成瘾性，不易产生耐受的优点。

解热镇痛药按照化学结构分为苯胺类、水杨酸类和吡唑酮类，除了苯胺类无抗炎作用外，其他两类的大多数药物还兼有抗炎作用。

一、水杨酸类

植物来源的水杨酸是人类最早使用的解热镇痛药之一。1838 年，Piria 首次从植物中提取水杨酸。1860 年，Koble 首次合成了水杨酸。1875 年，Buss 把水杨酸钠作为解热镇痛药用于临床；1853 年，Gerhardt 首次合成了乙酰水杨酸；1859 年，Gilm 合成较高纯度的乙酰水杨酸；1899 年，Hoffmann 研究了乙酰水杨酸的药效，作为解热镇痛药物使用。

阿司匹林（aspirin）

化学名为 2-(乙酰氧基)苯甲酸，又名乙酰水杨酸。

本品为白色结晶或结晶性粉末；无臭或微带乙酸臭，味微酸，遇湿气缓慢水解。在乙醇中易溶，在氯仿或乙醚中溶解，在水或无水乙醚中微溶，在氢氧化钠溶液或碳酸钠溶液中溶解，但同时分解。熔点 135～140℃。

本品水溶液加入三氯化铁试液不发生变化，加热后可显紫堇色。

本品水解后，用硫酸酸化即析出白色水杨酸沉淀，并发生乙酸的臭味，此反应可供鉴别。

本品的合成以水杨酸为原料，在浓硫酸催化下，经乙酐乙酰化制得。

本品具有较强的解热镇痛作用和消炎抗风湿作用，临床上用于感冒发热、头痛、牙痛、神经痛、肌肉痛、痛经、风湿热、风湿性关节炎和类风湿性关节炎等；近年来研究发现，阿司匹林由于抑制环氧化酶的活性,因此能够抑制血小板中血栓素 A_2(TXA_2)的合成,具有抗血栓形成和抗血小板聚集的新用途,现在阿司匹林已被批准用于心血管系统疾病的预防和治疗。

　　本品长期服用可导致消化道出血,主要是阿司匹林抑制了消化道壁的前列腺素合成,致使消化道黏膜受损,另外本品及水杨酸中游离的羧基对胃肠道亦有较强刺激。此外有时也可引起过敏性哮喘。为了降低阿司匹林的胃肠道刺激性,制备了一系列阿司匹林的盐、酰胺或酯衍生物。

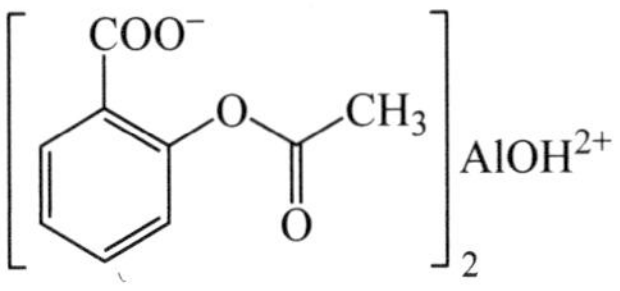

阿司匹林铝盐

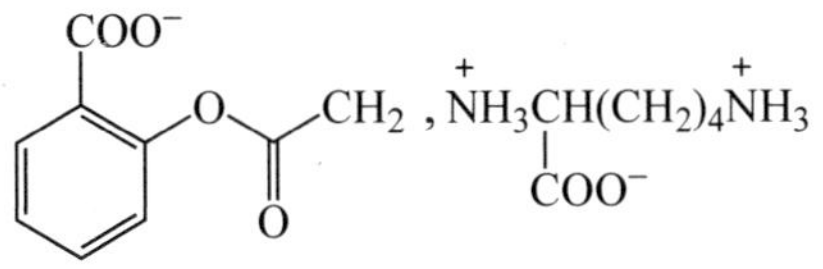

赖氨匹林

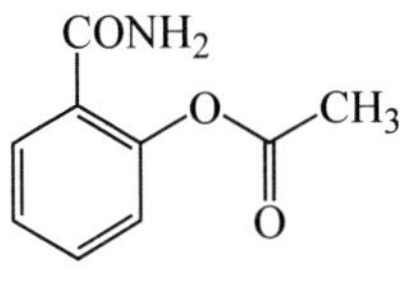

水杨酰胺

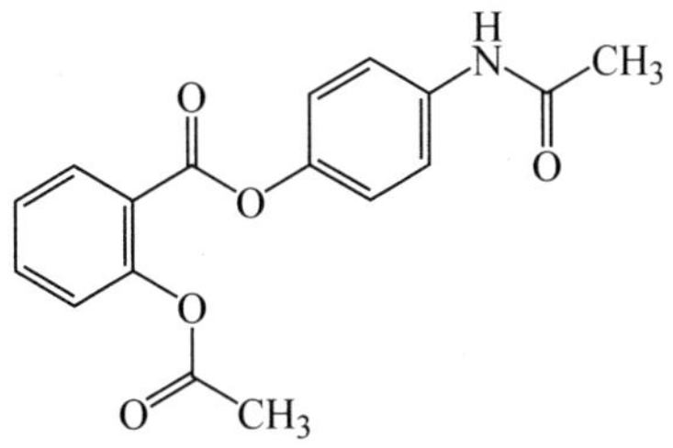

贝诺酯

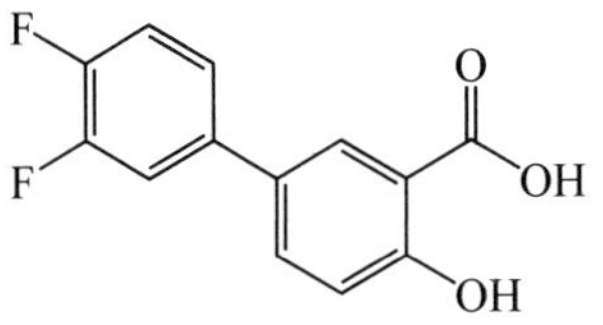

二氟尼柳

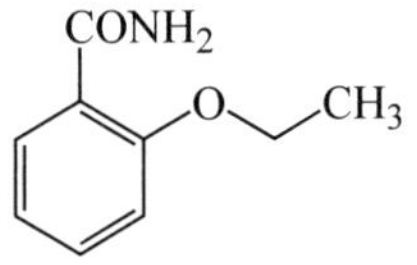

乙氧苯酰胺

二、苯胺类

　　1886 年发现乙酰苯胺(acetanilide)具有很好的解热镇痛作用而曾将其应用于临床,称为退热冰。但由于在体内代谢为苯胺,毒性较大,已被淘汰。将乙酰苯胺的对位醚化得到非那西丁(phenacetin),对头痛、发热和风湿痛效果显著,曾应用于临床,但后来发现它对肾脏有持续性毒性,对视网膜也有毒性,现已停用。1948 年 Brodie 发现非那西丁的代谢物对乙酰氨基酚(paracetamol)的毒性及副作用都较低,有较强的解热镇痛作用,但无抗炎和抗风湿作用,临床上将其用于镇痛和退热,是目前苯胺类临床使用的唯一品种。

对乙酰氨基酚(paracetamol)

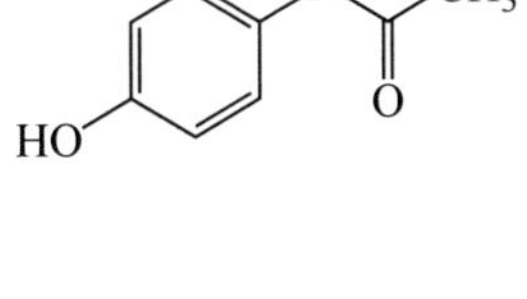

化学名为 $4'$-羟基乙酰苯胺,又名扑热息痛。

本品为白色结晶或结晶性粉末。在热水或乙醇中易溶,在丙酮中溶解,在冷水中微溶。熔点 $168\sim171℃$。

本品口服易吸收,在肝脏代谢,主要代谢途径是与葡萄糖醛酸或硫酸结合而失活。儿童主要为硫酸酯,成人主要为葡萄糖醛酸酯,5% 经 P450 氧化酶氧化产生 N-羟基衍生物,再进一步转化为毒性代谢物 N-乙酰亚胺醌。在正常情况下,N-乙酰亚胺醌可与肝内谷胱甘肽结合而解毒,但是大剂量服用对乙酰氨基酚时,会耗竭谷胱甘肽,然后 N-乙酰亚胺醌进一步与肝蛋白结合,导致肝坏死、低血糖和昏迷。如出现过量服用对乙酰氨基酚的情况,应及早服用 N-乙酰半胱氨酸来对抗。

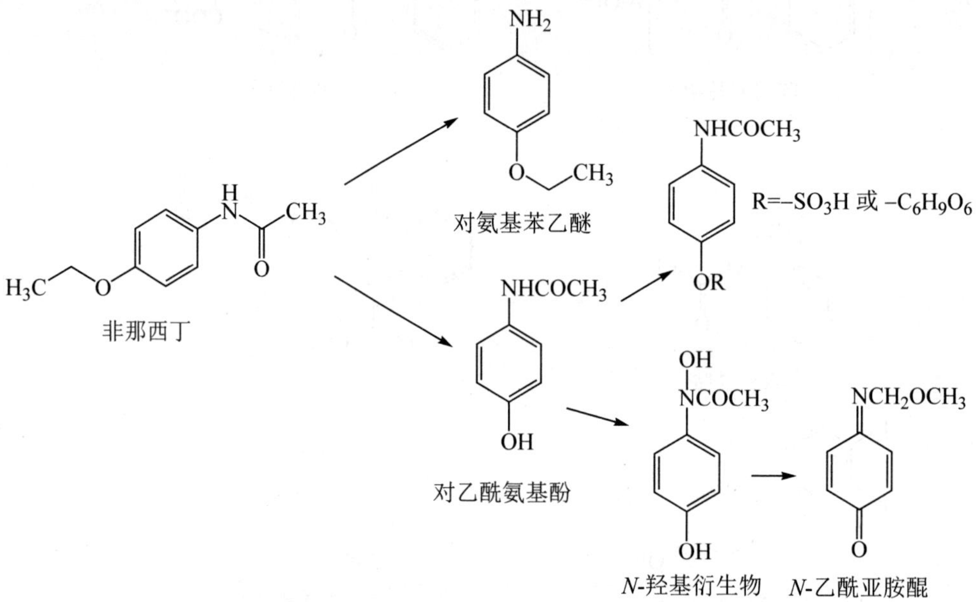

图 15-2 对乙酰氨基酚的体内代谢

本品在空气中稳定,水溶液在 pH6 时最稳定,在酸性及碱性条件下被水解为对氨基酚,因分子结构中有酚羟基和芳氨基,可被进一步氧化变色。

本品的水溶液与三氯化铁试液反应,生成蓝紫色配位化合物;其稀盐酸溶液与亚硝酸钠反应后,再与碱性 β-萘酚反应,呈红色。此为水解产物对氨基酚的重氮化偶合反应。

本品的合成是以对硝基酚为原料,酸性条件下铁粉为还原剂,得到对氨基苯酚,再经乙酸乙酰化后制得。

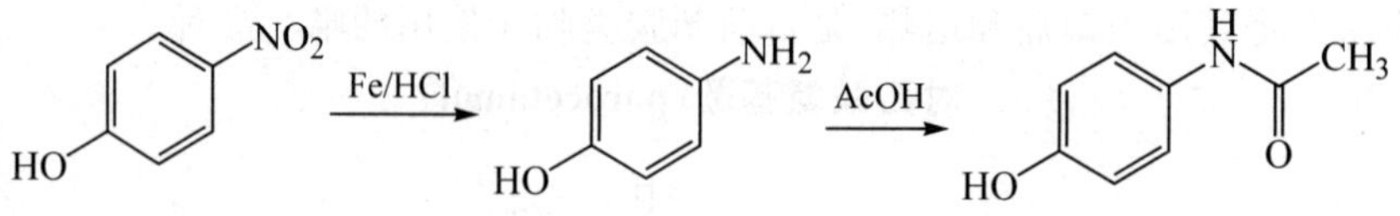

三、吡唑酮类

1884 年 Knorr 首次合成了临床使用的**安替比林（antipyrine）**,因其毒性较大,未继续在临床使用。随后受吗啡结构中具有甲氨基的启发,在安替比林分子中引入二甲氨基,合成**氨**

基比林(aminopyrine),其解热镇痛效果比安替比林好,且无胃肠道刺激,曾广泛应用于临床,但该药可引起白细胞减少及粒细胞缺乏症等,我国已于 1982 年淘汰该药。将氨基比林结构中二甲氨基的一个甲基换成亚甲基磺酸钠,得到水溶性更大的药物**安乃近**(metamizole sodium),该药解热镇痛作用强,快而持久,但仍会引起粒细胞减少,对造血系统毒性较大,故不作为首选药,仅用于紧急退热。为了增强这类药物的解热镇痛作用,降低毒性,合成了许多吡唑酮类衍生物,如**异丙基安替比林**(isopropylantipyrine)、**烟酰氨基安替比林**(nicotinoy aminoantipyrine)等。

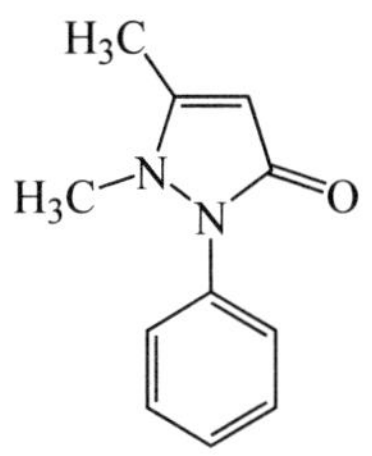

安替比林 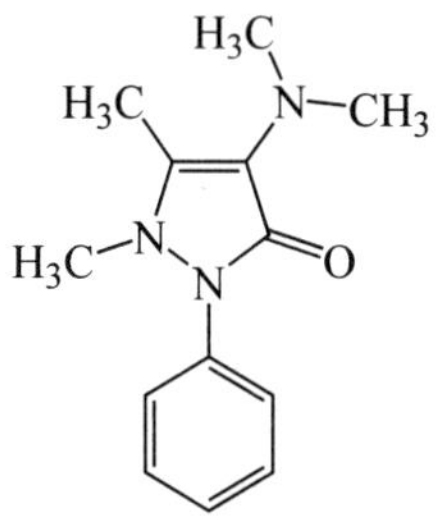　　　　氨基比林 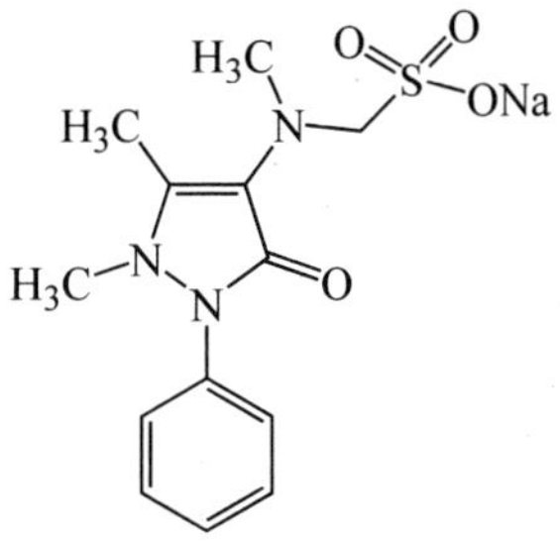　　　　安乃近

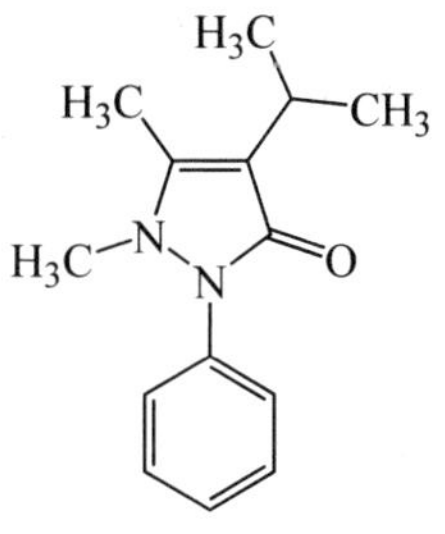

异丙基安替比林 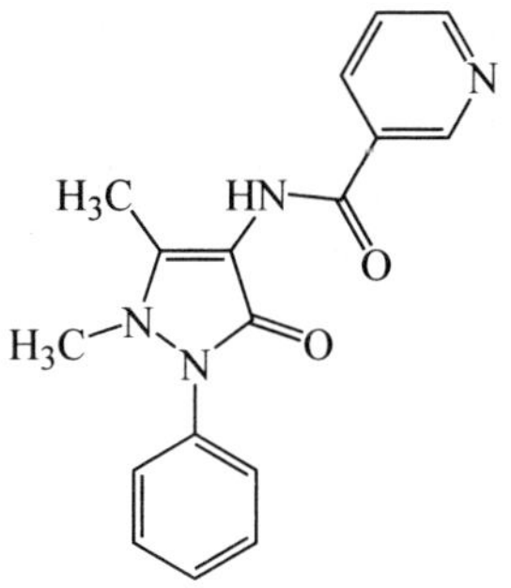　　　　烟酰氨基安替比林

第二节　非甾体抗炎药

以红肿热痛为主要临床表现的炎症是机体对感染的一种防御机制,其病理生理机制十分复杂。研究表明前列腺素是引起炎症的介质之一,当细胞膜受损会引起前列腺素的释放。非甾体抗炎药物的作用机制主要是抑制 COX,减少前列腺素的合成,从而起到抗炎的作用。按照化学结构,非甾体抗炎药物可分为 3,5-吡唑烷二酮类、邻氨基苯甲酸类、芳基烷酸类、1,2-苯并噻嗪类和选择性 COX-2 抑制剂等。

一、邻氨基苯甲酸类

此类药物也称为灭酸类药物,是采用生物电子等排体原理,将水杨酸的羟基用氨基取代的衍生物,具有较强的消炎镇痛作用,临床上用于治疗风湿性及类风湿性关节炎。副作用较多,主要是胃肠道障碍如恶心、呕吐、腹泻、食欲不振等,亦能引起粒性白细胞缺乏症等。常用的药物有**甲芬那酸**（mefenamic acid）、**甲氯芬那酸**（meclofenamic acid）、**氟芬那酸**（flufenamic acid）、**氯芬那酸**（chlofenamic acid）等，其中氯芬那酸是我国自行研制的消炎药。

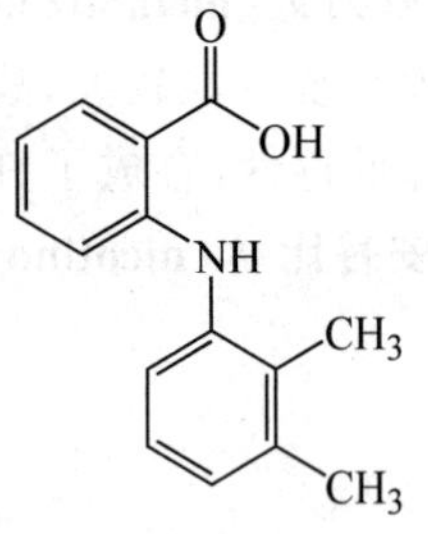

| 甲芬那酸 | 甲氯芬那酸 | 氟芬那酸 | 氯芬那酸 |

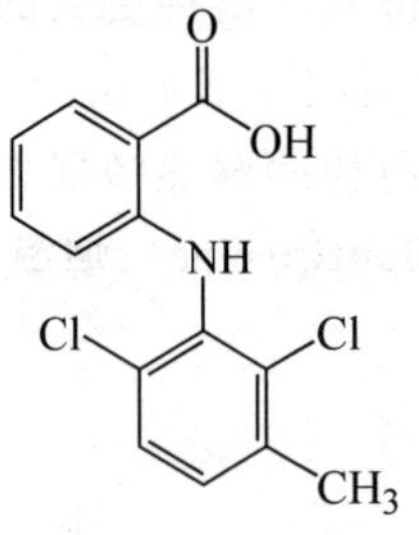

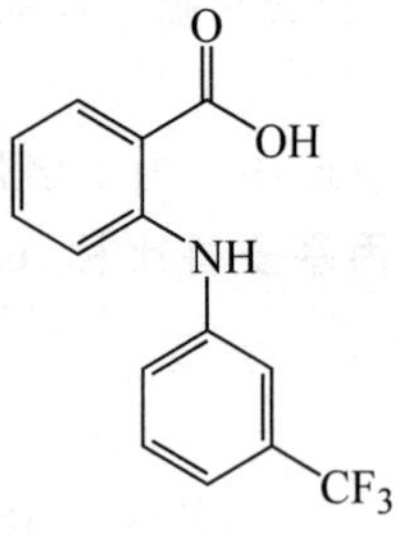

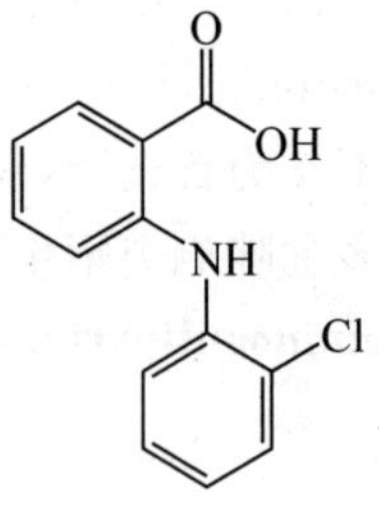

二、3,5-吡唑烷二酮类

该类药物是以氨基比林为先导，经结构改造得到的一类抗炎药物。1946年，具有3,5-吡唑烷二酮结构的**保泰松**（phenylbutazone）被合成，该药解热、镇痛作用不强，但有良好的抗炎和促进尿酸排泄的作用，在临床上用作抗炎药，但毒副作用较大。1961年，科研人员发现保泰松的体内代谢物**羟布宗**（oxyphenbutazone）的解热、镇痛、抗炎作用较好，且毒副作用较小。而后**磺吡酮**（sulfinpyrazone）被发现，其消炎、镇痛作用弱于保泰松，但有较强的排尿酸作用，临床上用于治疗痛风及风湿性关节炎。在保泰松的另一个代谢物γ-羟基保泰松（无活性）结构的基础上，进行氧化得到**γ-酮基保泰松**（γ-ketophenylbutazone），消炎、镇痛作用增加，也可用于治疗痛风及风湿性关节炎。

| 羟布宗 | 保泰松 | |

| | γ-羟基保泰松 | γ-酮基保泰松 |

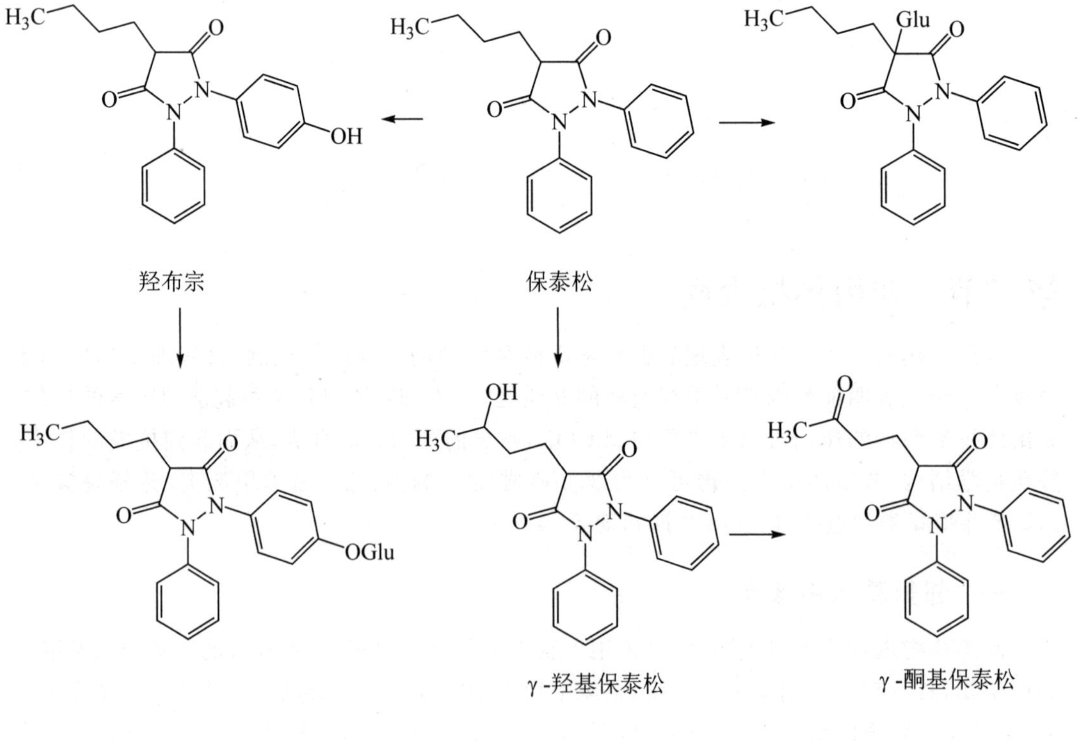

三、芳基烷酸类

（一）芳基乙酸类

风湿病患者体内色氨酸代谢水平较高,其代谢物 5-羟基色胺(5-HT)是炎症的化学致痛物质,因此设想以吲哚乙酸类化合物作为 5-HT 的拮抗剂,用于风湿性关节炎的治疗,从而发现了高效抗炎镇痛药物**吲哚美辛**(indomethacin),开发了芳基乙酸类药物,随后有大量的芳基乙酸类药物陆续上市。但在后续研究中发现,该类药物实际上不是拮抗 5-HT,而是抑制 COX,导致前列腺素的合成受阻而发挥治疗作用。

吲哚美辛(indomethacin)

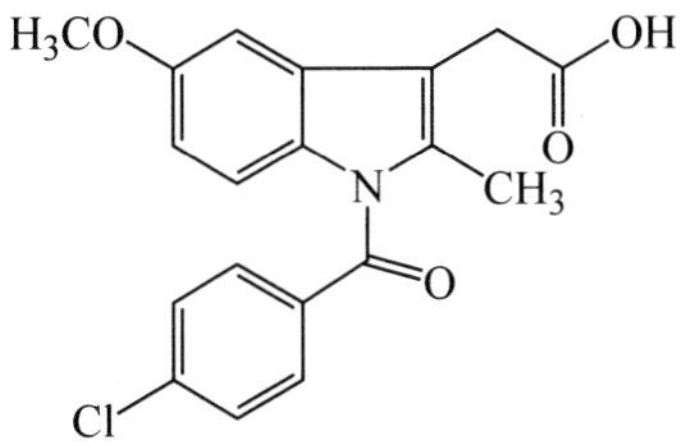

化学名为 2-甲基-1-(4-氯苯甲酰基)-5-甲氧基-1H-吲哚-3-乙酸。

本品为类白色或微黄色结晶性粉末;几乎无臭、无味。在丙酮中溶解,在乙醚、乙醇、甲醇及氯仿中略溶,在苯中微溶,在水中几乎不溶。熔点 158～162℃。

本品为弱酸性药物,pK_a 4.5,可溶于氢氧化碱溶液。在室温下空气中稳定,但对光敏感。

本品溶于稀氢氧化钠液中,加重铬酸钾溶液,加热至沸,酰胺键被水解,再加硫酸,加热则显紫色。

本品的稀氢氧化钠溶液中,加亚硝酸钠溶液,加热至沸后放冷,加盐酸显绿色,放置后渐变黄色。

本品在胃肠道吸收迅速而完全,在肝脏和肾脏代谢,形成去甲基化物和去酰基化物,主要以葡萄糖醛酸结合物的形式从尿中排泄。

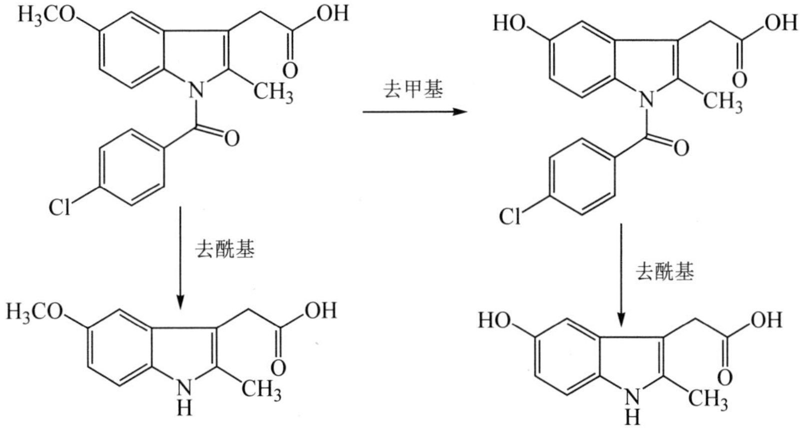

本品具有镇痛、抗炎、解热作用，临床用于治疗风湿性和类风湿性关节炎、强直性脊椎炎、骨关节炎，但存在严重的毒副作用，除常见的胃肠道反应、肝脏损害及造血系统功能障碍外，还具有中枢神经副作用。

对吲哚美辛进行结构改造，将吲哚环上的—N＝用其电子等排体—CH＝取代，得到茚乙酸类衍生物**舒林酸（sulindac）**，该药是一个前药，体外无活性，在体内被代谢为甲硫化物发挥药效，副作用小于吲哚美辛。

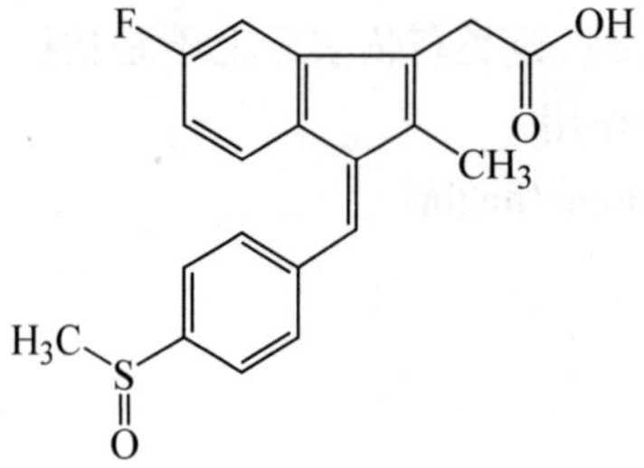

舒林酸 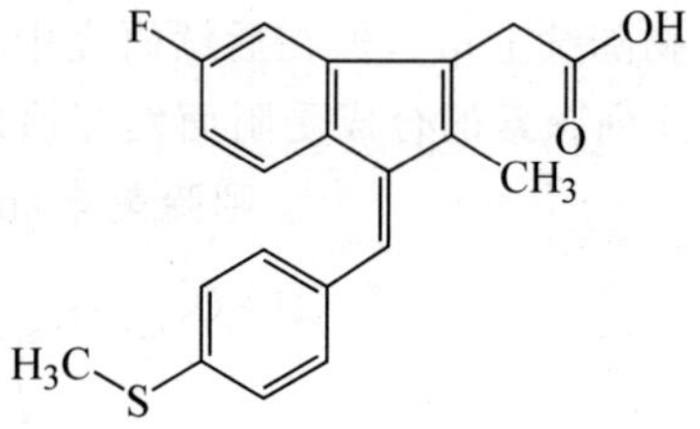　　　　　　　　舒林酸的体内活性代谢物

双氯芬酸钠（diclofenac sodium）

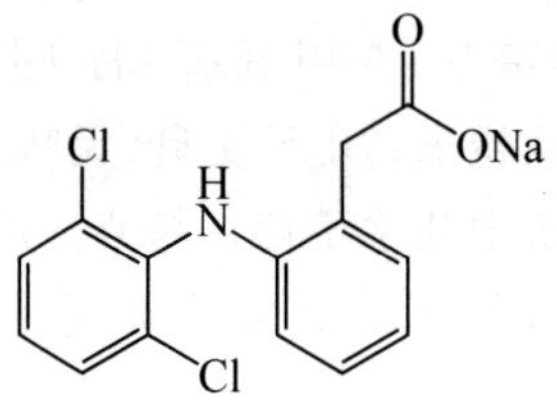

化学名为 2-[（2,6-二氯苯基）氨基]-苯乙酸钠，又名双氯灭痛。

本品为白色或类白色结晶性粉末；有刺鼻感、引湿性。在水中略溶，在乙醇中易溶，在氯仿中不溶。熔点 283～285℃（游离酸熔点 156～158℃）。

本品为苯乙酸类衍生物，是环氧化酶强抑制剂，具有消炎、解热、镇痛作用。临床上用于各种炎症所致的疼痛与发热。其镇痛、抗炎及解热作用比阿司匹林强 26～50 倍，比吲哚美辛强 2～2.5 倍。口服吸收迅速而完全，主要在肝脏代谢，以葡萄糖醛酸或硫酸结合物形式从肾排出。

临床上常用的芳基乙酸类非甾体抗炎药还有**依托度酸（etodolac）**、**芬氯酸（fenclofenac）**等。

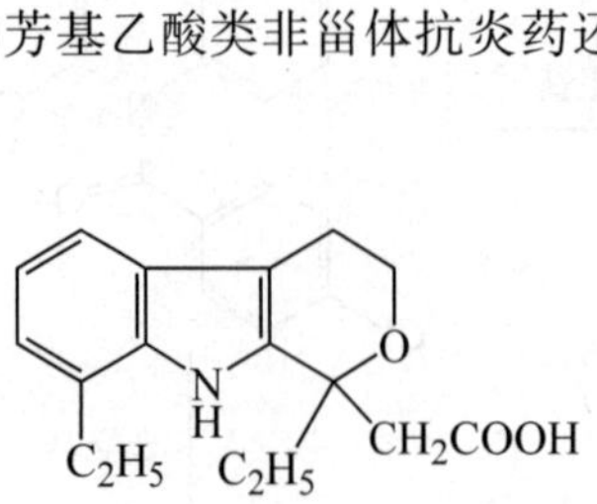

依托度酸 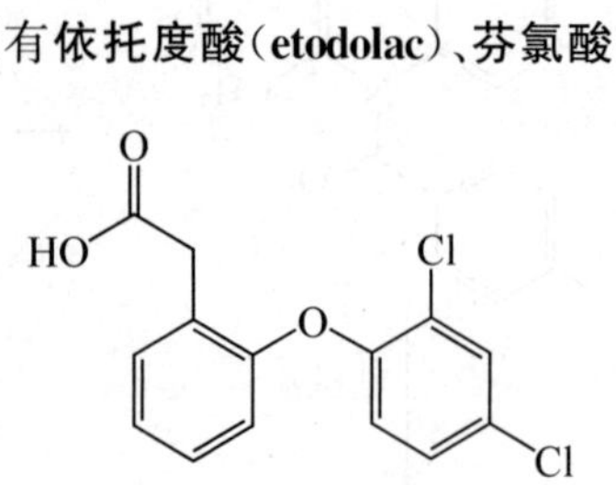　　　　　　　　芬氯酸

（二）芳基丙酸类

芳基丙酸类是在芳基乙酸类的 α 碳原子上引入甲基得到的，引入甲基可增强抗炎镇痛作用，减小副作用。20 世纪 60 年代末期布洛芬的上市，使非甾类抗炎药的发展有了一个突破性的进展，常见的一些芳基丙酸类 NSAIDs 见表 15-1。

表 15-1　常见的一些芳基丙酸类 NSAIDs

药物名称	化学结构	药物名称	化学结构
布洛芬 （ibuprofen）	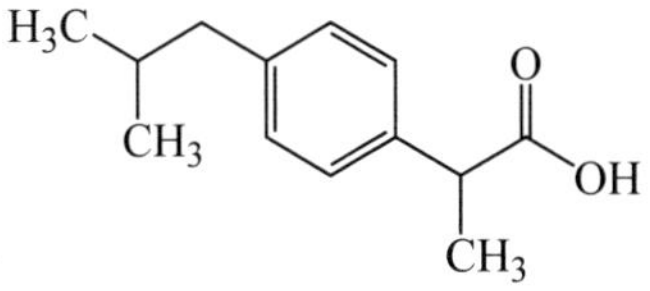	萘普生 （naproxen）	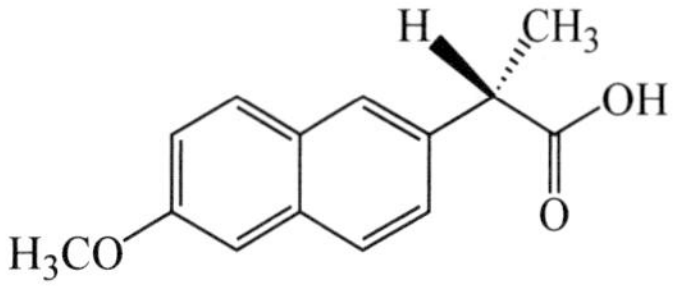
氟比洛芬 （fluprofen）	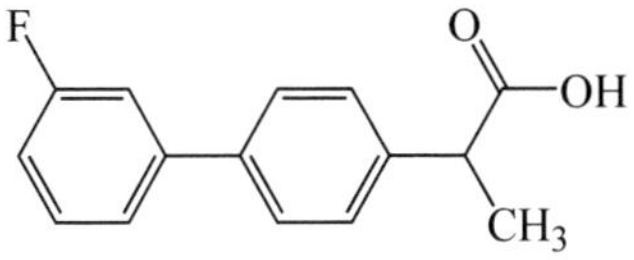	吲哚洛芬 （indoprofen）	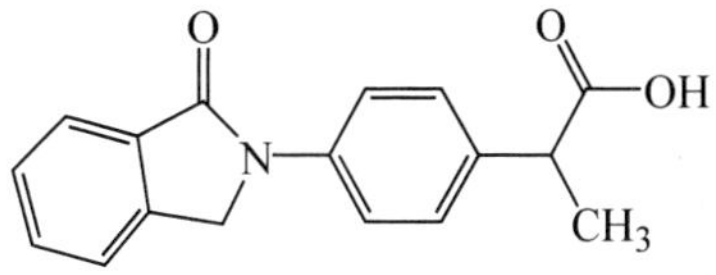
酮洛芬 （ketoprofen）	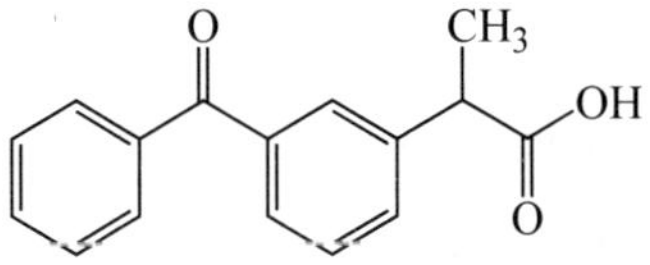	吡洛芬 （pirprofen）	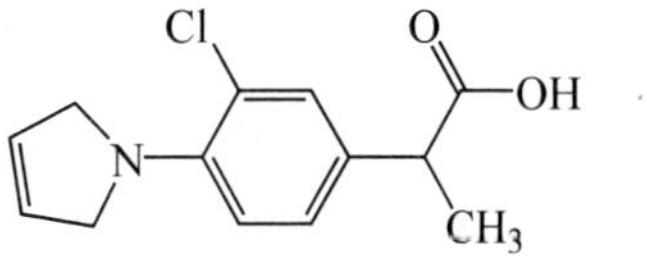

布洛芬（ibuprofen）

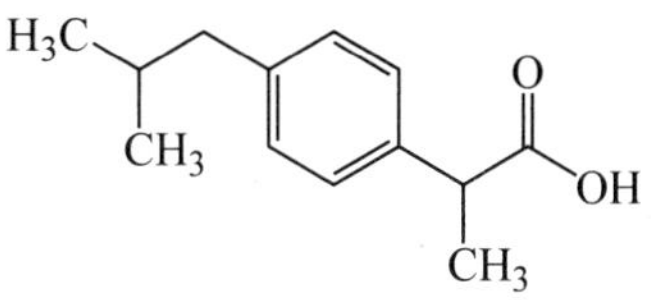

化学名为 α-甲基-4-(2-甲基丙基)苯乙酸。

本品为白色结晶性粉末。在丙酮、乙醚、氯仿、氢氧化钠或碳酸钠水溶液中溶解，在水中几乎不溶。熔点 74.5～77.5℃。

本品口服后迅速吸收，吸收量的 90% 以上主要以羟基化合物和羧基化合物形式从尿中排泄，所有的代谢物都失活。无论服用布洛芬的哪种异构体，其主要代谢产物都为 $S(+)$-构型，这是因为 $R(-)$ 异构体在体内可以转化为 $S(+)$ 异构体。两种异构体在体内生物活性是等价的，这种代谢现象在其他芳基丙酸药物中也能被观测到。

萘普生（naproxen）

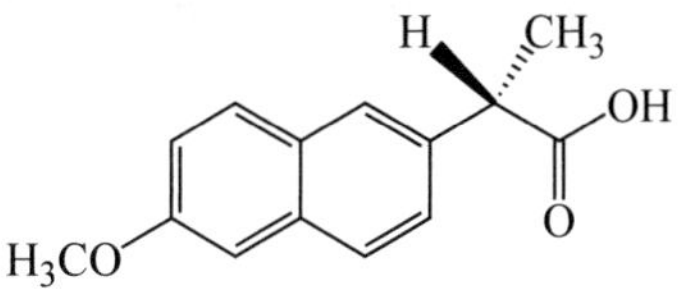

化学名为(＋)-α-甲基-6-甲氧基-2-萘乙酸。

本品为白色结晶性粉末，无臭或几乎无臭。本品在甲醇、乙醇、氯仿中溶解，在乙醚中略溶，水中几乎不溶。熔点153～158℃。

本品具有光学活性，临床上用的是其 S-(＋)-异构体，比旋度＋63°～＋68.5°。用于治疗风湿性关节炎、骨关节炎等。

萘丁美酮(nabumetone) 是一个非酸性非甾体抗炎药，对胃肠道刺激作用小，在体内被代谢成6-甲氧基萘乙酸而激活，萘丁美酮不影响胃黏膜中前列腺素环氧化酶的活性，因此从某种意义上说它是前体药物成功设计的范例。

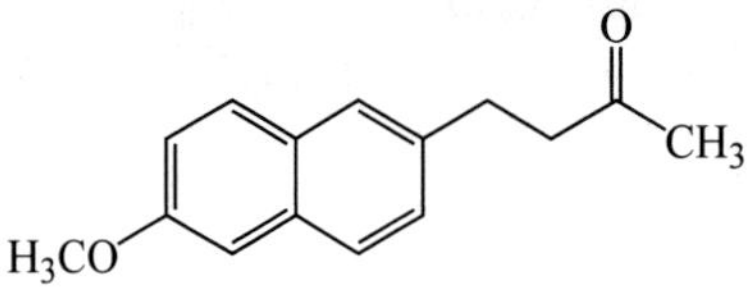

萘丁美酮 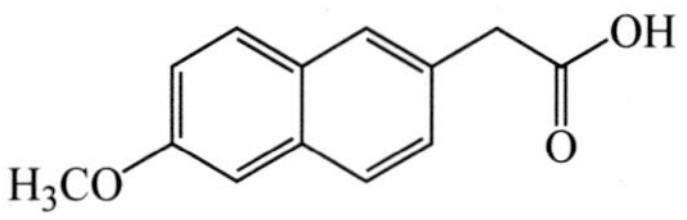　　　　　　　　　　　　6-甲氧基萘乙酸

四、1,2-苯并噻嗪类

1,2-苯并噻嗪结构的抗炎药又称为**昔康类(oxicans)**，它是一类结构中含有烯醇型羟基的化合物，此类药物具有酸性，pK_a 4～6。该类药物对 COX-2 的抑制作用比对 COX-1 的作用强，有一定的选择性，且半衰期长；副反应发生率较高，但该类药物引起的胃肠道反应比常见的非甾体类抗炎药轻。

吡罗昔康(piroxicam)

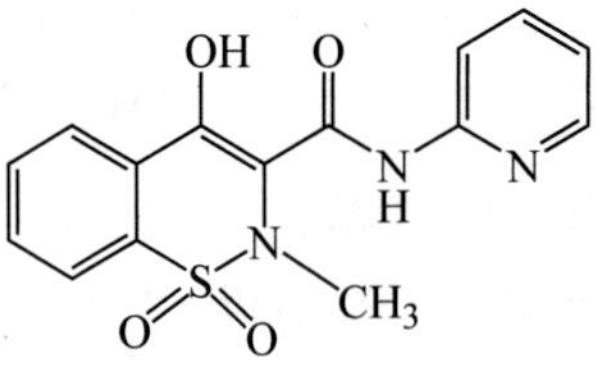

化学名为 2-甲基-4-羟基-N-(2-吡啶基)-2H-1,2-苯并噻嗪-3-甲酰胺-1,1-二氧化物，又名炎痛昔康。

本品为微黄色结晶性粉末。无臭、无味。在氯仿、丙酮中易溶，在乙醇、乙醚中微溶，在水中几乎不溶。熔点198～202℃。

本品的氯仿溶液与三氯化铁反应，显玫瑰红色。

本品口服吸收迅速而完全，半衰期长，尚有促尿酸排泄作用。临床用于风湿性和类风湿性关节炎、骨关节炎、强直性脊椎炎、腰肌劳损、肩周炎、术后及创伤后疼痛，也可用于急性痛风的治疗。

本品主要经肝脏代谢,代谢产物主要为吡啶环上的羟基化合物,无抗炎活性,以葡萄糖醛酸结合物形式自尿排泄。

本品口服吸收迅速而完全,半衰期长,尚有促尿酸排泄作用,临床用于风湿性和类风湿性关节炎、骨关节炎、强直性脊柱炎、腰肌劳损、肩周炎、术后及创伤性疼痛的治疗,也可用于急性痛风的治疗。

同类药物还有**舒多昔康**(sudoxicam)、**伊索昔康**(isoxicam)、**替诺昔康**(tenoxicam)、**氯诺昔康**(lornoxicam)、**美洛昔康**(meloxicam)等。

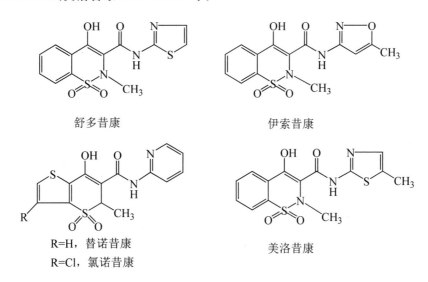

舒多昔康

伊索昔康

R=H，替诺昔康
R=Cl，氯诺昔康

美洛昔康

五、选择性 COX-2 抑制剂

前列腺素对动物和人体的胃酸分泌具有很强的抑制作用,可保护胃黏膜。非甾体抗炎药大多数在抑制炎症部位前列腺素生物合成的同时,也抑制了胃黏膜中的前列腺素,因此副作用较多。

20 世纪 90 年代末,研究者发现 COX 存在两种同工酶——COX-1 和 COX-2。进一步研究发现 COX-1 存在于正常组织,COX-2 存在于炎症部位。针对 COX-1 和 COX-2 在结构上的差别,研发了**塞来昔布**(celecoxib)、**罗非昔布**(rofecoxib)、**伐地昔布**(valdecoxib)、**帕瑞昔布**(parecoxib)、**依妥昔布**(etoricoxib)和**艾瑞昔布**(imrecoxib)等一系列 COX-2 选择抑制剂。其中罗非昔布在临床应用中发现具有诱发心脑血管疾病的风险,已撤市。艾瑞昔布是我国自主研发的一类新药,用于缓解骨关节炎的疼痛症状。

同类药物还有伐地昔布(valdecoxib)、帕瑞昔布(parecoxib)、依妥昔布(etoricoxib)等。

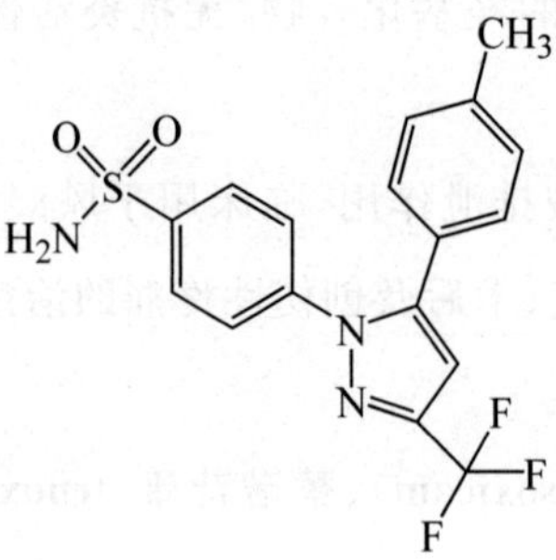

塞来昔布

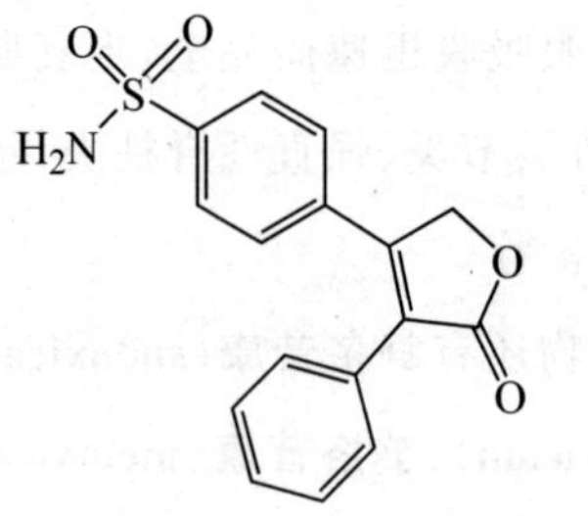

罗非昔布

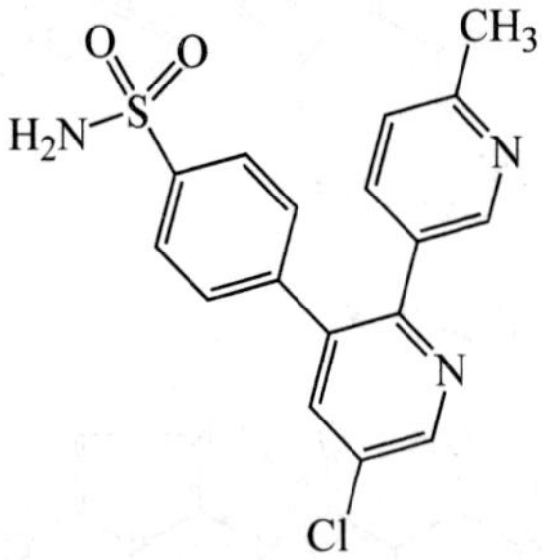

依妥昔布

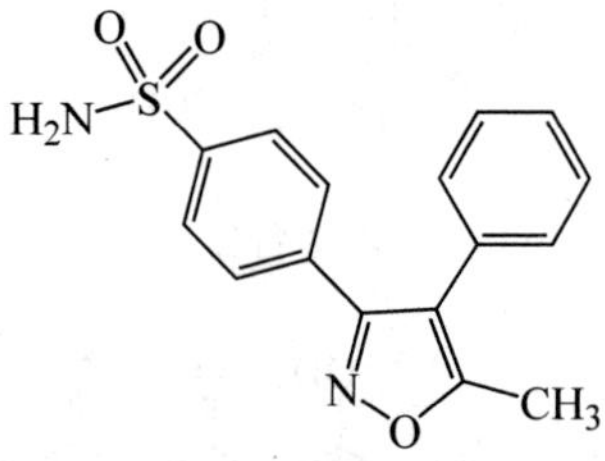

伐地昔布

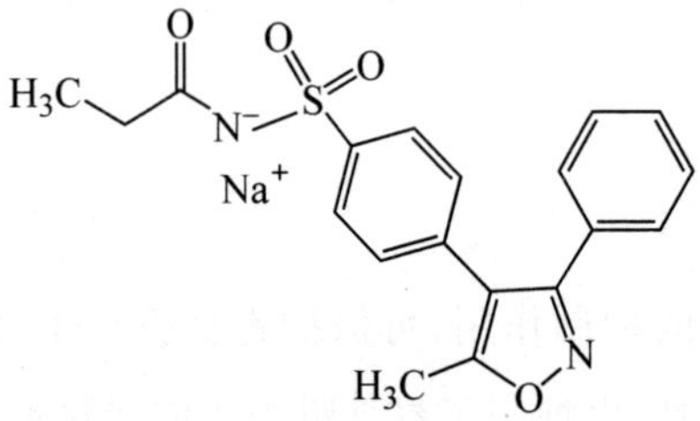

帕瑞昔布

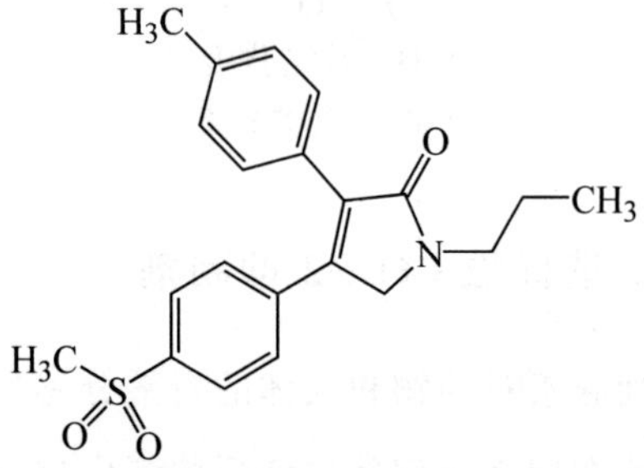

艾瑞昔布

塞来昔布（celecoxib）

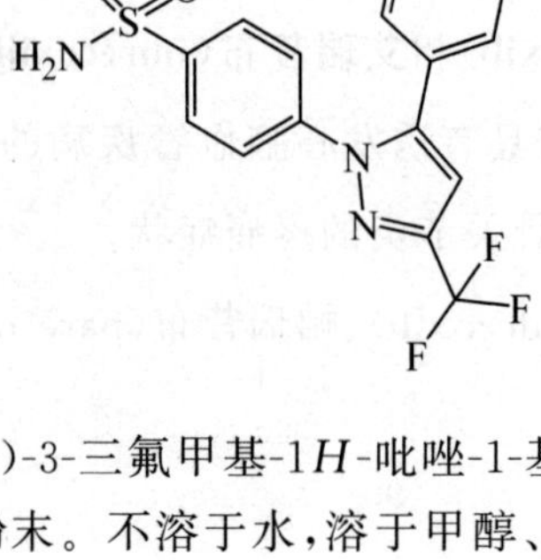

化学名为 4-[5-(4-甲基苯基)-3-三氟甲基-1H-吡唑-1-基]苯磺酰胺。

本品为白色粉末或浅黄色粉末。不溶于水，溶于甲醇、乙醇、二甲亚砜等有机溶剂。熔点 160～163℃。

　　本品口服吸收快且完全,生物利用度为 99％,吸收后广泛分布全身组织中,在肝中经 P450 CYP2C9 氧化代谢,主要是苯环上 4-甲基的羟基化,并进一步氧化成羧酸,并与葡萄糖醛酸结合,从尿中消除,所有代谢产物对 COX-2、COX-1 均无显著性抑制活性。塞来昔布也可抑制 CYP2D6 酶,需注意联合用药。

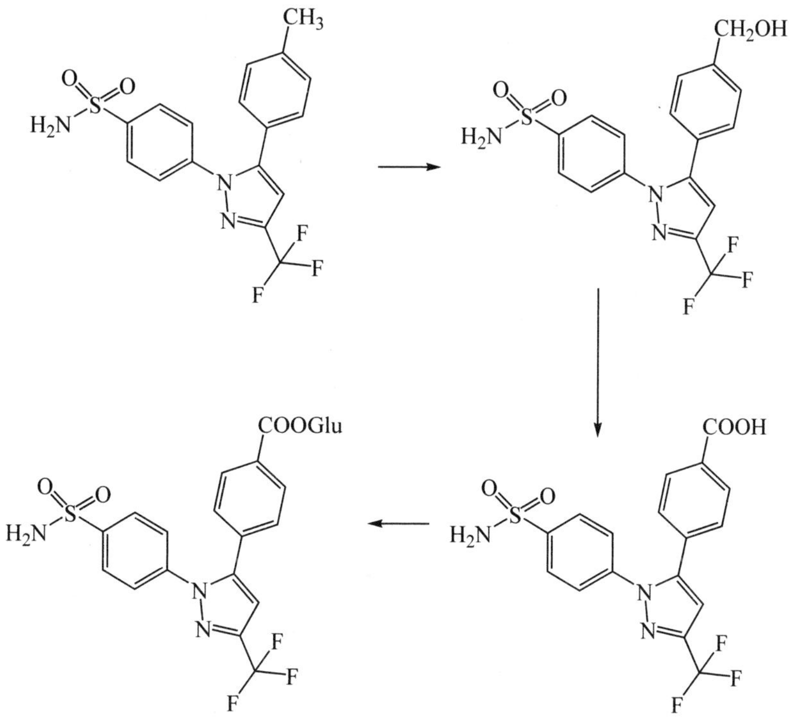

　　本品是第一个上市的 COX-2 选择性抑制剂,对 COX-2 的抑制作用是对 COX-1 的 400 倍,其苯磺酰胺结构对 COX-2 受体有高选择性,与传统非甾体抗炎药物相比,其溃疡发生率与肾脏毒性都显著降低。

第三节　抗痛风药

　　痛风(gout)是人体中嘌呤代谢异常,导致血中尿酸过多,沉积在关节、结缔组织和肾脏并析出结晶,引起局部炎症和疼痛。尿酸的体内合成主要是由腺嘌呤在腺嘌呤氧化酶、黄嘌呤氧化酶的催化下,最终生成尿酸,人体中缺少尿酸酶,不能进一步代谢为乙醛酸和尿素。当体内尿酸生成过多或排泄减少,尿酸在体内含量增多,导致高尿酸血症,进而诱发痛风。

　　临床上使用的抗痛风药可分为以下三类:(1)抗痛风发作药,如秋水仙碱;通常也采用非甾体抗炎药来缓解急性痛风的疼痛。(2)促进尿酸排泄药,如丙磺舒。(3)黄嘌呤氧化酶抑制剂,如别嘌醇、非布司他和托匹司他。

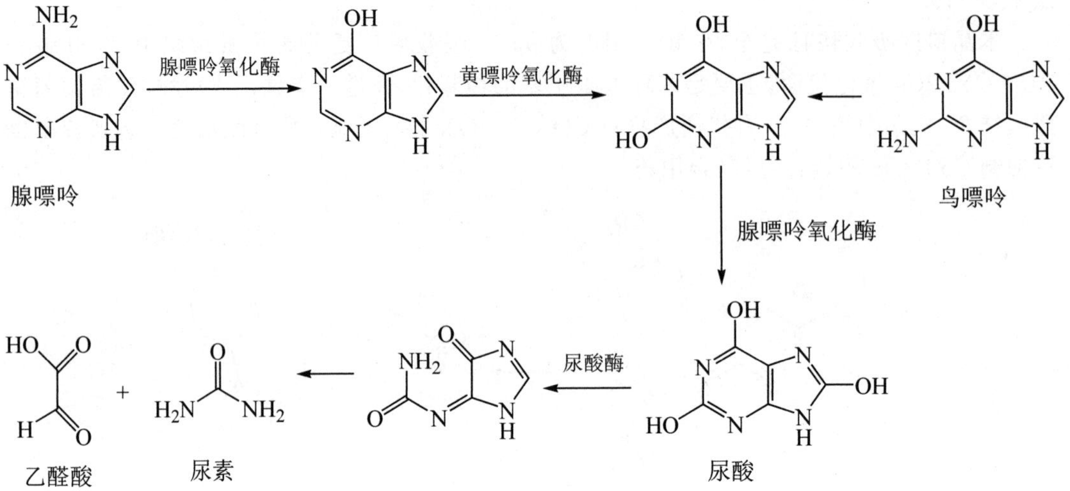

秋水仙碱（colchicine）

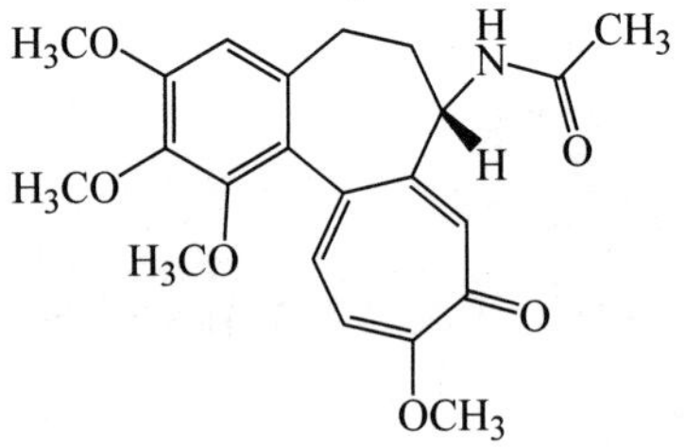

　　本品是从百合科植物秋水仙的球茎和种子中提取的一种生物碱。为类白色至淡黄色结晶性粉末；略臭，味苦。可溶于水，易溶于乙醇。熔点 142～150℃。遇光颜色变深，需避光密封保存。

　　本品对急性痛风性关节炎有选择性的抗炎作用，是治疗痛风急性发作的特效药，但秋水仙碱对一般的疼痛、炎症及慢性痛风均无效。

　　本品的安全窗较窄，副作用很大。

丙磺舒（probenecid）

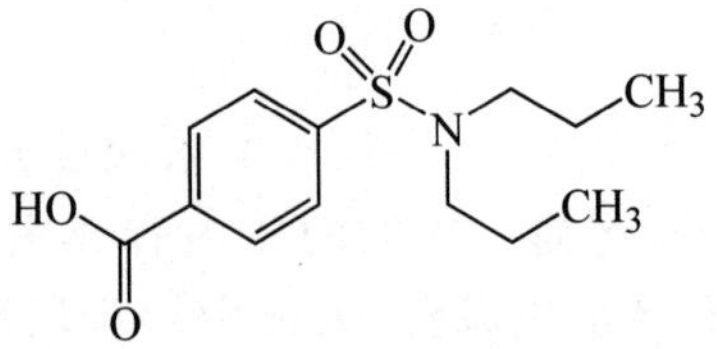

　　化学名为 4-[（二正丙胺基）磺酰基]苯甲酸。

　　本品为白色结晶粉末；无臭，味微苦。在丙酮中溶解，在乙醇或三氯甲烷中略溶，在水中几乎不溶；在稀氢氧化钠溶液中溶解，在稀酸中几乎不溶。熔点 198～201℃。

　　本品加 0.1mol/L 氢氧化钠溶液 0.2mL，加三氯化铁试液 1 滴，即生成米黄色沉淀。

　　本品能抑制肾小管对尿酸盐的主动再吸收，促进尿酸排泄，降低血浆尿酸盐的浓度，可缓解或防止尿酸盐的生成，减少关节的损伤，亦可促进已形成的尿酸盐的溶解，用于慢性痛风的治疗。因无镇痛及消炎作用，对急性痛风无效。

别嘌醇（allopurinol）

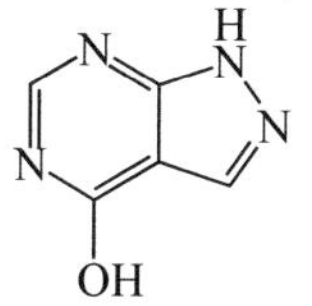

化学名为 4-羟基-1H-吡唑并[3,4-d]嘧啶。

本品为白色或类白色结晶性粉末；几乎无臭。在水中或乙醇中极微溶解，在氯仿或乙醚中不溶；在氢氧化钠或氢氧化钾中易溶。

本品在 pH3.1～3.4 时最稳定，pH 升高时，本品分解成 3-氨基-吡唑-4-羧酸铵。

本品是体内次黄嘌呤的异构体，可抑制黄嘌呤氧化酶，使次黄嘌呤和黄嘌呤合成尿酸的途径受阻，从而降低血中尿酸浓度。

本品口服吸收后经肝脏代谢，约有 70% 的量代谢为有活性的别黄嘌呤，别黄嘌呤也有抑制黄嘌呤氧化酶的作用，其半衰期比别嘌醇更长（18～30h）。

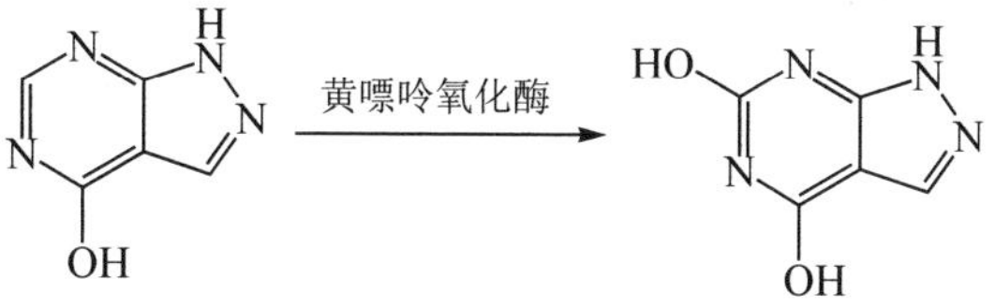

别黄嘌呤

本品及其代谢产物通过抑制黄嘌呤氧化酶的活性，使尿酸的生物合成减少，降低血液及尿中的尿酸含量，减少尿酸在骨、关节及肾脏的沉积。临床主要用于痛风及痛风性肾病。

苯溴马隆（benzbromarone）

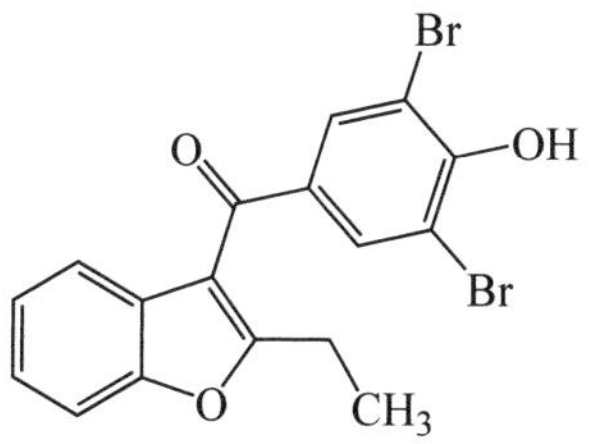

化学名为(3,5-二溴-4-羟基苯基)-(2-乙基-3-苯并呋喃基)甲酮。

本品为白色至微黄色结晶性粉末，无臭。在 N,N-二甲基甲酰胺中极易溶解，在氯仿或丙酮中易溶，在乙醚中溶解，在乙醇中略溶，在水中几乎不溶。熔点 149～153℃。

本品作用机制与丙磺舒类似，但比丙磺舒有更强的降低尿酸作用，主要用于慢性痛风、原发性和继发性高尿酸血症的治疗，在肾功不全患者中比丙磺舒更有效。

磺吡酮（sulfinpyrazone）为保泰松的衍生物，作用机制与丙磺舒类似，排尿酸作用强于丙磺舒，无抗炎、镇痛作用，对丙磺舒过敏或毒性反应的患者可改用本品。

磺吡酮

非布司他（febuxostat）是新型非嘌呤类黄嘌呤氧化酶选择性抑制剂，具有高度选择性，在治疗浓度下不抑制嘌呤和嘧啶的合成及代谢过程中的相关酶，因此不会影响嘌呤和嘧啶的正常代谢，也不会产生与别嘌呤醇类似的毒副作用，有较高安全性。通过抑制尿酸合成降低血清尿酸浓度，适用于具有痛风症状的高尿酸血症的长期治疗。

托匹司他（topiroxostat）是一种选择性、可逆性非嘌呤型黄嘌呤氧化还原酶抑制剂。托匹司他对氧化型和还原型的黄嘌呤氧化酶均有显著的抑制作用，因而其降低尿酸的作用更强大、持久，心血管系统的不良反应少，安全性较好。本品可用于治疗痛风的慢性高尿酸血症。

习题及
参考答案

非布司他

托匹司他

（李洪雷）

第十六章

抗变态反应药

学习重点

1. 掌握组胺 H_1 受体拮抗剂的分类、结构类型、作用机制和构效关系。

2. 熟悉盐酸苯海拉明、马来酸氯苯那敏、盐酸赛庚啶、西替利嗪、氯雷他定的名称、化学结构、理化性质和用途。

3. 了解过敏介质释放抑制剂与拮抗剂的化学结构和用途。

变态反应是指机体对某些抗原初次应答后，再次接受相同抗原刺激时，发生的一种以机体生理功能紊乱或组织细胞损伤为主的特异性免疫应答，其发病机制十分复杂，与组胺、白三烯、缓激肽和血小板活化因子等多种内源性物质有关。抗变态反应药根据作用机制可分为组胺 H_1 受体拮抗剂、过敏介质释放抑制剂、白三烯拮抗剂、缓激肽拮抗剂等，临床上最常用的抗变态反应药是组胺 H_1 受体拮抗剂。

第一节 组胺 H_1 受体拮抗剂

知识扩展
16-1

组胺是广泛存在于人体组织的自体活性物质。组织中的组胺主要存在于肥大细胞及嗜碱性粒细胞中。物理或化学因素刺激能使肥大细胞脱颗粒，引起组胺释放。组胺受体有三个亚型：H_1、H_2 和 H_3 受体。组胺 H_1 受体的兴奋是导致变态反应性疾病的主要原因，组胺作用于 H_1 受体，引起肠道、子宫、支气管等器官的平滑肌收缩，严重时会引起支气管平滑肌痉挛而出现呼吸困难，另外还会舒张毛细血管，导致血管渗透性增加，产生水肿和瘙痒，参与变态反应的发生。拮抗 H_1 受体则具有抗变态反应活性。

根据组胺 H_1 受体拮抗剂的临床作用特点的不同，可将其分为经典的 H_1 受体拮抗剂和非经典 H_1 受体拮抗剂。经典的 H_1 受体拮抗剂于 20 世纪 80 年代以前上市，因脂溶性较强，易于透过血-脑脊液屏障，产生中枢抑制和镇静的副作用。其次其选择性不强，因此，经常不同程度地呈现出抗肾上腺素、抗 5-HT、抗胆碱、镇静和局部麻醉等副作用。非经典的 H_1 受体拮抗剂，又称非镇静性 H_1 受体拮抗剂，对 H_1 受体选择性较高，无镇静副作用。目前临床上已有数十种组胺 H_1 受体拮抗剂用于变态反应性疾病的治疗，根据化学结构不同，可将其分为六类：乙二胺类、氨基醚类、丙胺类、三环类、哌嗪类和哌啶类。

一、乙二胺类

乙二胺类 H_1 受体拮抗剂的抗组胺作用弱于其他结构类型的药物,并有中等程度的中枢抑制作用,见表 16-1。主要用于治疗过敏性皮炎、湿疹、过敏性鼻炎、过敏性哮喘等变态反应性疾病。

表 16-1　乙二胺类组胺 H_1 受体拮抗剂

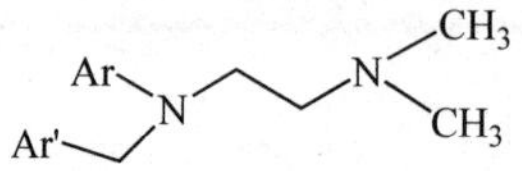

药 物 名 称	-Ar	-Ar′
芬苯扎胺（phenbenzamine）	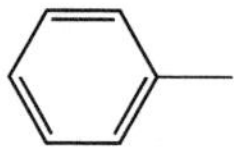	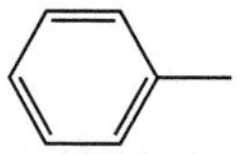
美吡那敏（mepyramine）	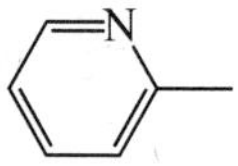	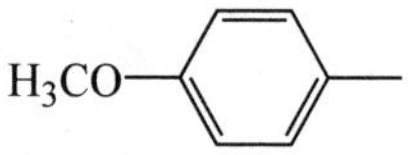
曲吡那敏（tripelennamine）	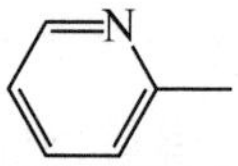	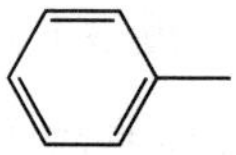

二、氨基醚类

盐酸苯海拉明（diphenhydramine hydrochloride）

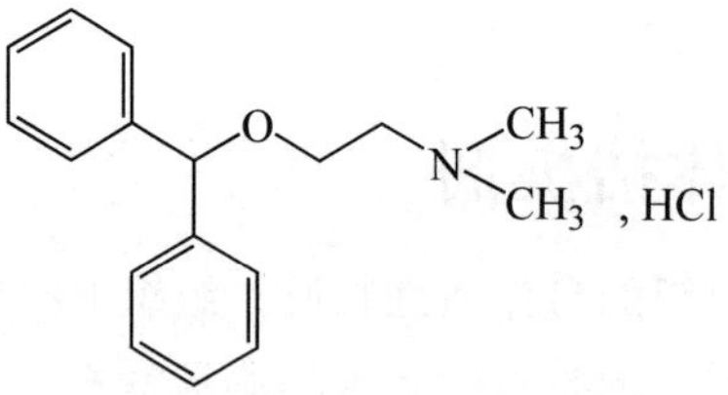

化学名为 N,N-二甲基-2-(二苯基甲氧基)乙胺盐酸盐。

本品为白色结晶性粉末;无臭,味苦。在水中极易溶解,在乙醇和氯仿中易溶,在丙酮中略溶,在乙醚和苯中极微溶解。熔点 167~171℃。

本品为醚类化合物,酸性条件下易分解生成二苯甲醇和二甲氨基乙醇,光照可催化这一分解反应。当含有二苯甲醇等杂质时,遇光易变色。本品在碱性溶液中稳定。

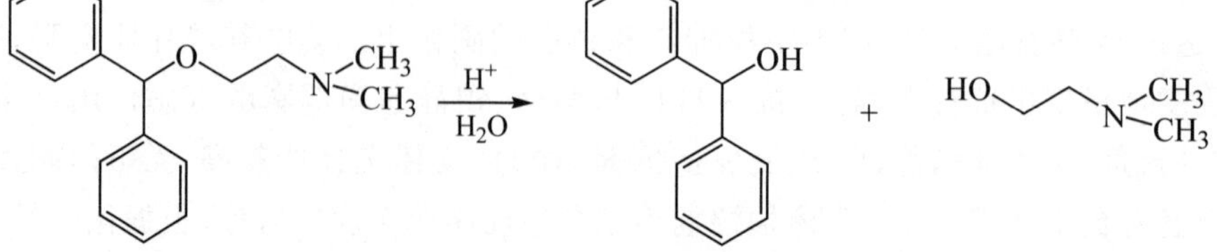

苯海拉明　　　　　　　　二苯甲醇　　　　二甲氨基乙醇

本品滴加硝酸银试液,生成白色凝乳状沉淀;加少许硫酸,初显黄色,随即变为橙红色,再滴加水,又变为白色乳浊液。可用作鉴别。

本品主要用于皮肤黏膜的过敏性疾病,还可用于乘车、乘船引起的恶心、呕吐的治疗。

将苯海拉明与具有中枢兴奋作用的8-氯茶碱成盐,得到**茶苯海明**(dimenhydrinate,乘晕宁)是临床常用的抗晕动病药物。

氯马斯汀(clemastine)是氨基醚类中第一个非镇静 H_1 受体拮抗剂,其作用强,起效快,服药后30分钟起效,作用可持续12小时,中枢副作用小,临床用其富马酸盐治疗过敏性鼻炎及荨麻疹、湿疹等过敏性皮肤病,也可用于支气管哮喘的治疗。

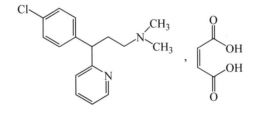

茶苯海明   氯马斯汀

三、丙胺类

将乙二胺类结构中—N—或氨基醚类结构中的—O—用—CH₂—替代,得到一系列芳基取代的丙胺类似物。丙胺类的抗组胺作用较强而中枢镇静作用较弱,嗜睡副作用较小。

马来酸氯苯那敏(chlorphenamine maleate)

化学名为 N,N-二甲基-3-(4-氯苯基)-2-吡啶丙胺顺丁烯二酸盐,又名扑尔敏。

本品为白色结晶性粉末;无臭,味苦。在水、乙醇或氯仿中易溶,在乙醚和苯中微溶。熔点131～135℃。

本品分子中的马来酸为强酸,故其水溶液呈酸性,其1%的水溶液 pH 为4.0～5.0。

本品含有叔胺结构,与枸橼酸-乙酸酐试液在水浴上加热,即显红紫色。本品分子中的马来酸具有碳碳不饱和双键,能使高锰酸钾试液褪色。

本品分子中有一个手性中心,存在一对光学异构体,其 S-构型右旋体的活性比 R-构型左旋体的活性高,临床使用外消旋体。

本品抗组胺作用较强且持久,嗜睡副作用较小,临床主要用于过敏性鼻炎、皮肤黏膜过敏等。常见不良反应为嗜睡、多尿、口干等。

四、三环类

将乙二胺类、氨基醚类、丙胺类药物的两个芳香环通过一个或两个原子连接即得到三环类 H$_1$ 受体拮抗剂。**异丙嗪（promethazine）** 为最早发现的三环类抗过敏药,属于吩噻嗪类化合物,其抗组胺活性强而持久,但有镇静等中枢抑制副作用,经过结构优化得到了一系列优良的三环类 H$_1$ 受体拮抗剂。

氯雷他定（loratadine）对外周组胺 H$_1$ 受体有很高亲和力,对中枢作用很弱,为长效非镇静的 H$_1$ 受体拮抗剂,临床用于过敏性鼻炎的治疗,也可用于慢性荨麻疹、瘙痒性皮肤病等过敏性疾病的治疗。

地氯雷他定（desloratadine）是氯雷他定在体内的主要代谢产物,经氯雷他定脱乙氧羰基而得,是长效非镇静性三环类抗组胺药,起效快,效应强,药物相互作用少,无心脏毒性。

酮替芬（ketotifen）兼具拮抗组胺 H$_1$ 受体和稳定肥大细胞细胞膜,减少过敏介质释放的双重作用。对哮喘、过敏性鼻炎、皮炎、结膜炎及荨麻疹等均有效,但中枢抑制作用强,有嗜睡的副作用。

异丙嗪　　　　酮替芬　　　　氯雷他定　　　　地氯雷他定

盐酸赛庚啶（cyproheptadine hydrochloride）

, HCl , $1\frac{1}{2}$ H$_2$O

化学名为 1-甲基-4-(5H-二苯并[a,d]环庚三烯-5-亚基)哌啶盐酸盐倍半水合物。

本品为白色或微黄色结晶性粉末;几乎无臭,味微苦。在甲醇中易溶,氯仿中溶解,乙醇中略溶,水中微溶,醚中几乎不溶。熔点 252～253℃。

本品与甲醛-硫酸试液作用呈灰绿色,与钒酸铵试液作用呈紫棕色,与钼酸铵试液作用呈蓝绿色或绿色。

本品临床用于荨麻疹、湿疹、过敏性皮炎和接触性皮炎、皮肤瘙痒、鼻炎等过敏性疾病的治疗。

五、哌嗪类

哌嗪类 H$_1$ 受体拮抗剂可以看作是乙二胺类化合物中两个开链的 N 原子环合而成。**西**

替利嗪（cetirizine）具有高效、长效、低毒、非镇静等优点。

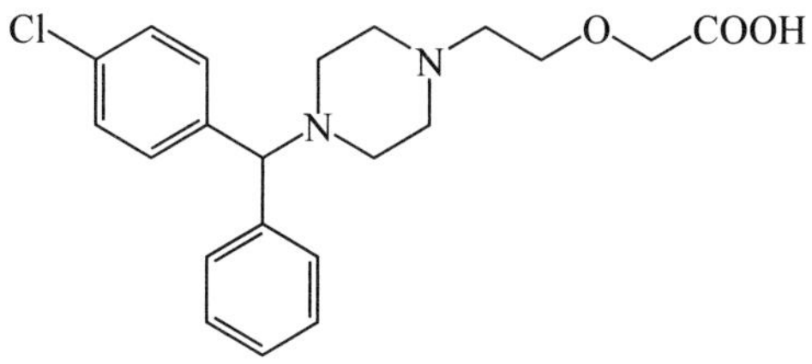

西替利嗪

六、哌啶类

哌啶类是无嗜睡作用 H_1 受体拮抗剂的主要类型。**特非那定**（terfenadine）、**阿司咪唑**（astemizole）可选择性拮抗 H_1 受体，效应强，作用时间长，无中枢抑制、局部麻醉等副作用，临床主要用于治疗枯草热、荨麻疹、过敏性鼻炎和过敏性结膜炎等。**诺阿司咪唑**（norastemizole）是阿司咪唑的衍生物，其对 H_1 受体选择性是阿司咪唑的 40 多倍，选择性更高，不良反应更少。**咪唑斯汀**（mizolastine）是在阿司咪唑的基础上发展起来的 H_1 受体拮抗剂，对 H_1 受体选择性强，起效快，作用维持时间长，静脉给药时，抑制 H_1 受体作用较阿司咪唑强 3 倍，血管通透性明显减弱。

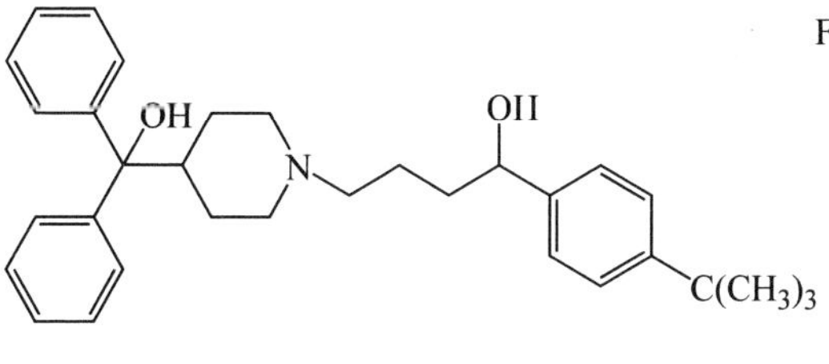

特非那定

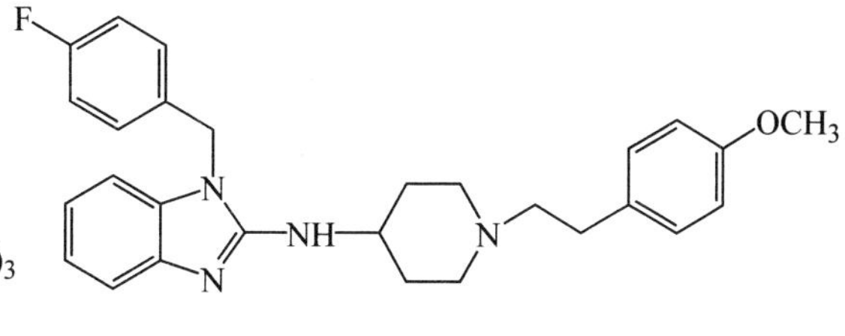

阿司咪唑

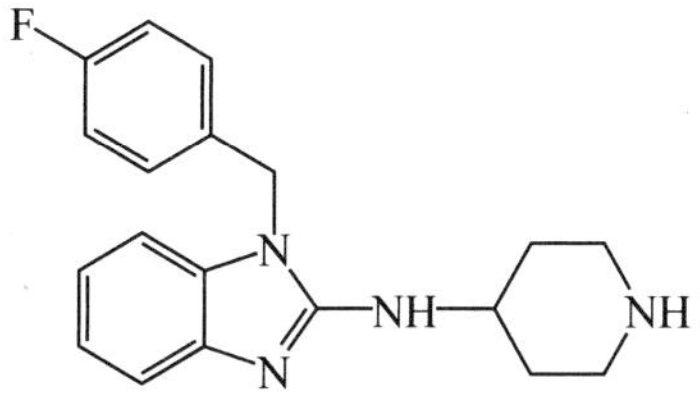

诺阿司咪唑

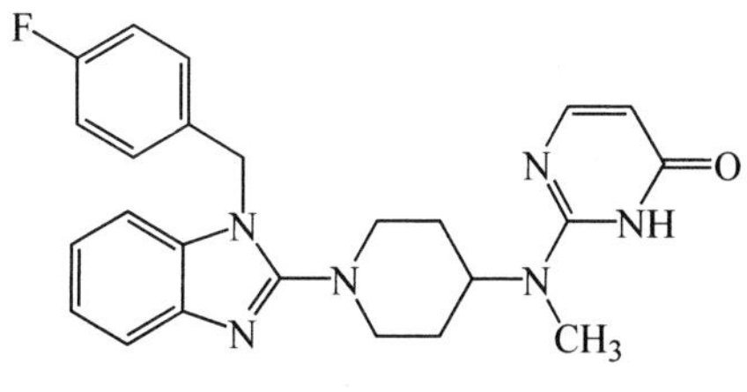

咪唑斯汀

第二节 其他抗变态反应药

一、过敏介质释放抑制剂

过敏介质释放抑制剂能稳定肥大细胞膜，减少抗原-抗体反应中过敏介质的释放。

色甘酸钠（cromolyn sodium）通过抑制磷酸二酯酶，升高细胞内 cAMP 水平，抑制 Ca^{2+} 内流，增加细胞膜稳定性，减少过敏介质的释放。临床用于治疗过敏性哮喘、过敏性鼻炎和季节性枯草热。

　　曲尼司特（tranilast）作用机理与色甘酸钠相似,临床主要用于预防和治疗过敏性哮喘和过敏性鼻炎。

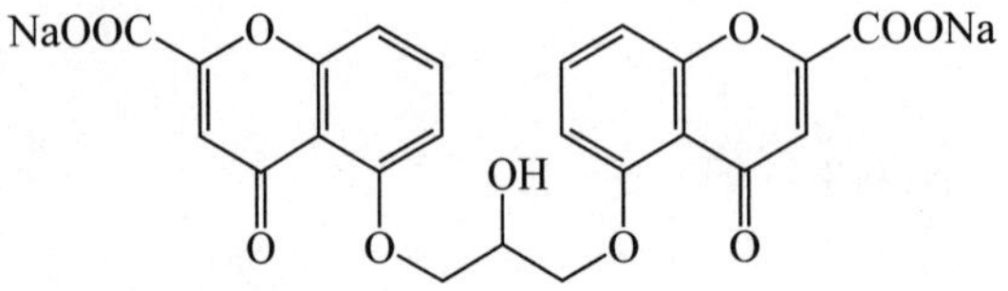

色甘酸钠

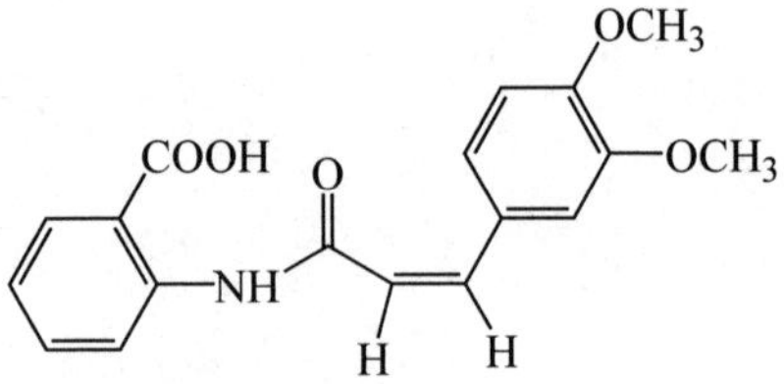

曲尼司特

二、过敏介质拮抗剂

　　白三烯、缓激肽、血小板活化因子等亦为常见的过敏介质,故其拮抗剂也可用于变态反应性疾病的治疗。**普伦司特**（pranlukast）是20世纪九十年代中期上市的特异性白三烯受体选择性抑制剂,临床上主要用于哮喘和过敏性鼻炎的治疗。缓激肽B_2受体是主要的过敏介质,B_2受体拮抗剂是治疗变态反应性疾病的潜在药物。血小板活化因子可引起支气管收缩、血管通透性增加,发生炎症和过敏反应,目前已开发出多种血小板活化因子拮抗剂,其中一些已进入临床研究。

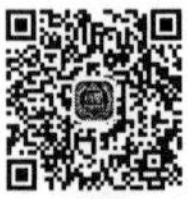

习题及
参考答案

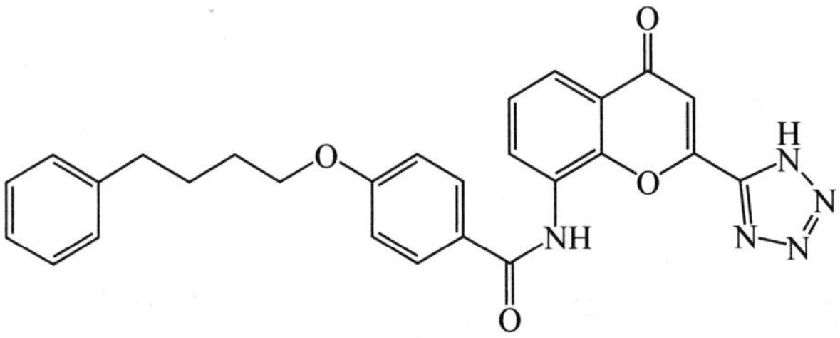

普伦司特

（孙驰宇）

第十七章

抗生素和合成抗菌药

学习重点

1. 掌握抗生素和合成抗菌药的分类、结构类型、作用机制和构效关系；掌握青霉素、氨苄西林、阿莫西林、头孢氨苄、头孢噻肟、红霉素、氯霉素、诺氟沙星、环丙沙星、磺胺甲噁唑、甲氧苄啶的名称、化学结构、理化性质和用途。

2. 熟悉其他常用药物的结构特点、作用特点和用途。

3. 了解药物的结构特点与化学稳定性和毒副作用之间的关系。

抗菌药是指能抑制或杀灭细菌，用于预防和治疗细菌性感染的药物，有些抗菌药也可用于寄生虫感染，广义的细菌还包括放线菌、衣原体、螺旋体、立克次体。本章主要介绍临床上使用的防止细菌性感染疾病的两大类重要药物——抗生素和合成抗菌药。

第一节　抗生素

抗生素(antibiotics)是某些细菌、放线菌、真菌等微生物的次级代谢产物，或用化学方法合成的结构类似物，能在极低浓度下选择性地抑制或杀灭各种病原微生物而对宿主不产生严重毒性的药物。随着抗生素的迅速发展，其应用的领域也在不断的拓展，抗生素在临床上还具有抗肿瘤、抗病毒等作用，还有些抗生素具有免疫抑制和刺激植物生长的作用。本节内容主要介绍具有抗菌作用的抗生素。依据化学结构抗生素可分为：β-内酰胺类、大环内酯类、四环素类、氨基糖苷类和其他类。

一、β-内酰胺类

β-内酰胺类抗生素是指分子结构中含有四原子组成的 β-内酰胺环的一类抗生素，包括青霉素类、头孢菌素类及非经典的 β-内酰胺类。非经典的 β-内酰胺类抗生素的基本母核结构有碳青霉烯、青霉烯、氧青霉烷和单环 β-内酰胺类等。

青霉素类　　　　　　　　　　　头孢菌素类

碳青霉烯　　　　青霉烯　　　　氧青霉烷　　　单环β-内酰胺

由于β-内酰胺环张力大,易开环,和细菌作用时,与细菌发生酰化作用,抑制细菌生长,所以β-内酰胺环是该类抗生素发挥抗菌活性的必需基团;但在外界酸、碱等作用下,开环则失去抗菌活性。

青霉素类和头孢菌素类具有相似的结构特点,主要有两部分组成:母核和侧链。青霉素类的母核6-氨基青霉烷酸(6-APA)由β-内酰胺环与四氢噻唑环稠合构成,头孢菌素类的母核7-氨基头孢霉烷酸(7-ACA)由β-内酰胺环与氢化噻嗪环稠合构成,母核的两个环系不在同一平面,青霉素在N-1和C-5轴折合,头孢菌素在N-1和C-6轴折合;青霉素类母核结构中有3个手性碳原子,只有绝对构型为2S,5R,6R的异构体有抗菌活性,而头孢菌素类的母核中含有2个手性碳原子,抗菌活性体的绝对构型是6R,7R;母核的2位碳原子上都连有一个羧基;青霉素类的6位、头孢菌素类的7位都有一个酰胺基侧链,其抗菌活性不仅与母核的构型有关而且还与侧链酰胺基上取代基碳原子的手性有关。

β-内酰胺类抗生素通过抑制黏肽转肽酶从而阻止细菌细胞壁的合成,引起溶菌,造成细菌死亡。因为人体细胞无细胞壁,药物对人体细胞不起作用,故β-内酰胺类药物毒性较小,这也是此类抗生素优于其他类抗生素的主要因素。

(一)青霉素类

青霉素类包括天然青霉素和半合成青霉素。天然青霉素是从青霉菌培养液中分离而得到的。在母核6-APA的6位氨基上连接不同的酰基侧链就形成了耐酸、耐酶、抗菌谱广的半合成青霉素。

**知识扩展
17-1**

青霉素钠(benzylpenicillin sodium)

动画 17-1

化学名为(2S,5R,6R)-3,3-二甲基-6-(2-苯乙酰氨基)-7-氧代-4-硫杂-1-氮杂双环[3.2.0]庚烷-2-甲酸钠盐。

本品是青霉素G的钠盐,为白色结晶性粉末;无臭或稍有特异性臭,有引湿性。在水中极易溶解,在乙醇中溶解。

　　青霉素 G 又称苄基青霉素,简称青霉素,是第一个应用于临床的抗生素。游离的青霉素是一个有机酸(pK_a 2.65～2.70),不溶于水,为增强其水溶性,临床常用其钠盐或钾盐,钾盐的刺激性较钠盐大,故临床使用较多的是钠盐。

　　本品水溶液在室温下放置,易分解失效,故通常制成粉针剂,临用前配成水溶液使用。

　　青霉素类药物的母核 6-APA 是由一个五元的四氢噻唑环和一个四元的 β-内酰胺环拼合而成,环张力大,导致其化学性质不稳定,特别是 β-内酰胺环的羰基碳易受到亲核试剂的进攻,使 β-内酰胺环开环,如遇酸、碱或在某些酶的作用下,β-内酰胺环均易开环破裂,失去抗菌活性。金属离子、氧化剂的存在或升高温度均可催化 β-内酰胺环的开环反应。

　　本品在稀酸中(如 pH 4.0),侧链上羰基氧原子上的孤对电子作为亲核试剂进攻 β-内酰胺环的羰基碳,经分子内重排生成青霉二酸,加热后可分解为青霉醛和青霉胺。胃酸的酸性可导致 β-内酰胺环开环而失活。所以本品不能口服,也不能和酸性药物一起使用,需肌内注射。

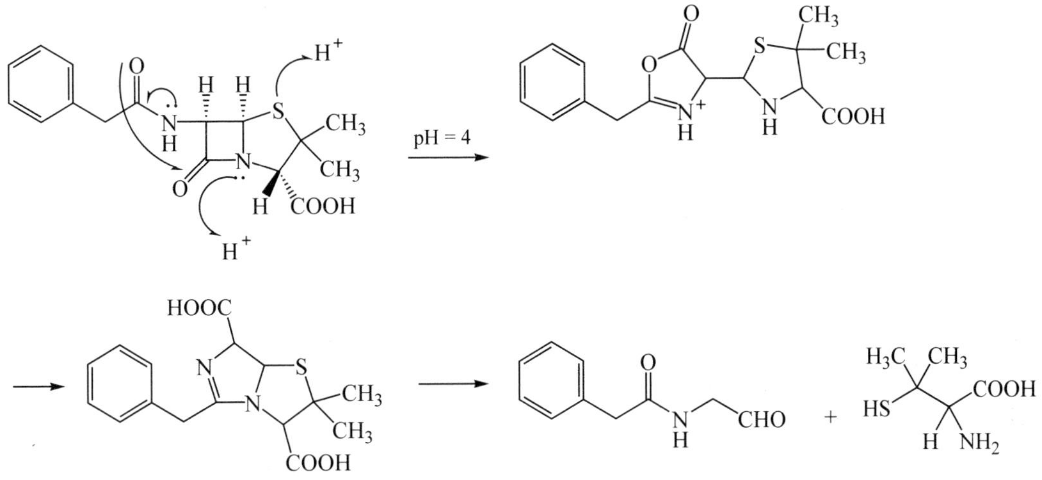

青霉二酸　　　　　　　青霉醛　　　　　　　青霉胺

　　碱性基团或酶中的亲核性基团(巯基、氨基等)向 β-内酰胺环的羰基碳进攻,经开环重排、脱羧生成青霉噻唑酸,遇氯化汞也可分解生成青霉醛和青霉胺。

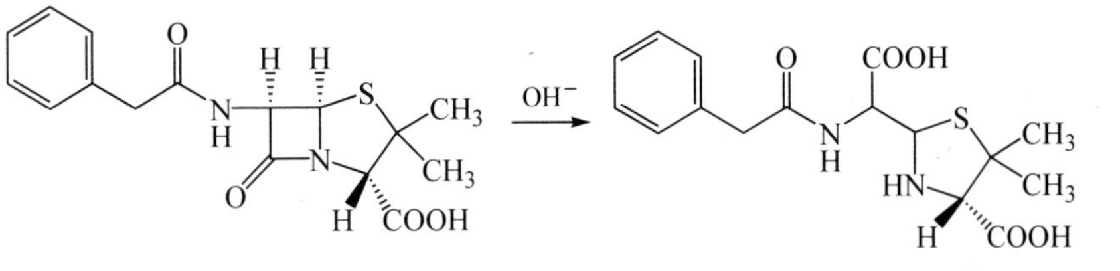

青霉酸

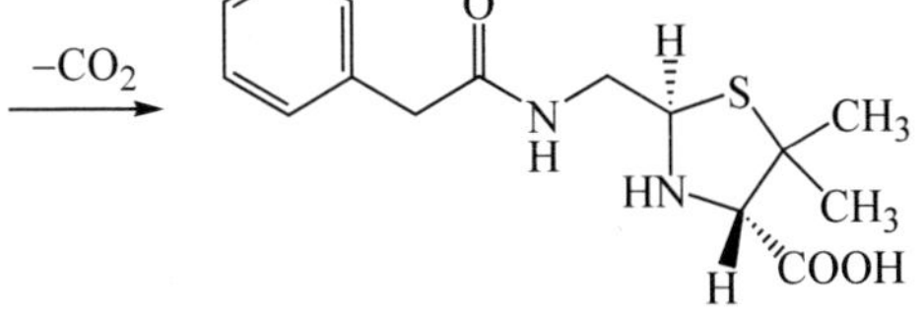

青霉噻唑酸

　　大量使用青霉素 G 后，细菌产生 β-内酰胺酶催化 β-内酰胺开环，使青霉素水解失活而产生耐药性。

　　本品主要用于革兰阳性菌，如链球菌、葡萄球菌、淋球菌及肺炎球菌，但对大多数的阴性菌无效。青霉素钠不耐酸、不耐酶、抗菌谱窄这三大缺点，加之容易引起过敏反应，使其临床应用受到一定限制。通过将 6-氨基青霉烷酸（6-APA）的氨基与其他的侧链羧酸酰基连接，得到一系列半合成青霉素类衍生物，从中发现了一些耐酸、可口服、广谱和耐酶的半合成青霉素，见表 17-1。

表 17-1　临床常用的半合成青霉素

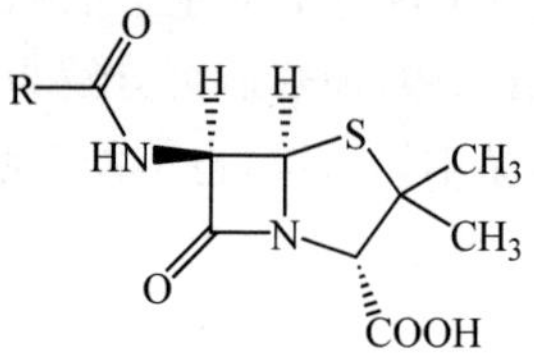

药 物 名 称	-R	结 构 特 点	作 用 特 点
非奈西林 （pheneticillin）	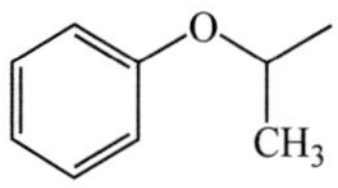		耐酸
萘夫西林 （nafcillin）	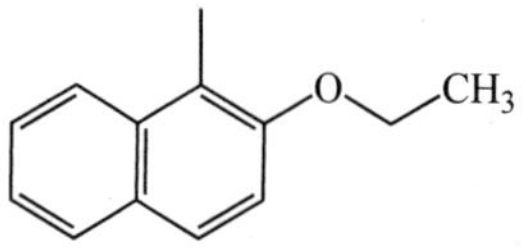	6 位酰胺侧链具有较大基团	耐酶
苯唑西林 （oxacillin）	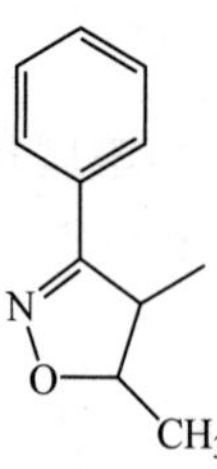	6 位酰胺侧链具有较大基团杂环	对耐酸耐酶耐青霉素的金葡菌有作用，口服、注射均可
哌拉西林 （piperacillin）	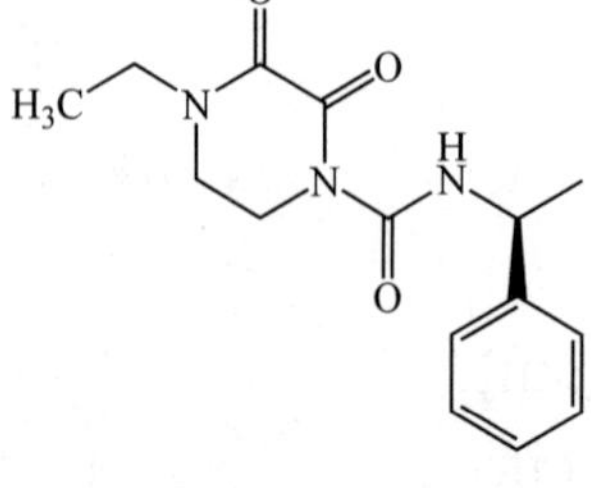		广谱耐酶，对绿脓杆菌、变形杆菌、肺炎杆菌等作用强

续表

药物名称	-R	结构特点	作用特点
氨苄西林（ampicillin）	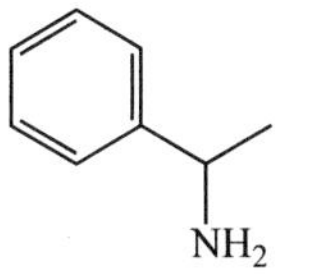		广谱,对革兰阳性、阴性菌都有强效,口服效果差
阿莫西林（amoxicillin）	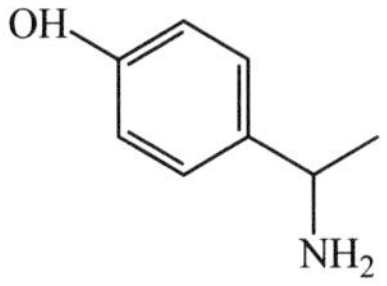	6位芳环侧链α碳上具有亲水性基团	广谱,对革兰阳性、阴性菌都有强效,口服吸收好
羧苄西林（carbenicillin）	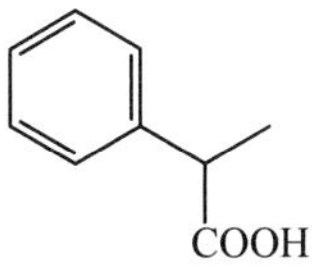		广谱,对革兰阴性菌有效外,对绿脓杆菌和变形杆菌也有较强,需注射给药

氨苄西林（ampicillin）

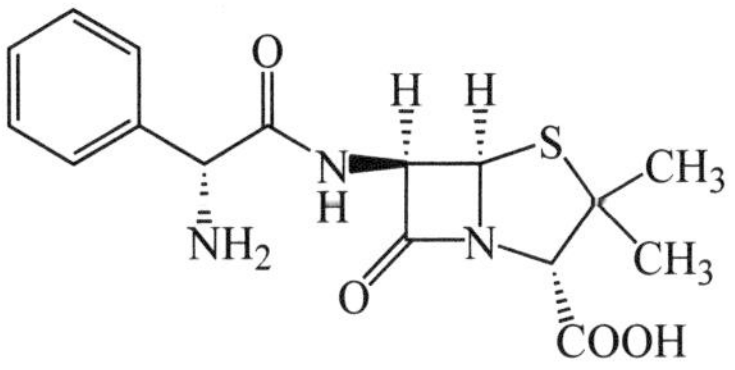

化学名为 6-[D-(-)-2-氨基-苯乙酰氨基]青霉烷酸的三水化合物,又名氨苄青霉素。

本品为白色结晶性粉末;味微苦。在水中微溶,在氯仿、乙醚中不溶,在稀酸或稀碱液中溶解。比旋度+280°~+305°(2.5mg/ml 水溶液)。

与青霉素相比,α-氨基的引入改变了分子的极性,使其容易透过细胞膜,扩大了抗菌谱,是临床上使用的第一个广谱青霉素类抗生素。对革兰阳性菌、阴性菌都有较强的抑制作用,主要用于对青霉素敏感的革兰阳性球菌、痢疾杆菌、伤寒杆菌、大肠杆菌、变形杆菌和流感菌引起的感染。本品在酸性条件下稳定,但口服生物利用度低,临床使用注射剂。

阿莫西林（amoxicillin）

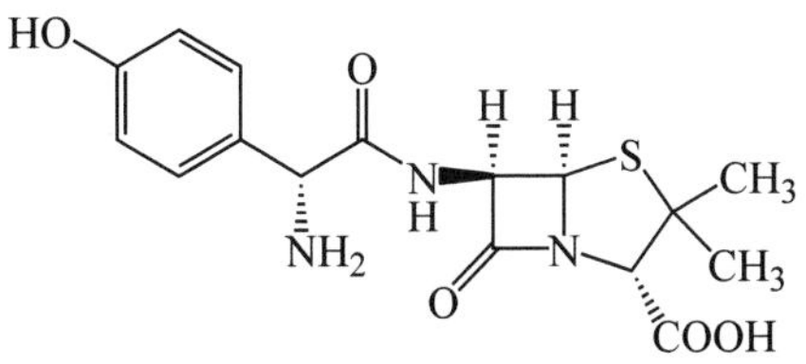

化学学名为(2S,5R,6R)-3,3-二甲基-6-[(R)-(-)-2-氨基-2-(4-羟基苯基)乙酰氨基]-7-氧代-4-硫杂-1-氮杂双环[3.2.0]庚烷-2-甲酸三水合物,又名羟氨苄青霉素。

本品为白色或类白色结晶性粉末;味微苦。在水中微溶,在乙醇中几乎不溶。比旋度+290°~+310°。

由于分子结构中含有酸性基团（羧基、酚羟基）和碱性基团（氨基），故呈酸碱两性。本品的水溶液在 pH 6 时比较稳定。

本品是在氨苄西林苯基的 4 位引入羟基得到的，侧链中含有一个手性碳原子，临床用其右旋体。本品为广谱半合成青霉素，口服吸收较好。对革兰阴性菌作用强，但使用后易产生耐药性，临床主要用于泌尿系统、呼吸系统、胆道等感染。

为寻找耐酸、耐酶、广谱的半合成青霉素，在对青霉素 G 侧链的结构改造过程中，总结了青霉素类药物的构效关系，见图 17-1。

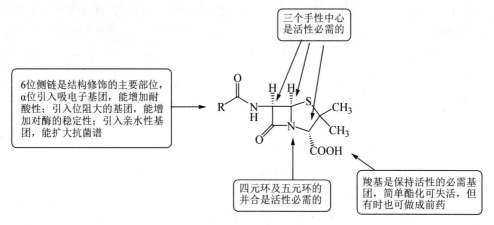

图 17-1　青霉素类药物的构效关系

（二）头孢菌素类

天然的头孢菌素 C 是由与青霉菌近缘的头孢菌属的真菌所产生的抗生素，是由母核 7-氨基头孢烷酸（7-ACA）和侧链 D-（α-氨基己二酸单酰基）构成。由于头孢菌素类的母核是由四元的 β-内酰胺环和六元的氢化噻嗪环并合而成，由于 C-2 和 C-3 之间的双键可与 N-1 的孤电子对共轭，环张力比青霉素母核的环张力小，使得 β-内酰胺环趋于稳定。多数头孢菌素类抗生素具有耐酸、过敏反应发生率低，且极少发生交叉过敏反应的特点。

头孢菌素 C

虽然头孢菌素类相对于青霉素类稳定，但由于 3 位的乙酰氧甲基存在使得 β-内酰胺环遇碱或亲核试剂仍易开环失效，同时 3 位的乙酰氧甲基在体内易被酯酶迅速代谢转化，首先生成活性很差的羟甲基代谢产物，再与 2 位的羧基发生分子内脱水转化成较稳定的内酯而失活。为提高稳定性，增强抗菌效力，扩大抗菌谱，改善药代动力学性质，对天然头孢菌素 C 进行结构改造得到了一系列作用特点各异的半合成头孢菌素类抗生素，见表 17-2。

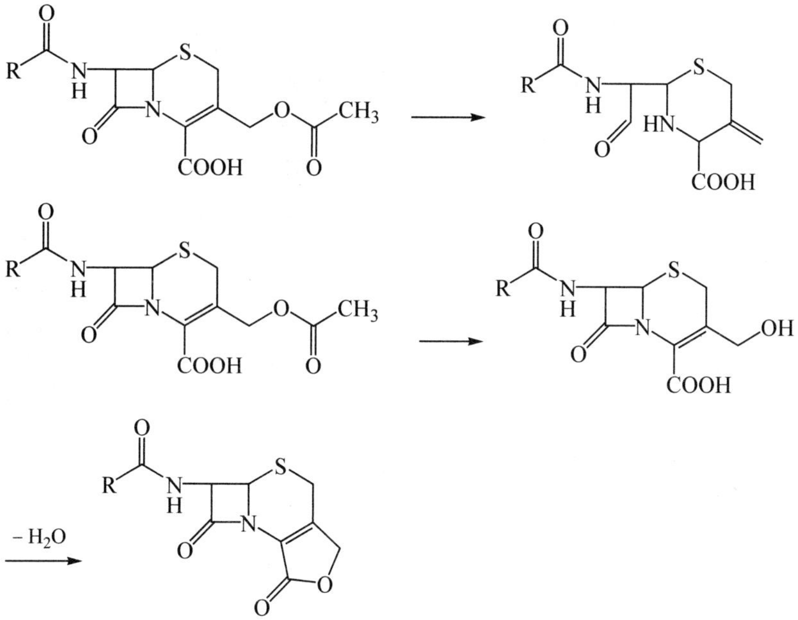

$-H_2O$

表 17-2 临床常用的半合成头孢菌素

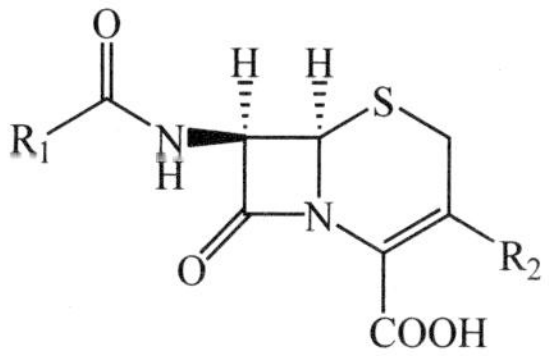

药物名称	R_1	R_2	作用特点
头孢羟氨苄(cefadorxil)	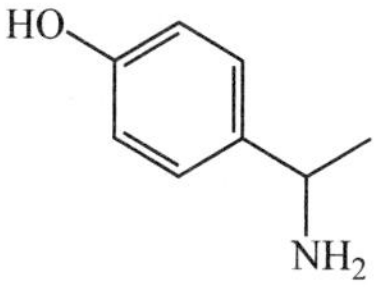	$-CH_3$	第一代头孢菌素。用于耐青霉素酶的金黄色葡萄球菌等敏感革兰阳性球菌和某些革兰阴性球菌
头孢噻吩(cefalothin)	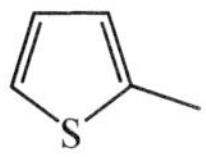	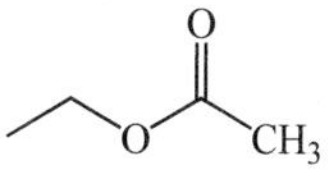	
头孢唑林(cefazolin)	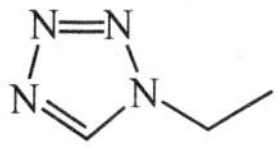	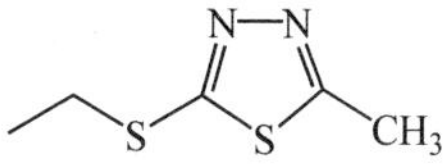	
头孢呋辛(cefuroxime)	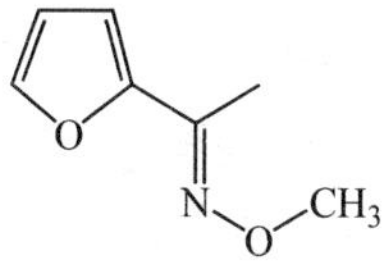	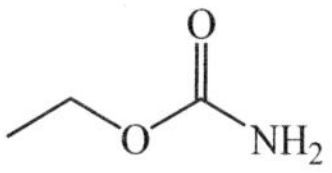	第二代头孢菌素。对多数 β-内酰胺酶稳定,抗革兰阴性菌强于第一代,抗革兰阳性菌低于第一代头孢菌素
头孢克洛(cefaclor)	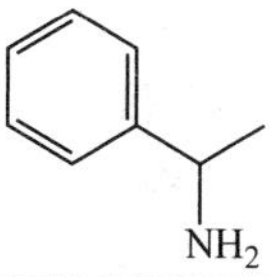	$-Cl$	

药 物 名 称	R₁	R₂	作 用 特 点
头孢克肟（cefixime）	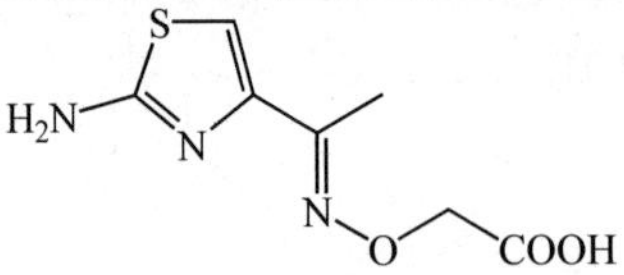	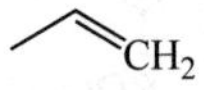	
头孢他啶（ceftazidime）	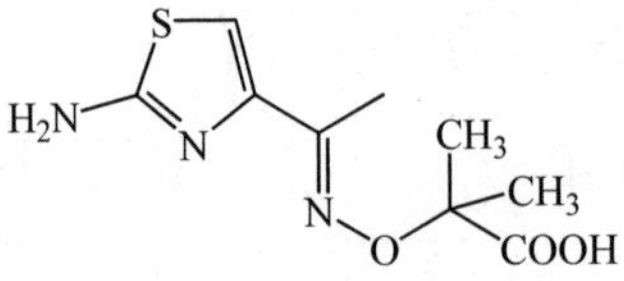	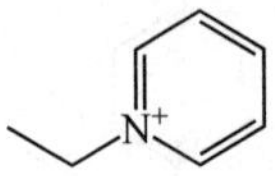	第三代头孢菌素。对多数 β-内酰胺酶高度稳定,抗革兰阴性菌作用强,抗革兰阳性菌低于第一代头孢菌素
头孢哌酮（cefoperazone）	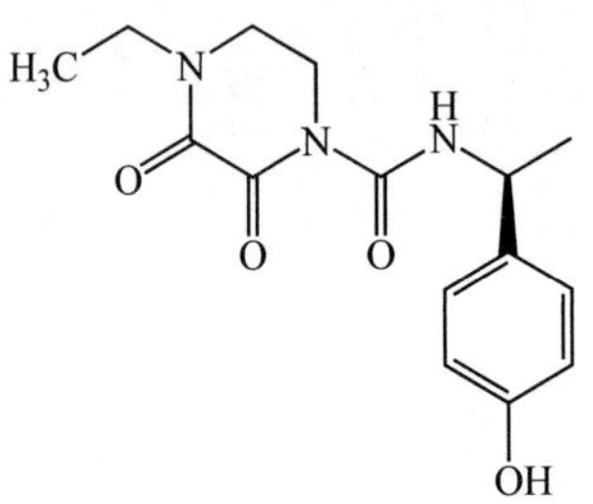	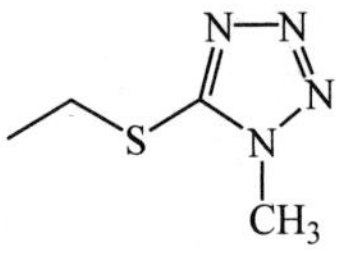	

头孢氨苄（cefalexin）

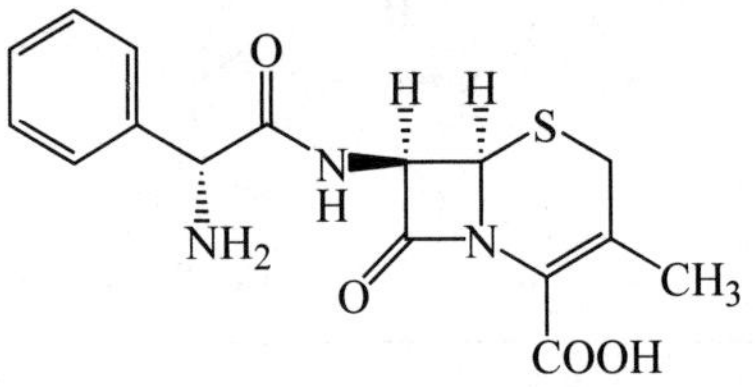

化学名为(6R,7R)-7-[[(2R)-氨基苯乙酰基]氨基-3-甲基-8-氧代-5-硫杂-1-氮杂二环[4.2.0]辛-2-烯-2-羧酸一水合物,又名先锋霉素Ⅳ,头孢力新。

本品为白色或微黄色结晶性粉末；微臭。在水中微溶,在乙醇、氯仿或乙醚中不溶。

本品在干燥状态下稳定,水溶液在 pH 8.5 以下较为稳定,但在 pH 9 以上则迅速破坏,热、强酸、强碱和光照能促使本品降解。

本品口服吸收良好。对呼吸道、扁桃体、咽喉、皮肤和软组织、生殖器官等部位的感染有效,对尿路感染有特效。

头孢噻肟钠（cefotaxim sodium）

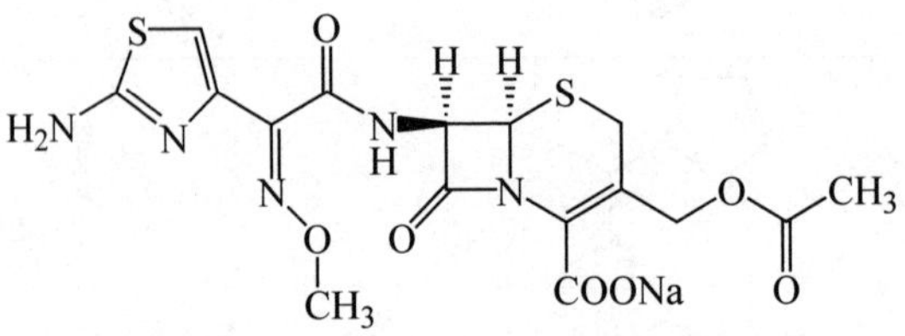

化学名为(6R,7R)-3-[(乙酰氧基)甲基]-7-[(2-氨基-4-噻唑基)-(甲氧亚氨基)乙酰氨基]-8-氧代-5-硫杂-1-氮杂双环[4.2.0]辛-2-烯-2-甲酸钠盐。

本品为白色、类白色或微黄色结晶；无臭或微有特殊臭。在水中易溶,在乙醇中微溶,在氯仿中不溶。比旋度为 $+56°\sim+64°$（$10mg/ml$ 水溶液）。

本品结构中 7 位侧链的 α 位有顺式构型的甲氧肟基,对 β-内酰胺酶有高度的稳定作用。顺式异构体的抗菌活性较反式异构体强 $40\sim100$ 倍。在光照下,顺式异构体会向反式异构体转化。因此,本品通常用注射水溶解后立即使用,且需避光保存。

本品具有耐酶、广谱的特点,对肠杆菌及大多数厌氧菌有强的抑制作用,主要用于治疗敏感细菌引起的败血症、脑膜炎、呼吸系统、泌尿系统、消化系统、皮肤和软组织等部位的感染。

（三）非经典的 β-内酰胺类抗生素和 β-内酰胺酶抑制剂

非经典的 β-内酰胺类抗生素是指除青霉素类和头孢菌素类外,含其他类型母核结构的抗生素（如碳青霉烯、氧青霉烷和单环 β-内酰胺等）。

细菌对青霉素类和头孢菌素类抗生素产生耐药性的主要原因之一是细菌产生的 β-内酰胺酶可水解 β-内酰胺环,从而失去抗菌活性。

β-内酰胺酶抑制剂对 β-内酰胺酶有很强的抑制作用,同时也具有抗菌活性,从结构上属于非经典的 β-内酰胺抗生素,见表 17-3。

表 17-3　临床上常用的非经典的 β-内酰胺类抗生素和 β-内酰胺酶抑制剂

药 物 名 称	药 物 结 构	结 构 特 点	作 用 特 点
克拉维酸钾 （clavulanate potassium）		氧青霉素类	β-内酰胺酶抑制剂,本身抗菌活性较弱,常与青霉素类抗生素联合使用以增强疗效
舒巴坦钠 （sulbactam sodium）		青霉烷砜类	广谱 β-内酰胺酶抑制剂,口服吸收差,一般注射用药。与氨苄西林以亚甲基相连成为前体药物——舒它西林,可口服
亚胺培南 （imipenem）		碳青霉烯类	抗菌谱广,活性高、耐酶,需与肾肽酶抑制剂合用
氨曲南 （aztreonam）		单环 β-内酰胺	抗菌谱广,对各种 β-内酰胺酶稳定,能透过血-脑脊液屏障,不发生交叉过敏反应

二、大环内酯类

大环内酯类抗生素是由链霉菌产生的一类弱碱性抗生素，其基本结构特征是分子中含有一个多羟基的 14 元或 16 元的内酯环，通过内酯环上的羟基，与 1～3 个去氧氨基糖缩合成碱性苷。14 元环的抗生素有红霉素及其衍生物，16 元环的抗生素有柱晶白霉素、麦迪霉素、乙酰螺旋霉素等。作用机制主要是抑制细菌蛋白质的合成。

这类抗生素对革兰阳性菌、部分革兰阴性菌、支原体等有较强的作用，毒性较低，与其他抗生素之间无交叉耐药性，但同类药物仍可产生耐药性。

大环内酯类抗生素的化学性质不稳定，在酸性条件下易发生苷键的水解，遇碱内酯环则易破裂，在体内易被酶分解，苷键水解或内酯环开环都可使这类抗生素丧失或降低抗菌活性。

红霉素（erythromycin）

从红色链丝菌（*Streptomyces erythrus*）中分离出红霉素 A、B、C 三种成分。红霉素 A 是主要活性成分，B、C 两个组分被视为杂质。

本品为白色或类白色结晶或粉末；无臭，味苦，微有引湿性。本品在甲醇、乙醇或丙酮中易溶，在水中极微溶。

红霉素 A 是一个 14 元大环内酯，是由红霉内酯环上 5 位和 3 位羟基分别与去氧氨基糖和克拉定糖缩合的碱性苷。可与酸成盐，其盐易溶于水。

本品结构中 9 位羰基与内酯环上的羟基在酸性条件下，易发生分子内脱水环合，引起降解反应，使红霉素失去抗菌活性。所以本品在中性或微碱性水溶液中稳定，pH 6 以下易破坏，迅速失去活性。

本品主要用于对青霉素耐药的葡萄球菌感染，也可用于链球菌、部分阴性菌、支原体、衣原体等病原体感染。

本品水溶性小，只能口服，但在胃酸中易分解迅速失去活性，口服生物利用度低。为了增加红霉素的稳定性，通过氨基糖上的羟基与酸制成各种红霉素酯衍生物，见表 17-4。

表 17-4　红霉素酯衍生物

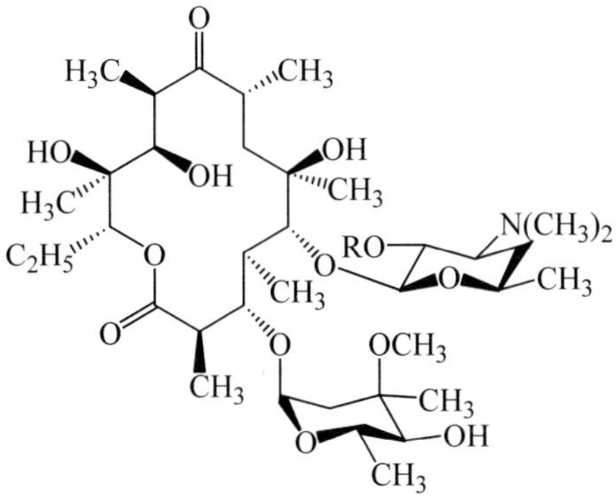

药 物 名 称	-R	作 用 特 点
琥乙红霉素 （erythromycin ethylsuccinate）	$-CO(CH_2)_2OCOCH_2CH_3$	在水中几乎不溶，无味，在胃中稳定，供儿童和成人服用
红霉素碳酸乙酯 （erythromycin ethylcarbonate）	$-COOCH_2CH_3$	配制成混悬剂，供儿童服用
依托红霉素 （erythromycin estolate）	$-COOCH_2CH_3C_{12}H_{25}SO_3H$	在酸中稳定，适于口服
红霉素硬脂酸酯 （erythromycin stearate）	$-CO(CH_2)_{16}CH_3$	无苦味，毒性低，作用时间长

　　通过对 C-6 羟基、C-9 羰基及 C-8 氢的结构改造，得到了一系列抗菌活性高、药代动力学性质优的半合成红霉素衍生物，见表 17-5。

表 17-5　半合成红霉素类药物

药 物 名 称	药 物 结 构	结 构 特 点	作 用 特 点
克拉霉素 （clarithromycin）	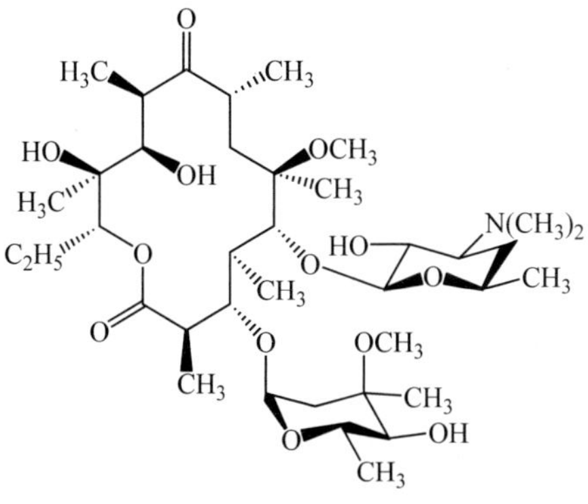	红霉素 6 位羟基甲基化	耐酸，血药浓度高，对需氧菌、厌氧菌、支原体、衣原体都有效，活性比红霉素强 2～4 倍

续表

药物名称	药物结构	结构特点	作用特点
罗红霉素 （roxithromycin）	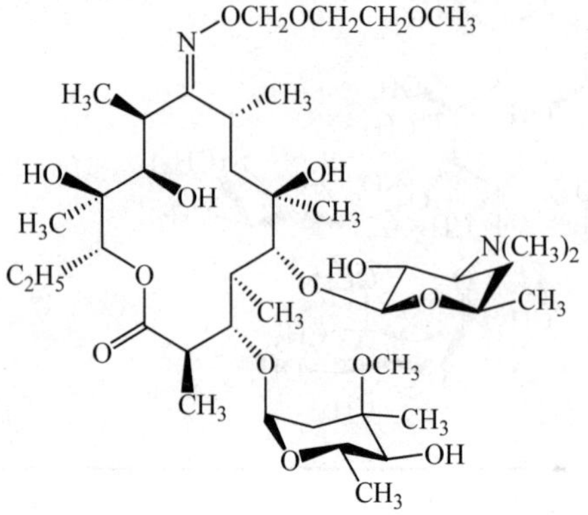	红霉素9位O-取代红霉肟	对酸稳定，口服吸收迅速，活性比红霉素强6倍
阿奇霉素 （azithromycin）	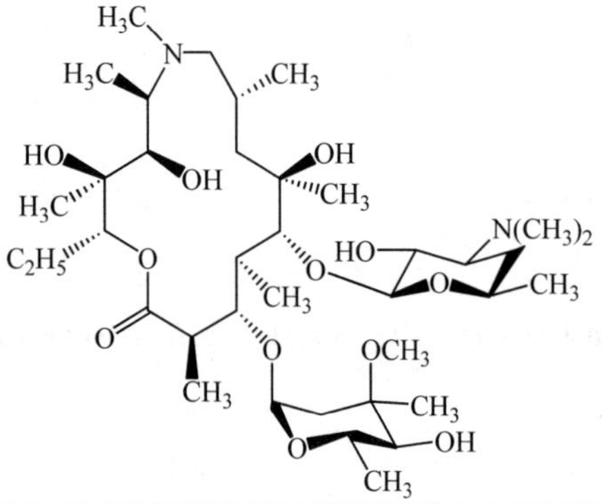	15元环氮杂大环内酯衍生物	耐酸，抗菌谱广，吸收后可被转运到感染部位，达到很高的组织浓度，具有较高的抗生素后效应

三、氨基糖苷类

氨基糖苷类抗生素是由氨基糖（单糖或双糖）与氨基环醇形成的苷。这类抗生素多为极性化合物，水溶性较高，在胃肠道不易吸收，一般需注射给药，由于含有氨基和其他碱性基团，因此化合物显碱性，可形成结晶性硫酸盐或盐酸盐。

氨基糖苷类抗生素抗菌谱广，抗菌活性强，不仅对各种革兰阳性菌有抑制作用，而且对多数革兰阴性菌也有良好的效果，部分抗生素对结核分枝杆菌的抗菌作用很强，但此类抗生素易产生耐药性，对第八对脑神经有损害，引起不可逆耳聋，对肾也有毒性。

硫酸卡那霉素（kanamycin sulfate）

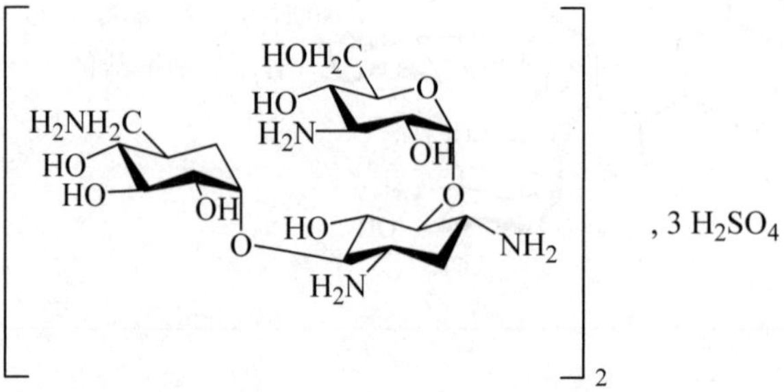

本品是放线菌（*Streptomyces kanamyceticus*）产生的抗生素，已分离出卡那霉素 A、B、

C 三种,卡那霉素 A 是卡那霉素的主要成分,一般代表卡那霉素,化学结构是由两分子氨基去氧-D-葡萄糖与脱氧链霉胺缩合而成的碱性苷,临床上常用其硫酸盐。为白色或类白色粉末;无臭,有引湿性。在水中易溶,在乙醇中不溶。

临床用于败血症、心内膜炎、呼吸道感染、肠炎等。但可造成耳聋,对肾有毒性,易产生耐药性。

在卡那霉素分子中脱氧链霉胺的 1 位氨基酰化,引入 4-氨基-2-羟基丁酰基合成了**阿米卡星**(**amikacin**),其作用比卡那霉素强,同时有效地克服了耐药性。

阿米卡星

庆大霉素(**gentamicin**)

庆大霉素C_1　　$R = $　　　　；庆大霉素C_{1a}　　$R = $　　　　；庆大霉素C_2　　$R = $

庆大霉素是从小单孢菌(*Micromonospora purpura*)产生的抗生素,包括庆大霉素 C_1、C_{1a} 和 C_2。三者均由脱氧链霉胺、紫素胺和 *N*-甲基-3-去氧-4-甲基戊糖胺缩合而成的苷。药用为其混合物的硫酸盐,为白色或微黄白色结晶;无臭。

本品为广谱抗生素,对革兰阴性菌、绿脓杆菌、大肠杆菌、痢疾杆菌、肺炎杆菌有良好效用。对第八对脑神经和肾脏的毒性较卡那霉素小。

四、四环素类

四环素类抗生素是由放线菌属产生的一类可以口服的广谱抗生素,包括**金霉素**(**chlortetracycline**)、**土霉素**(**oxytetracycline**)、**四环素**(**tetracycline**)及半合成衍生物,对革兰阴性菌和阳性菌,包括厌氧菌有效,是很多细菌感染如布鲁氏菌病、霍乱、斑疹伤寒、出血热等的首选药,但是耐药现象严重。

金霉素　　　　　　　　　　　土霉素

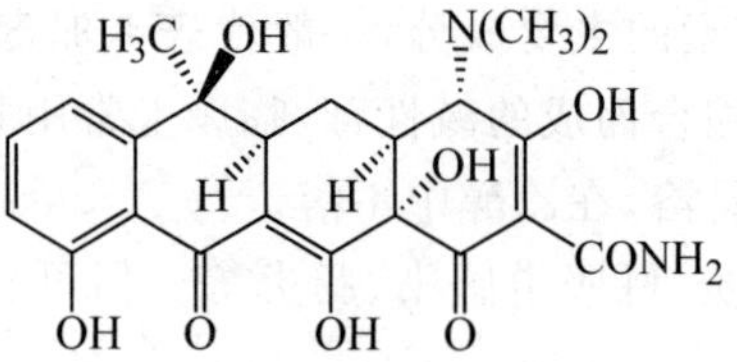

四环素

该类抗生素具有十二氢化并四苯的基本母核结构，一般在 5,6,7 位连有不同的取代基，其结构通式如下：

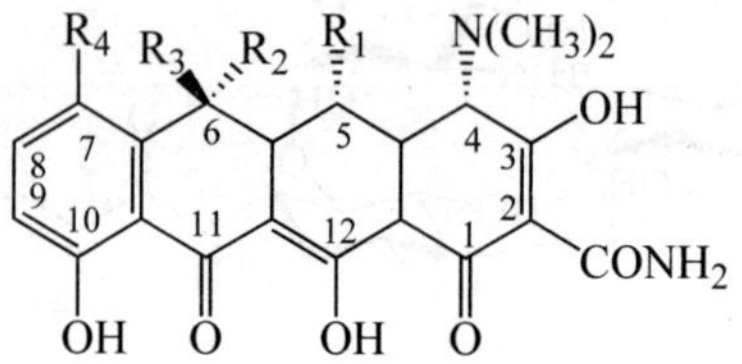

四环素类抗生素结构中均含有弱酸性的酚羟基和烯醇羟基，弱碱性的二甲氨基，故为两性化合物，能溶于碱性或酸性溶液中，临床通常用盐酸盐。

四环素类抗生素在干燥状态下较为稳定，遇光变色，应在室温下避光密闭保存。在酸、碱条件下，由于 C-6 位羟基的存在引起脱水、开环反应，使四环素类抗生素发生变性反应。通过结构修饰得到的半合成四环素主要是在 C-6 位羟基的改变，如**多西环素**（**doxycycline**）和**米诺环素**（**minocycline**），对酸和碱稳定。

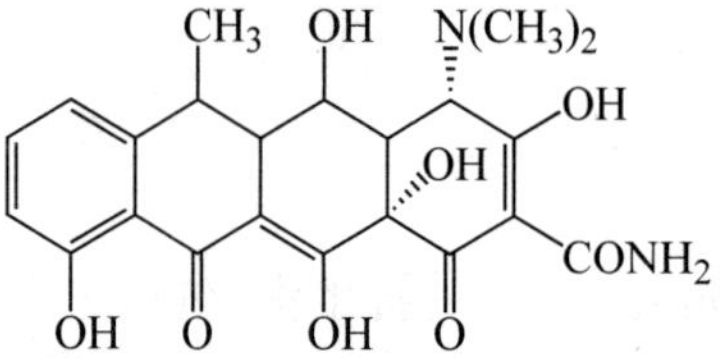

多西环素

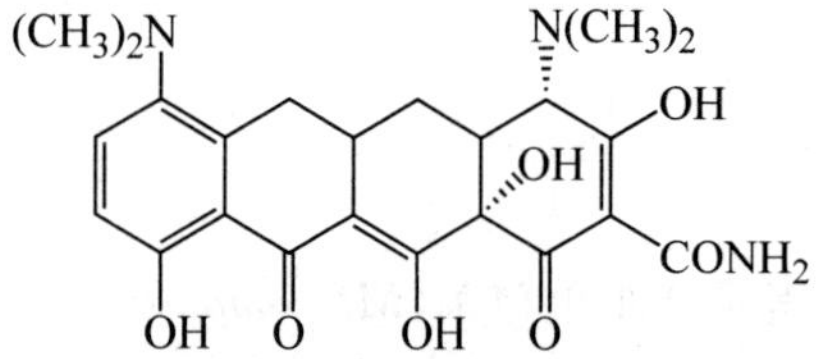

米诺环素

四环素类抗生素分子中存在 10-酚羟基和 12-烯醇型羟基，可与多种金属离子形成不溶性有色络合物。与钙离子形成的络合物呈黄色，在体内该络合物沉积于骨骼和牙齿上，儿童服用引起牙齿变黄，因此儿童和孕妇应慎用或禁用。

第二节　合成抗菌药

一、喹诺酮类抗菌药

喹诺酮类抗菌药是近年来发展迅速的一类以 1,4-二氢-4-氧代吡啶-3-羧酸（4-吡啶酮羧酸）为基本结构特征的合成抗菌药，结构通式如下：

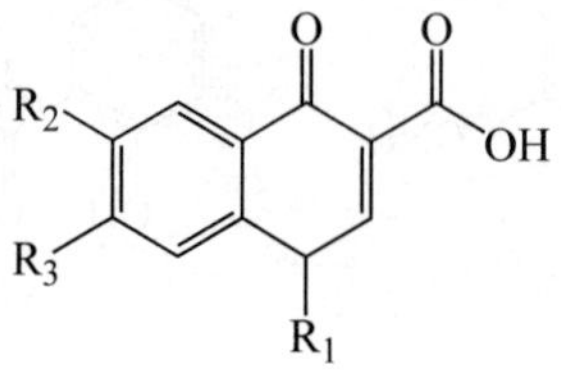

　　通过对喹诺酮类药物的结构进行修饰,使得该类药物的抗菌谱逐渐拓宽,从单一抗革兰阴性菌、药代动力学性质不佳、毒性大的第一代喹诺酮类抗菌药发展到不仅具有良好的药代动力学性质和安全性,而且对革兰阳性菌、厌氧菌、分支杆菌、军团菌、支原体和衣原体都有良好作用的第三代广谱抗菌药。喹诺酮类药物通过抑制 DNA 回旋酶及拓扑异构酶Ⅳ的活性,干扰和阻止细菌 DNA 的合成,导致细菌死亡。由于哺乳动物真核细胞中,不含 DNA 回旋酶,所以喹诺酮类药物选择性好,对人体的不良反应少。

<h3 style="text-align:center">诺氟沙星（norfloxacin）</h3>

　　化学名为 1-乙基-6-氟-1,4 二氢-4-氧代-7-(1-哌嗪基)-3-喹啉羧酸,又名氟哌酸。

　　本品为类白色结晶性粉末;无臭,味微苦。在水或乙醇中极微溶。本品含有酸性的羧基和碱性的哌嗪基,显酸碱两性,故易溶于乙酸、盐酸或氢氧化钠水溶液中。熔点 218～224℃。

　　本品及所有的喹诺酮类药物分子结构中的 3 位羧基和 4 位羰基易与金属离子(Ca^{2+}、Zn^{2+}、Fe^{2+} 等)形成络合物,可使药物的抗菌活性减弱。为避免体内金属离子流失,妇女、老人和儿童不宜多用。

　　本品抗菌谱广,抗菌作用强。临床上主要用于泌尿道、胃肠道感染。

<h3 style="text-align:center">盐酸环丙沙星（ciprofloxacin hydrochloride）</h3>

　　化学名为 1-环丙基-6-氟-1,4-二氢-4-氧代-7-(1-哌嗪基)-3-喹啉羧酸盐酸盐一水合物。

　　本品为类白色或微黄色结晶性粉末;无臭,味微苦。在甲醇、乙醇中极微,在水中溶解。熔点 308～310℃。

　　本品抗菌谱与诺氟沙星相似,但临床应用广泛,除用于尿路感染、肠道感染、淋病外,尚可用以治疗有流感杆菌、大肠杆菌引起的骨和关节感染、皮肤软组织感染和肺炎、败血症等。

　　喹诺酮类药物具有抗菌谱广,抗菌活性强,和其他类抗生素之间无交叉耐药性,可口服和注射给药,吸收好,体内分布广,不良反应小,已成为目前治疗感染性疾病的主要药物。同类药物还有**培氟沙星（pefloxacin）、依诺沙星（enoxacin）、氧氟沙星（ofloxacin）、左氧氟沙星（levofloxacin）、加替沙星（gatifloxacin）和洛美沙星（lomefloxacin）**等,构效关系见图 17-2。

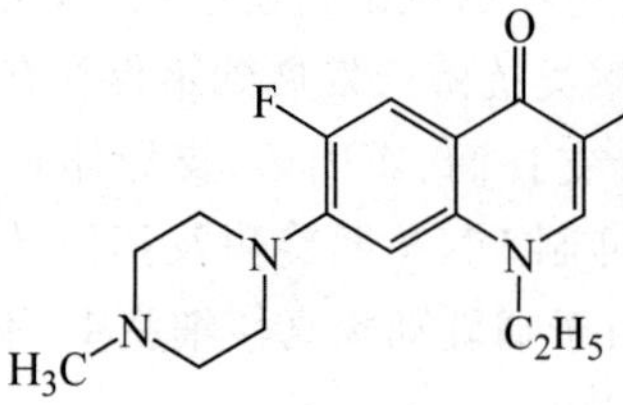

培氟沙星 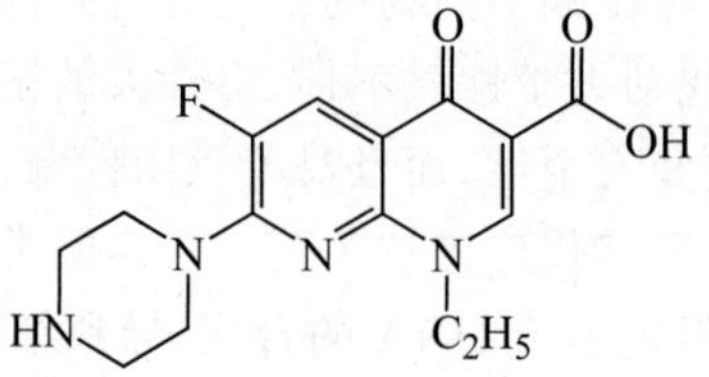　　　　　　　　　伊诺沙星

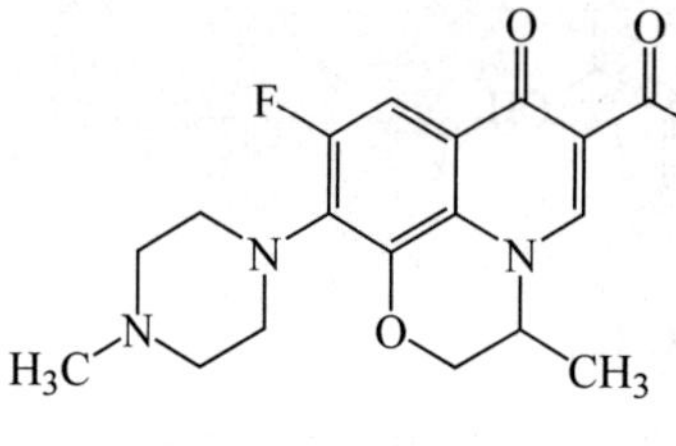

氧氟沙星 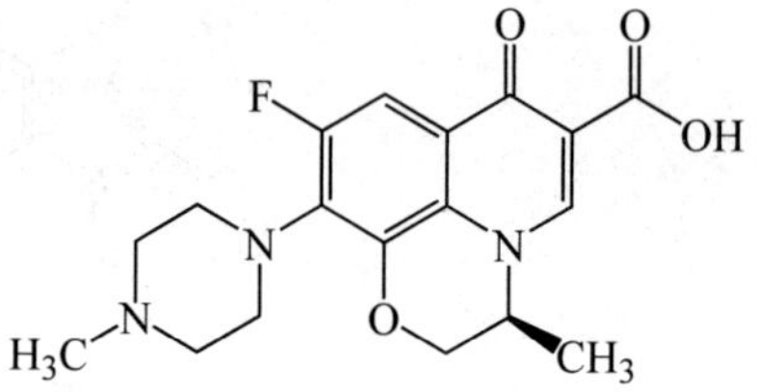　　　　　　　　　左氧氟沙星

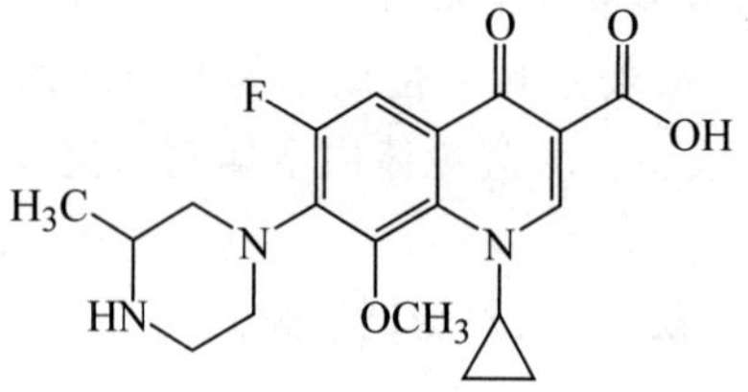

加替沙星 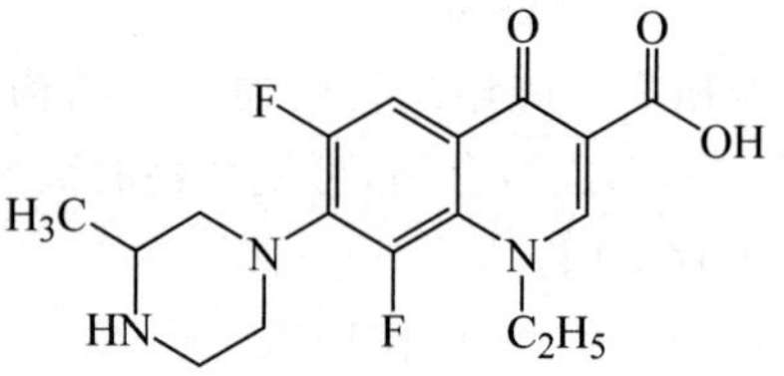　　　　　　　　　洛美沙星

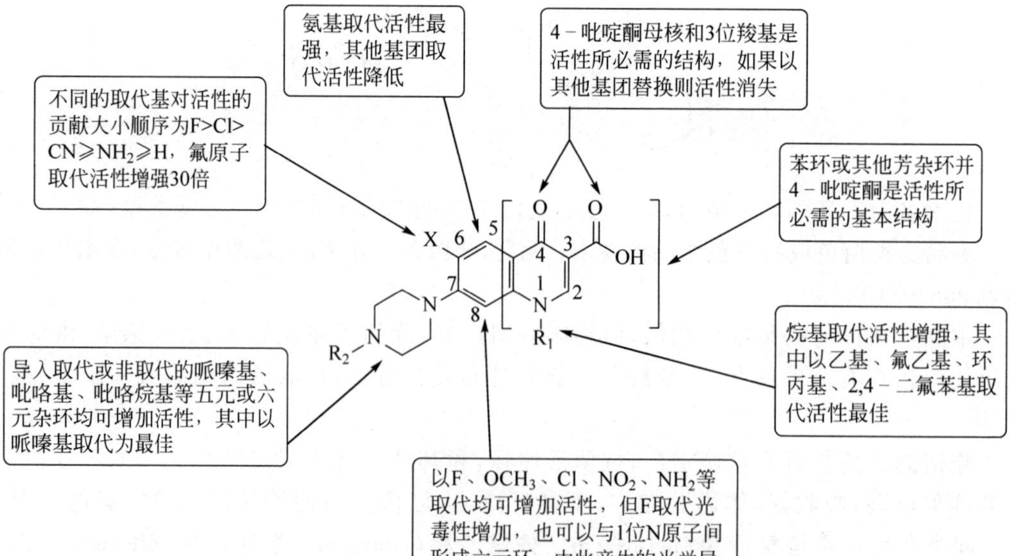

氨基取代活性最强，其他基团取代活性降低

4-吡啶酮母核和3位羧基是活性所必需的结构，如果以其他基团替换则活性消失

不同的取代基对活性的贡献大小顺序为F>Cl>CN≥NH₂≥H，氟原子取代活性增强30倍

苯环或其他芳杂环并4-吡啶酮是活性所必需的基本结构

导入取代或非取代的哌嗪基、吡咯基、吡咯烷基等五元或六元杂环均可增加活性，其中以哌嗪基取代为最佳

烷基取代活性增强，其中以乙基、氟乙基、环丙基、2,4-二氟苯基取代活性最佳

以F、OCH₃、Cl、NO₂、NH₂等取代均可增加活性，但F取代光毒性增加，也可以与1位N原子间形成六元环，由此产生的光学异构体之间的活性也有明显差别

图 17-2　喹诺酮类药物的构效关系

二、磺胺类抗菌药及抗菌增效剂

（一）磺胺类抗菌药

磺胺类药物是一类以对氨基苯磺酰胺（磺胺）为基本结构特征的合成抗菌药。1932 年德国科学家 Domagk 发现红色的偶氮染料"百浪多息"对溶血性链球菌感染有很强的功效，1933 年报道了用百浪多息治疗由葡萄球菌引起的败血症，开创了化学治疗的新纪元。通过体外、体内抑菌活性实验和体内代谢的研究发现，百浪多息在体外没有活性，在体内代谢转化为对氨基苯磺酰胺发挥抑菌活性，由此开始了对磺胺类药物的深入研究。

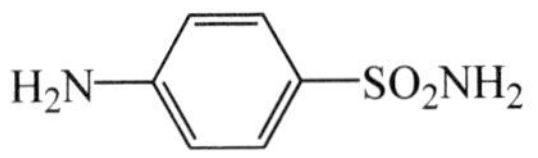

磺胺 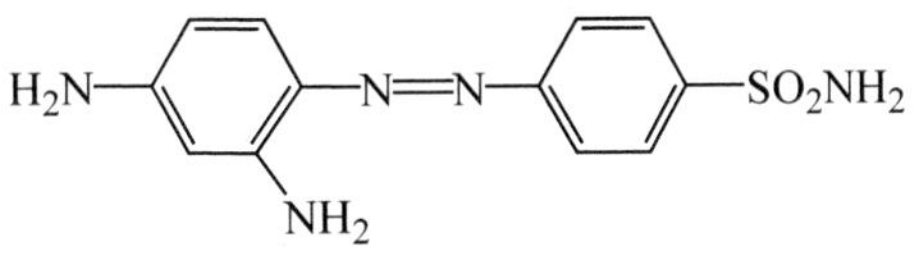　　　　　　　　　　　　　百浪多息

磺胺类药物与细菌生长所必需的对氨基苯甲酸（para amino benzoic acid，PABA）的分子大小和电荷分布非常相似，而产生竞争性拮抗，通过抑制二氢叶酸合成酶，阻止细菌二氢叶酸的合成，干扰细菌叶酸代谢，最终影响核酸合成，从而抑制细菌的生长和繁殖，磺胺类药物作用机制的阐明，确立了抗代谢学说，为发展新药开辟了一条新途径。

磺胺类药物结构中均含有弱碱性芳伯胺基和弱酸性的磺酰胺基，具有酸碱两性，但由于磺酰胺基吸电子的影响，使芳胺基的碱性比苯胺还弱，可溶于盐酸中，但不能形成稳定的盐，由于显酸性，故可溶于氢氧化钠溶液中，成为水溶性的盐类。水溶性的钠盐易吸收空气中的二氧化碳而析出沉淀。

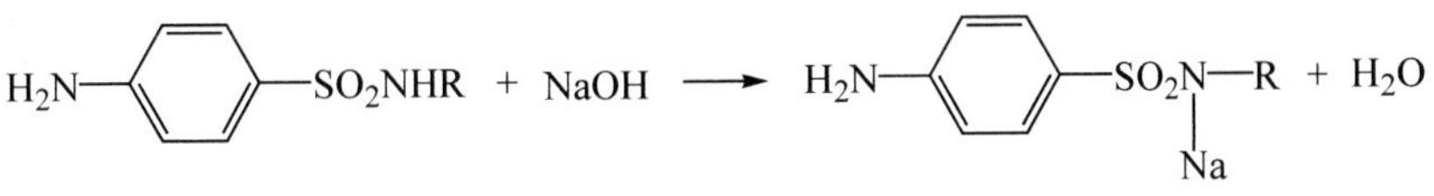

磺胺类药物多含芳伯胺基，可发生重氮化反应，重氮化反应后生成的重氮盐在碱性条件下与 β-萘酚偶合，生成橙红色的偶氮化合物，可用于鉴别。

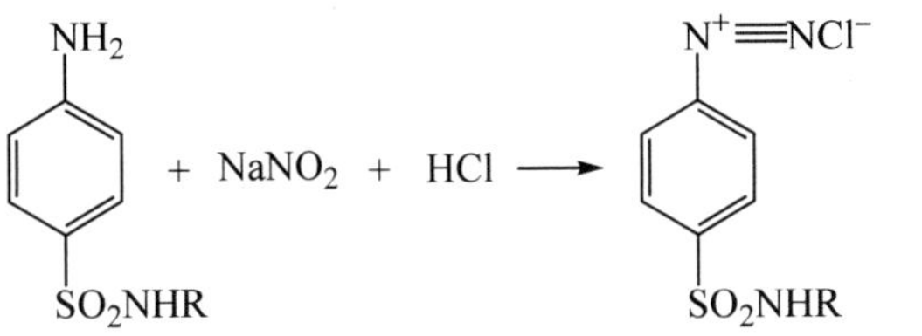

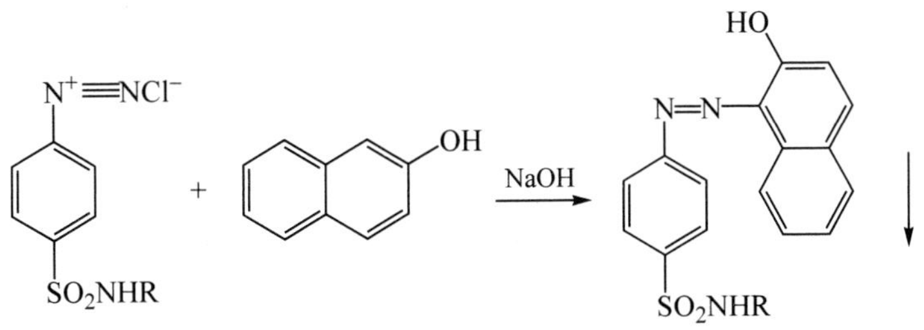

磺胺甲噁唑（sulfamethoxazole）

化学名为 4-氨基-*N*-(5-甲基-3-异噁唑基)苯磺酰胺，又名新诺明，简称 SMZ。

本品为白色结晶性粉末；无臭，味微苦。在水中几乎不溶，在丙酮中易溶，在稀盐酸、氢氧化钠溶液或氨溶液易溶。熔点 168～172℃。

本品与铜盐反应为草绿色沉淀。

本品抗菌作用较强，常与抗菌增效剂甲氧苄啶制成复方应用，临床用于尿路感染、呼吸道感染等。

通过对磺胺类药物结构与生物活性的研究，归纳其构效关系见图 17-3。

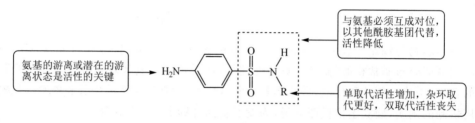

图 17-3　磺胺类药物的构效关系

（二）抗菌增效剂

抗菌增效剂与抗菌药物以一定比例配伍使用时所产生的治疗作用大于两个药物分别给药的作用总和。

甲氧苄啶（trimethoprim）

化学名为 5-[(3,4,5-三甲氧基苯基)-甲基]-2,4-嘧啶二胺，简称 TMP。

本品为白色或类白色结晶性粉末；无臭，味苦。在冰乙酸中易溶，在乙醇或丙酮中微溶，在水中几乎不溶。熔点 199～203℃。

本品为广谱抗菌药，对革兰阳性菌和革兰阴性菌具有广泛的抑制作用。通过抑制细菌二氢叶酸还原酶的活性，阻碍二氢叶酸还原为四氢叶酸，影响细菌 DNA、RNA 及蛋白质的合成，抑制细菌的生长繁殖。与磺胺类药物合用时使细菌叶酸代谢受到双重阻断，可增强抗菌力，减少耐药性的产生。

临床上与磺胺甲噁唑或磺胺嘧啶合用，治疗呼吸道感染、尿路感染、肠道感染、脑膜炎、败血症等。本品还可与多种抗生素联合使用，增强抗菌作用。

第三节　其他抗感染药

氯霉素（chloramphenicol）

化学名为 D-苏式-(-)-N-[α-(羟甲基)-β-羟基-对硝基苯乙基]-2,2-二氯乙酰胺。

本品为白色或微带黄绿色结晶或结晶性粉末；味苦。在甲醇、乙醇、丙酮或丙二醇中易溶，水中微溶。熔点 149～152℃。

氯霉素是由委内瑞拉链丝菌产生的抗生素，随后采用化学方法合成制得并应用于临床。本品含有 1,3-丙二醇结构，存在两个手性碳原子，有四个旋光异构体。其中仅 (1R,2R)-(-) 或称 D-(-)-苏阿糖型(threo)异构体有抗菌活性，为临床使用的氯霉素。

本品的结构与 5-磷酸尿嘧啶核苷相似，可与 mRNA 分子中的 5′-磷酸尿嘧啶核苷竞争核糖体上的结合位点，使 mRNA 与核糖体的结合受阻，从而抑制蛋白质的合成；还可抑制转肽酶使肽链不能增长。本品的抗菌谱广，对需氧革兰氏阴性菌及革兰氏阳性菌、厌氧菌、立克次体、螺旋体和衣原体均有抑制作用，特别是对流感嗜血杆菌、肺炎链球菌和脑膜炎奈瑟菌具杀菌作用。主要用于治疗伤寒、副伤寒和斑疹伤寒等，对百日咳、砂眼、细菌性痢疾及尿道感染等也有疗效。

磷霉素钠（fosfomycin sodium）化学名为(-)-(1R,2S)-1,2-环氧丙基膦酸二钠盐，是由链霉菌属菌所产生的广谱抗生素，现已化学全合成。主要用于治疗败血症、脑膜炎、肺炎、急性尿路感染及肾盂炎等，毒性低且与其他抗生素无交叉耐药性。

盐酸克林霉素（clindamycin hydrochloride）临床主要用于骨髓炎、厌气菌引起的感染、呼吸系统感染、胆道感染、心内膜炎、中耳炎、皮肤软组织感染及败血症等。

呋喃妥因（nitrofurantoin）为合成抗菌药，抗菌谱较广，对大多数革兰阳性菌及阴性菌均有抗菌作用，如金黄色葡萄球菌、大肠杆菌、白色葡萄球菌及化脓性链球菌等。临床上用于敏感菌所致的泌尿系统感染，如肾盂肾炎、尿路感染、膀胱炎及前列腺炎等。

盐酸小檗碱（berberine hydrochloride）是从黄连、黄柏中提取的一种异喹啉生物碱，又称黄连素。对痢疾杆菌、大肠杆菌、肺炎双球菌、金黄色葡萄球菌、链球菌、伤寒杆菌及阿米巴原虫有抑制作用。临床主要用于肠道感染及菌痢等。

甲硝唑（metronidazole）化学名为 2-甲基-5-硝基咪唑-1-乙醇，白色或微黄色结晶或结晶性粉末；有微臭，味苦而略咸。本品为硝基咪唑衍生物，对大多数厌氧菌具有强大抗菌作用。临床主要用于预防和治疗厌氧菌引起的感染，如呼吸道、消化道、腹腔及盆腔感染，皮肤软组织、骨和骨关节等部位的感染以及脆弱拟杆菌引起的心内膜炎、败血症及脑膜炎等，此外还广泛应用于预防和治疗口腔厌氧菌感染。同类药物还有**替硝唑（tinidazole）**等。

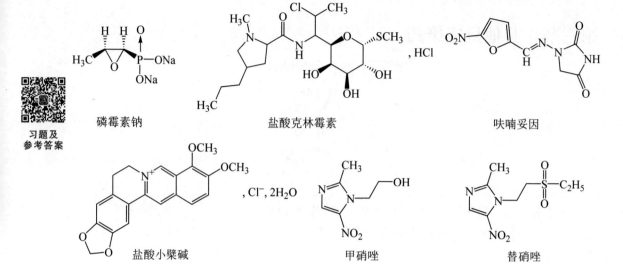

磷霉素钠

盐酸克林霉素 , HCl

呋喃妥因

盐酸小檗碱 , Cl⁻, 2H₂O

甲硝唑

替硝唑

（梁经纬）

第十八章

抗结核药、抗真菌药和抗病毒药

学习重点

1. 掌握抗结核病药、抗真菌药和抗病毒药的分类、结构类型、作用机制和代谢特点；掌握异烟肼、乙胺丁醇、硝酸盖康唑、酮康唑、氟康唑、齐多夫定、阿昔洛韦、利巴韦林的名称、化学结构、理化性质、体内代谢和用途。

2. 熟悉硫酸链霉素、利福平、两性霉素 B、茚地那韦等常用药物的化学结构和用途。

3. 了解药物结构特点与化学稳定性和毒副作用之间的关系。

第一节 抗结核药

结核病是由结核分枝杆菌感染引起的一种慢性传染病，机体的各组织器官(除指甲和毛发外)都可感染，其中以肺结核最为常见。自 20 世纪 50 年代以来，随着链霉素、异烟肼等有效抗结核药的出现，曾经蔓延全球、造成数百万人死亡的肺结核得到了有效的控制。但近年来结核病在世界范围内又"死灰复燃"，如今已成为死亡率较高的传染病。抗结核药按其来源可分为抗结核抗生素和合成抗结核药两类。为提高疗效、延缓耐药性的产生，目前抗结核药普遍采用多药联用的方式。

一、抗结核抗生素

抗结核抗生素主要有氨基糖苷类的链霉素和卡那霉素、大环内酰胺类的利福霉素等。

硫酸链霉素(streptomycin sulfate)

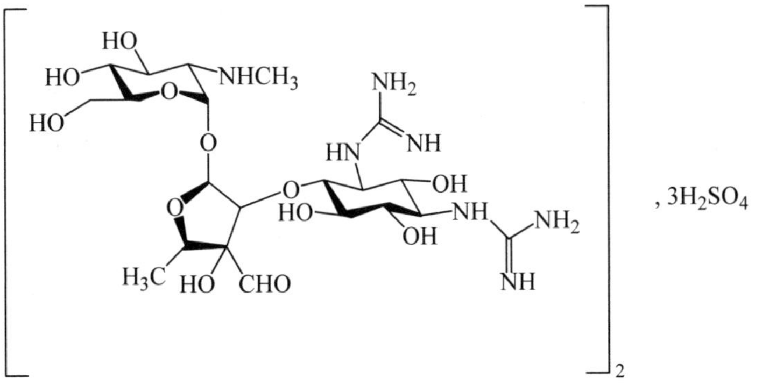

链霉素是从灰色链霉菌的发酵液中分离得到第一个临床有效的抗结核药，其结构由链霉胍、链霉糖和 N-甲基葡萄糖胺组成，链霉糖和 N-甲基葡萄糖胺部分也被称为链霉双糖胺。可与各种酸成盐，临床上使用其硫酸盐。为白色或类白色粉末；无臭或几乎无臭，味微苦，有引湿性。在水中易溶，在乙醇或氯仿中不溶。

本品在弱碱性条件下水解得到链霉胍和链霉双糖胺，进一步将链霉糖部分重排为麦芽酚，麦芽酚与 Fe^{3+} 在弱酸性条件下反应生成紫红色络合物，此方法可用于链霉素鉴别和含量测定。

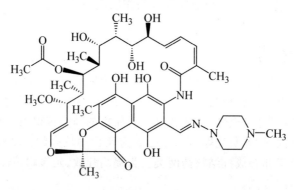

本品分子中含有醛基，遇氧化剂如高锰酸钾、氯酸钾、过氧化氢等，易被氧化而失去抗菌活性，其他可与醛基反应的试剂都能破坏链霉素。

本品主要用于治疗各种结核病，但易产生耐药性，须与其他抗结核药联用。对第八对脑神经有损害，严重的可能致耳聋，对肾脏也有毒性。

利福平（rifampicin）

知识扩展
18-1

化学名为 3-[[（4-甲基-1-哌嗪基)-亚氨基]甲基]-利福霉素。

本品为鲜红色或暗红色结晶性粉末；无臭，无味；在甲醇中溶解，在水中几乎不溶。

本品是利福霉素的半合成衍生物，化学结构为 27 个碳原子的大环内酰胺。分子中含 1,4-萘二酚结构，在碱性条件下易氧化成醌型衍生物；在强酸性条件下，C=N 处易分解，故本品在 pH 值 4～6.5 范围内稳定。

本品 C-21 位的酯键是体内代谢的主要基团，其代谢物抗菌活性很弱。本品代谢物具有色素基团，因而尿液、粪便、唾液、泪液、痰液及汗液常呈橘红色。

本品对结核杆菌作用强，但其耐药性出现较快。与异烟肼或乙胺丁醇等联合使用可提高疗效，减少耐药性，主要用于耐药的结核杆菌感染。

利福喷汀（rifapentine）又名环戊去甲利福平，为利福平哌嗪环上的甲基被环戊基取代的衍生物。对结核分枝杆菌和麻风杆菌的作用尤为突出。抗菌活性为利福平的 2～10 倍，毒性比利福平低，是一种长效抗结核药，常与其他抗结核药合用。

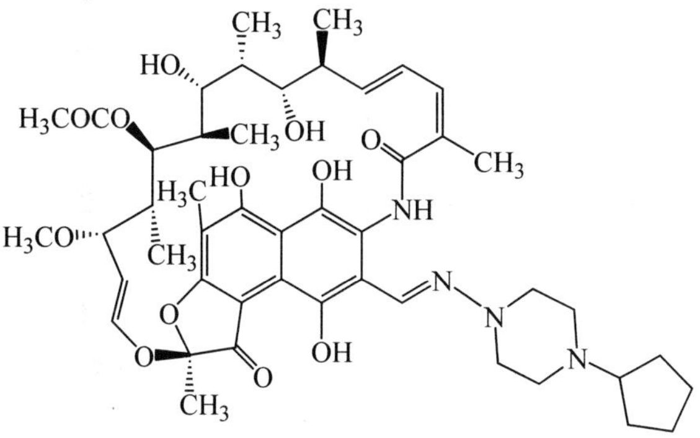

利福喷汀

二、合成抗结核药

异烟肼（isoniazid）

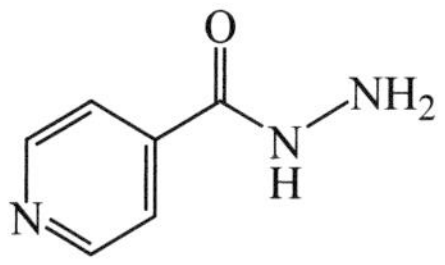

化学名为 4-吡啶甲酰肼，又名雷米封。

本品为白色至类白色结晶或结晶性粉末；无臭，味微甜后苦。在水中易溶，在乙醇中微溶。熔点 170～173℃。

本品在酸或碱存在下可水解生成异烟酸和肼，后者毒性很大，因此变质后的异烟肼不可供药用。

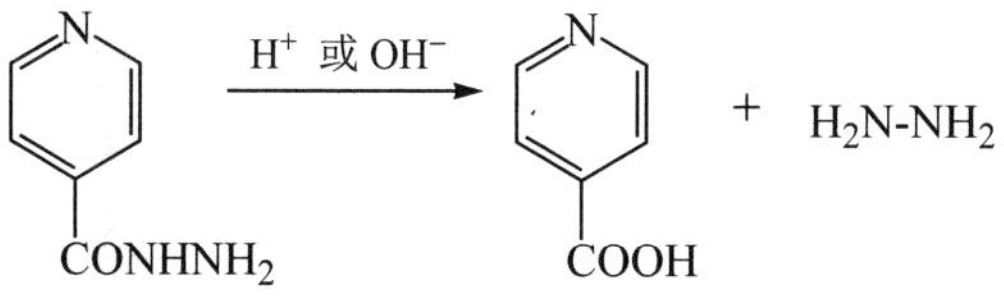

本品肼基具有还原性，在酸性条件下可与溴、碘、硝酸银、溴酸钾等反应，生成异烟酸，放出氮气。如果与硝酸银作用，放出氮气，并有银镜生成。

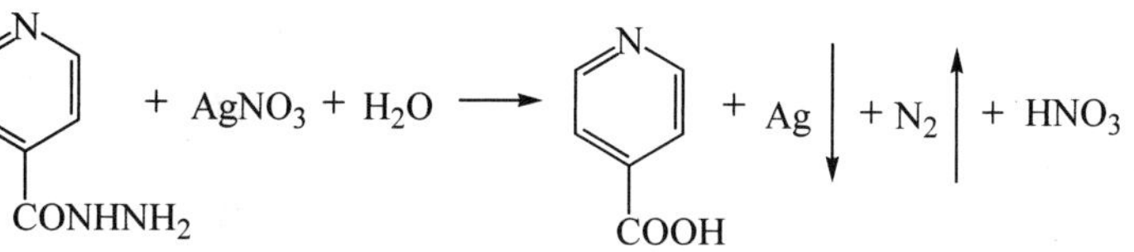

本品分子结构中的肼基可与香草醛缩合生成异烟腙，析出结晶，熔点为 228～231℃。

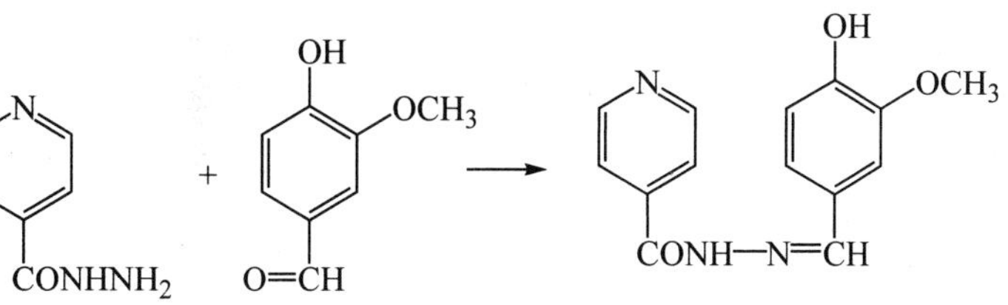

本品与金属离子（如铜、铁等）等金属离子形成有色的螯合物，即使有微量的金属离子的存在也可使本品水溶液变色，故配置注射液时应避免与金属器皿接触。

本品对结核分枝杆菌有抑制和杀灭作用，疗效好，用量少，可口服，广泛用于各种结核病的治疗。

盐酸乙胺丁醇（ethambutol hydrochloride）

化学名为（＋）2,2′-(1,2-乙二基二亚氨基)-双-1-丁醇二盐酸盐。

本品为白色结晶性粉末；无臭或几乎无臭，略有引湿性。在水中易溶，在乙醇中微溶解，在氯仿中极微溶。熔点 199～204℃（分解）。

本品分子中含两个相同构型的手性碳原子，有三个旋光异构体，药用为右旋体。

本品水溶液加硫酸铜试液和氢氧化钠试液即生成深蓝色配合物，用于鉴别。

本品对结核杆菌有抑菌作用，与其他抗结核药联用时，可延缓结核杆菌对其他药物产生耐药性。主要用于对异烟肼、链霉素有耐药性的各型肺结核病的治疗。与利福平合用，可提高疗效并延缓耐药性的产生。

对氨基水杨酸钠（sodium aminosalicylate）通过对叶酸合成的竞争性抑制作用，从而抑制结核杆菌的生长和繁殖。与异烟肼合用时，可减少异烟肼的乙酰化，增加血浆异烟肼的水平。本品适用于结核杆菌所致的肺及肺外结核病，常用于其他抗结核药治疗失败的复治患者。

吡嗪酰胺（pyrazinamide）结构类似烟酰胺，具有抑菌或杀菌作用。在 pH 偏酸时有抗结核活性。单独使用本品极易产生耐药性，需与其他抗结核药合用。

对氨基水杨酸钠　　　　　　吡嗪酰胺

第二节　抗真菌药

真菌感染可分为浅部真菌感染（俗称癣）和深部真菌感染，前者是真菌侵入皮肤、指甲等浅表部，而后者是指真菌侵入组织及内脏器官，引起炎症、坏死等。近年来，随着广谱抗生素、皮质类固醇以及免疫抑制剂的广泛应用，先进诊疗技术、器官移植等的推广，以及肿瘤放疗、化疗的影响及艾滋病患者的增多，深部真菌感染的发病率呈逐年上升趋势。抗真菌药是指具有抑制或杀死真菌生长或繁殖的药物，现临床上使用的抗真菌药根据其来源可分为抗真菌抗生素和合成抗真菌药。

一、抗真菌抗生素

抗真菌抗生素根据结构特点,主要分为多烯类和非多烯类。

多烯类抗生素由放线菌产生,其结构特征为含有 4～7 个共轭双键的亲脂性的大环内脂环,且连有一个氨基糖。多烯类抗生素主要用于深部真菌感染,是治疗各种严重真菌感染的首选药,具有广谱抗真菌活性,但毒副作用严重。

两性霉素 B(amphotericin B)

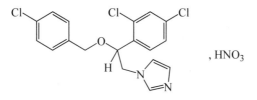

本品为橙黄色针状或柱状结晶;无臭,无味,有引湿性。在水、无水乙醇、乙醚、苯及甲苯中不溶,在甲醇中微溶。

本品是第一个抗真菌药,分子结构是由一个含有七个共轭双键的大环内酯与一分子氨基糖结合而成的苷,结构中含有游离的羧基和氨基,所以显酸碱两性。

本品遇光、热、强酸、强碱均不稳定,在 pH 4～10 时稳定。

本品用于治疗严重的深部真菌感染,但本品对肾脏有毒性,应用时应慎重。

二、合成抗真菌药

合成抗真菌药根据其化学结构分为唑类抗真菌药和其他类抗真菌药。

自 20 世纪 60 年代末发现克霉唑和咪康唑以来,唑类抗真菌药发展迅速,是目前临床上最常用的治疗真菌感染的药物。唑类抗真菌类药疗效肯定,不良反应相对比较轻,既可口服又可注射,对浅表真菌和深部真菌都有疗效。

硝酸益康唑(econazole nitrate)

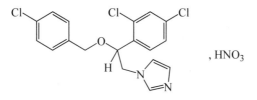

, HNO₃

知识扩展
18-2

化学名为 1-[2-[(4- 氯苯基)甲氧基)]-2-(2,4-二氯苯基)乙基]-1H 咪唑硝酸盐。

本品为白色结晶性粉末;无臭。在甲醇中易溶,在水中极微溶。熔点为 164～165℃。

本品通过干扰细胞色素 P450 的活性,从而抑制真菌细胞膜主要固醇类——麦角固醇的生物合成,损伤真菌细胞膜并改变其通透性,以致重要的细胞内物质外漏。本品主要用于念珠菌引起的阴道炎和皮肤癣。

酮康唑（ketoconazole）

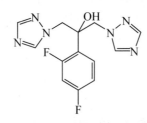

化学名为 1-乙酰基-4[4-[2-(2,4-二氯苯基)-2(1H-咪唑-1-甲基)-1,3-二氧戊环-4-甲氧基]苯基]-哌嗪。

本品为类白色结晶性粉末；无臭，无味。在氯仿中易溶，在甲醇中溶解，在乙醇中微溶，在水中几乎不溶。熔点 147～151℃。

本品在胃酸内溶解，易吸收；胃酸酸度降低时，可使吸收减少。可用于浅表真菌感染和深部真菌感染，如皮肤和指甲癣、阴道白色念珠菌病、胃肠真菌感染等，以及由白色念珠菌、类球孢子菌、组织胞浆菌等引起的全身感染。作为糖皮质激素的拮抗剂，本品还可用于女性多毛症、粉刺、前列腺癌、男性乳腺癌和库欣综合征等的治疗。长期使用可导致肝毒性。

氟康唑（fluconazole）

化学名为 2-(2,4-二氟苯基)-1,3-双(1H-1,2,4-三氮唑-1-基)-2-丙醇。

本品为白色或类白色结晶或结晶性粉末；无臭或微带异臭，味苦。在甲醇中易溶，在乙醇中溶解，在二氯甲烷、水或乙酸中微溶，在乙醚中不溶。熔点 137～141℃。

本品为氟代三唑类广谱抗真菌药。口服吸收良好，可口服给药及静脉注射。对深部真菌感染有效，主要用于阴道念珠菌病、鹅口疮、真菌性脑膜炎、萎缩性口腔念珠菌病、肺部真菌感染、腹部感染、泌尿道感染及皮肤真菌感染等。

同类药物还有**克霉唑**（clotrimazole）、**伊曲康唑**（itraconazole）和**伏立康唑**（voriconazole）。

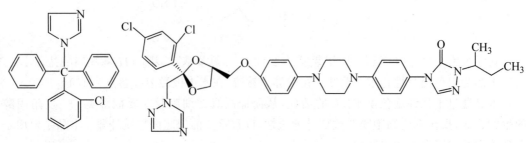

克霉唑　　　　　　　　　　　　　　　　伊曲康唑

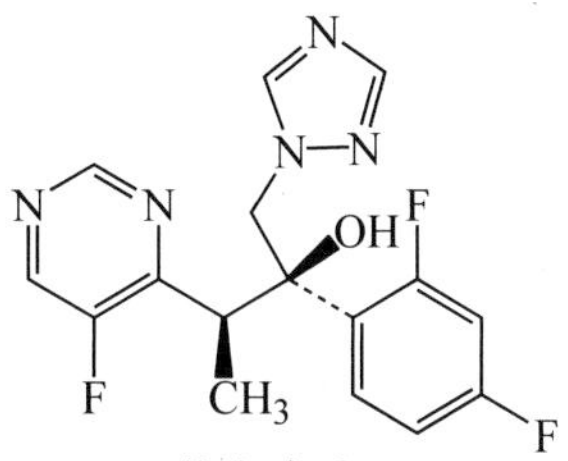

伏立康唑

临床常用的其他抗真菌药有特比萘芬(terbinafine)和 5-氟胞嘧啶(5-fluorocytosine)。

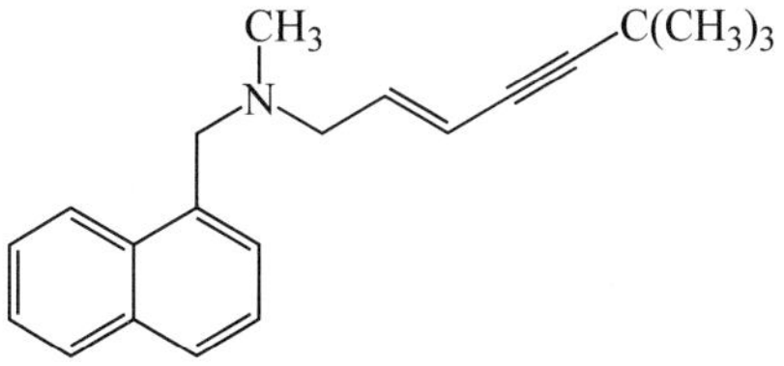

特比萘芬 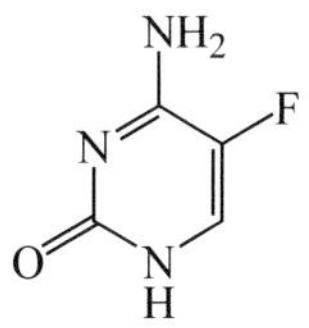　　　　　　　　　　　　　　　5-氟胞嘧啶

第三节　抗病毒药

　　病毒感染性疾病是严重危害人体健康的传染病,最常见的病毒性疾病有流感、脑炎、病毒性肝炎、腮腺炎、脊髓灰质炎、狂犬病、流行性出血热等,但更严重的病毒感染引起的新的疾病还在不断出现,如由人类免疫缺陷病毒(HIV)所致的艾滋病以及近年来流行的 SARS、高致病性禽流感、新型冠状病毒肺炎等给人类的健康带来巨大的威胁。由于病毒的结构与细菌不同,无细胞结构,而且没有自己的代谢系统,必须依靠宿主细胞进行复制,某些病毒又极易变异,这给抗病毒药的研制带来了困难。目前还没有真正能完全治愈病毒感染疾病的药物,抗病毒药的研究任重道远。

　　本节主要介绍核苷类抗病毒药、非核苷类抗病毒药和蛋白酶抑制剂,其他类抗病毒药也选择性加以介绍。

一、核苷类抗病毒药

阿昔洛韦(acyclovir)

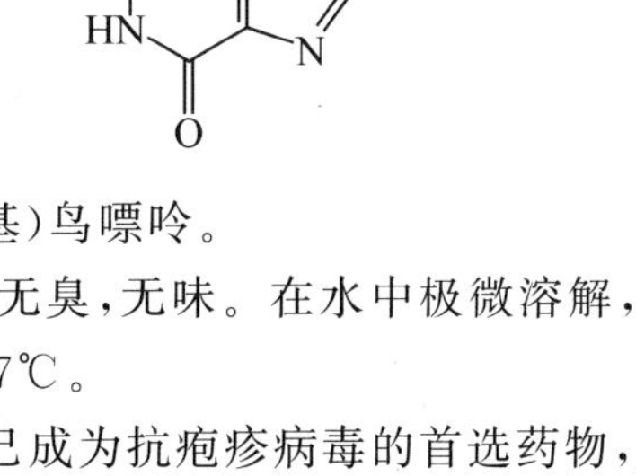

　　化学名为 9-(2-羟乙氧甲基)鸟嘌呤。

　　本品为白色结晶性粉末;无臭,无味。在水中极微溶解,乙醚或三氯甲烷几乎不溶,其钠盐易溶于水。熔点 256～257℃。

　　本品为广谱抗病毒药,现已成为抗疱疹病毒的首选药物,广泛用于治疗单纯疱疹病毒所致的各种感染,如疱疹性角膜炎、生殖器疱疹、全身性带状疱疹、疱疹性脑炎等,也可用于治疗乙型肝炎。本品在细胞内被胸苷激酶迅速转化为阿昔洛韦单磷酸酯，后者在正常细胞鸟苷单磷酸激酶的作用下转化为二磷酸和三磷酸物，三磷酸物选择性竞争抑制病毒 DNA 聚合酶，干扰病毒 DNA 链的合成，从而发挥抗病毒作用。本品不影响未感染细胞中 DNA 的复制增殖。

　　地昔洛韦（desciclovir）和**伐昔洛韦**（valaciclovir）是阿昔洛韦的前药，水溶性好，口服生物利用度高。**更昔洛韦**（ganciclovir）对巨细胞病毒的疗效比阿昔洛韦好，在治疗脊髓炎和肠道炎方面疗效显著，对耐阿昔洛韦的单纯疱疹病毒仍有效，但是毒性比较大，临床主要用于治疗由巨细胞病毒引起的严重感染。**喷昔洛韦**（penciclovir）用作外用药，主要用于口唇或面部单纯疱疹、生殖器疱疹。

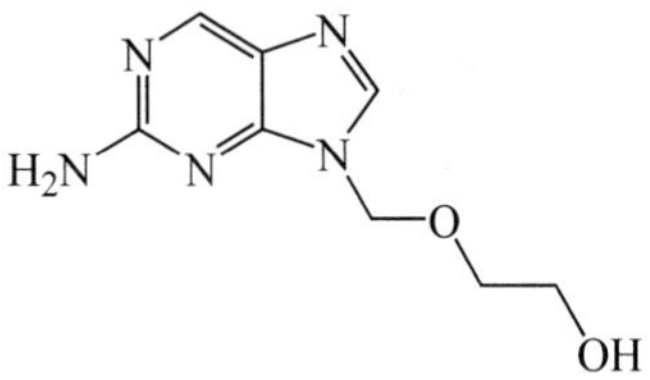

地昔洛韦

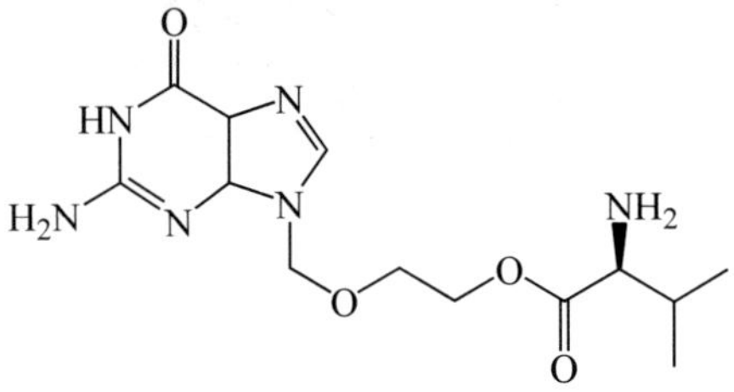

伐昔洛韦

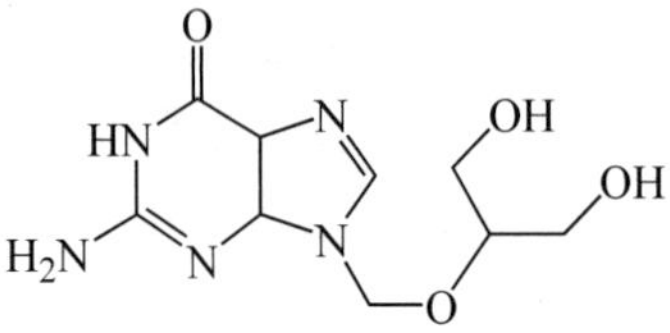

更昔洛韦

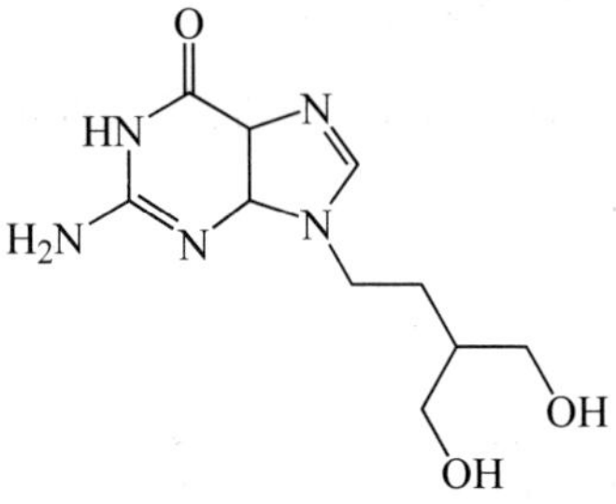

喷昔洛韦

齐多夫定（zidovudine）

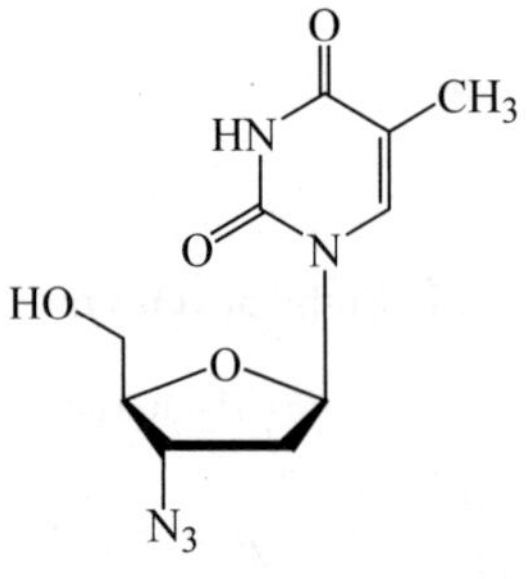

　　化学名称为 1-(3-叠氮-2,3-二脱氧-β-D-呋喃核糖)-5-甲基嘧啶-2,4(1H,3H)-二酮。

　　本品为白色或类白色结晶性粉末；无臭，无味，见光易分解。在水中微溶，在乙醇中溶解。熔点 124℃。

　　本品为核苷类逆转录酶抑制剂。由于齐多夫定结构中的 C-3′是叠氮基，当结合到病毒 DNA 链的 3′端时，不能进行 3′,5′-磷酸二酯键的结合，从而终止了 DNA 链的合成。本品原为抗癌药，后成为第一个抗获得性免疫缺陷综合征（艾滋病）药物，也是唯一被美国食品药品监督管理局批准用于预防人类免疫缺陷病毒（human immunodeficiency virus，HIV）母婴传播的药物。本品吸收迅速,口服生物利用度为 55%～75%,可透过血-脑脊液屏障,脑脊液浓度可达血浆浓度的 50%～60%。主要经肝脏首过效应后,代谢成非活性的葡萄糖醛酸化物。

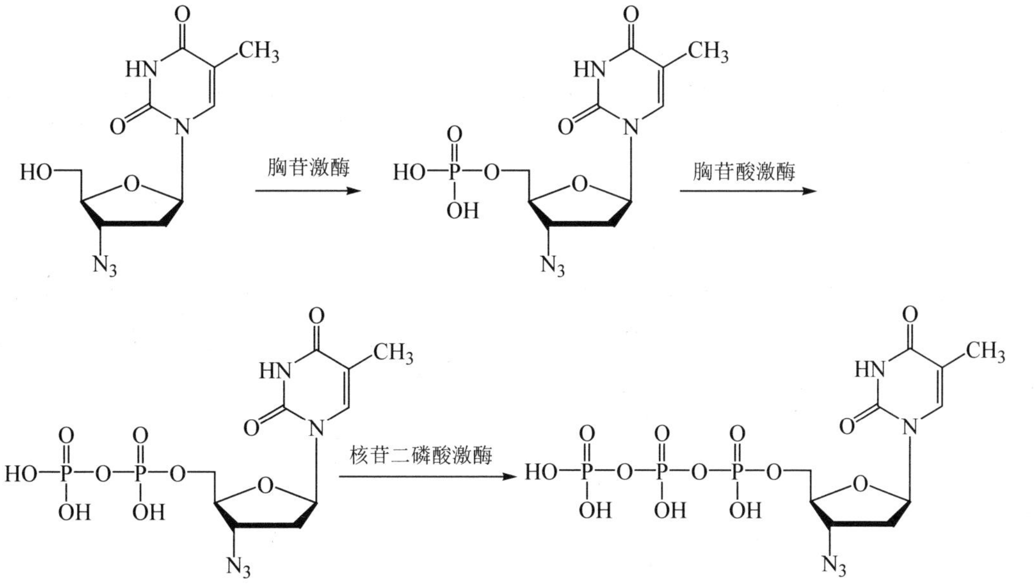

司他夫定(**stavudine**)对酸稳定,口服吸收较好。作用机制与齐多夫定相似,在体内外均有抑制 HIV 复制的作用,用于 HIV 感染的治疗,特别适用于不能耐受齐多夫定或对齐多夫定治疗无效的患者。

拉米夫定(**lamivudine**)为双脱氧硫代嘧啶核苷化合物,作用机制与齐多夫定相同,口服吸收好,生物利用度高,抗病毒作用强而持久,并能提高机体免疫力,可迅速有效降低血清乙型肝炎病毒(hepatitis B virus,HBV)DNA 的水平,但是停药后复发率高,长期应用可引起病毒变异。本品主要治疗乙型肝炎病毒复制导致的慢性乙型肝炎,也可用于艾滋病治疗。

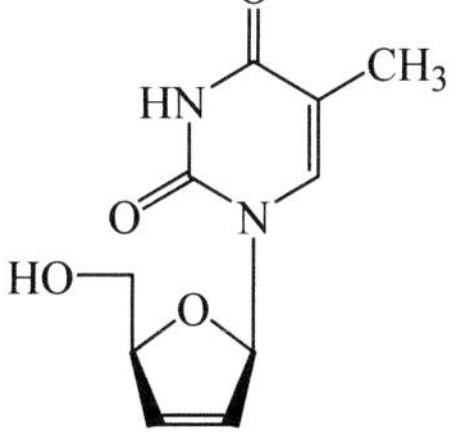

司他夫定 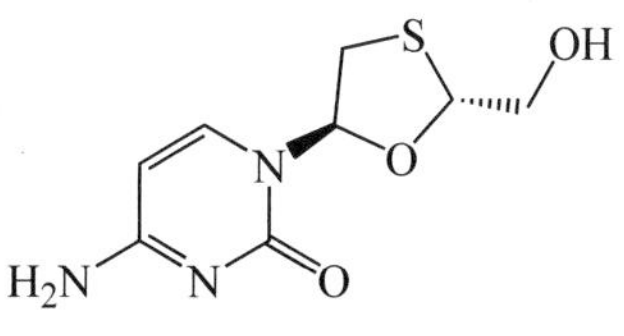　　　　　　　拉米夫定

二、非核苷类抗病毒药

奈韦拉平(nevirapine)

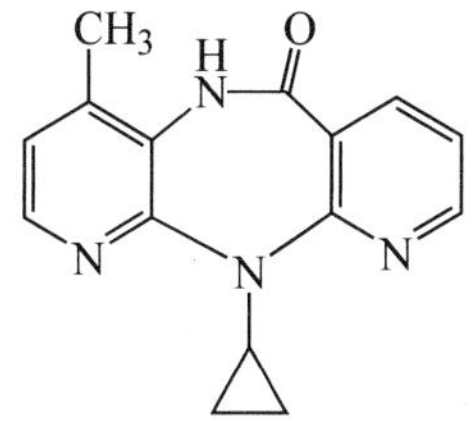

　　化学名为 11-环丙基-5,11-二氢-4-甲基-6H-二吡啶并[3,2-b:2′,3′-e][1,4]-二氮䓬-6-酮。

　　本品为白色结晶性粉末；无臭，无味。在水中微溶，在稀酸中溶解。熔点 247～249℃。

　　本品为专一性的 HIV-Ⅰ 逆转录酶抑制剂，进入细胞后不需要磷酸化激活，直接与逆转录酶的非底物位置结合，抑制 HIV-Ⅰ 逆转录酶，不影响其他逆转录酶的活性，毒副作用小。本品单用会很快产生耐药病毒，与核苷类药物有相加作用，联合使用治疗成年晚期 HIV 感染患者。

三、蛋白酶抑制剂

　　茚地那韦（indinavir）对 HIV 病毒有强大的竞争抑制作用，通过与蛋白酶的活性部位可逆结合发挥作用，主要用于成人 HIV 感染。本品与齐多夫定和拉米夫定等核苷类逆转录酶抑制剂联合使用有协同作用，是目前国外广泛使用的"三联疗法"。

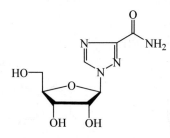

茚地那韦

四、其他类

利巴韦林（ribavirin）

　　化学名为 1-β-D-呋喃核糖基-1H-1,2,4-三氮唑-3-甲酰胺。

　　本品为白色结晶性粉末；无臭，无味。在水中易溶，在乙醇中微溶，在三氯甲烷或乙醚中几乎不溶。

　　本品为人工合成的广谱抗病毒药，对 DNA 和 RNA 病毒均有效。本品进入感染细胞后被腺苷激酶磷酸化后转化成三磷酸酯，阻碍病毒核酸的合成，从而达到抗病毒作用。本品对多种病毒均有抑制作用，但主要对甲型流感、乙型流感、副流感病毒及出血热病毒有较好的疗效，对甲、乙、丙型病毒性肝炎也有一定疗效，也被用于艾滋病的治疗。口服吸收迅速而完全，有首过效应。

　　金刚烷胺（amantadine）主要作用于病毒复制的初始阶段，抑制病毒早期复制，也可抑制

RNA 病毒的侵入及阻断病毒的脱壳。本品口服易吸收,可通过血-脑脊液屏障,在体内不被代谢,约 90％以原药自肾排泄,主要是肾小管排泄。临床上用于治疗和预防 A 型流感病毒,对 B 型流感病毒引起的呼吸道感染无效,易产生耐药性。该药还用于治疗特发性帕金森综合征,因为它可促进神经元的贮存部位释放多巴胺。同类药物还有**金刚乙胺(rimantadine)**。

　　膦甲酸钠(foscarnet sodium)可以选择性地抑制病毒的 DNA 聚合酶和逆转录酶,用于治疗巨细胞病毒(cytomegalovirus,CMV)感染,尤其是 AIDS 患者的 CMV 感染。另外对细胞肥大病毒、人疱疹病毒、甲型流感病毒、乙型流感病毒等也有抑制作用。

　　奥司他韦(oseltamivir)是第一个可以口服的神经氨酸酶(neuraminidase,NA)抑制剂,病毒 NA 是存在于流感病毒 A 和 B 表面的糖蛋白,是病毒复制的关键酶,抑制此酶可阻止病毒的复制,临床上用于流感的预防和治疗。

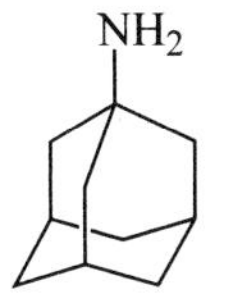

金刚烷胺 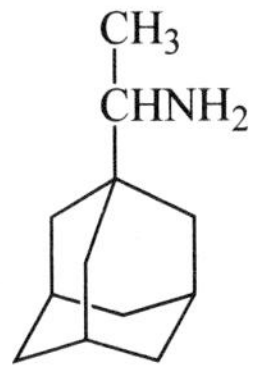　　　　金刚乙胺 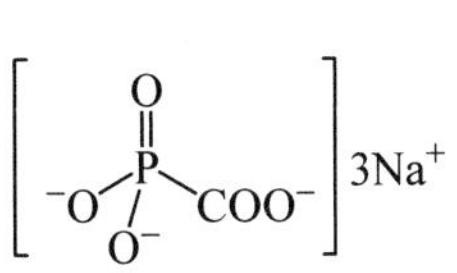　　　　　　膦甲酸钠

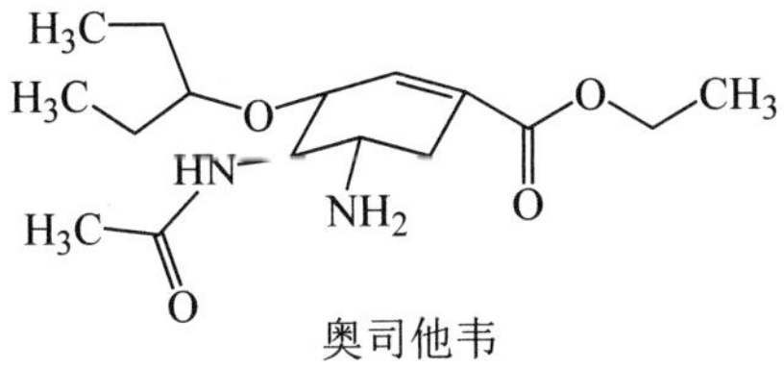

知识扩展
18-3

奥司他韦

习题及
参考答案

（杨晓娟）

第十九章

抗寄生虫病药

学习重点

1. 掌握阿苯达唑、磷酸氯喹、吡喹酮、青蒿素的化学结构、性质及作用。

2. 熟悉驱肠虫药和抗血吸虫病药的结构类型及代表药物。

3. 了解抗寄生虫病药的分类及代表药物。

抗寄生虫病药是指用于杀灭、驱除、治疗与预防寄生于人和动物体内的各种寄生虫的药物。寄生虫的种类很多，小到引起疾病的单核原虫，大到常见的蛔虫、蛲虫等。随着人们的生活水平的改善和健康意识的提高，我国寄生虫病的发病率已经明显下降。理想的抗寄生虫病药既能选择性地高效抑杀寄生虫，还要对人体安全有效。本章重点介绍临床应用较多的抗疟药、驱肠虫药、抗血吸虫病药、抗丝虫病药和抗滴虫病药。

第一节　抗疟药

疟疾是由疟原虫经雌蚊叮咬传播引起的一种寄生虫病，临床上以周期性的定时发作的寒战、高热、出汗退热、以及贫血和脾大为特点。各种抗疟疾药物通过影响疟原虫的不同发育阶段而发挥抗疟疾作用。人类感染的疟疾主要分为间日疟、三日疟和恶性疟等，其中间日疟在我国最为常见。按照化学结构可以分为喹啉类、氨基嘧啶、倍半萜内酯类和氨基嘧啶类。

1820 年从金鸡纳树皮中分离得到第一个抗疟疾药奎宁。以奎宁为先导物，合成了许多含有喹啉环结构的系列抗疟药物，按照化学结构可分为喹啉醇类和氨基喹啉类。

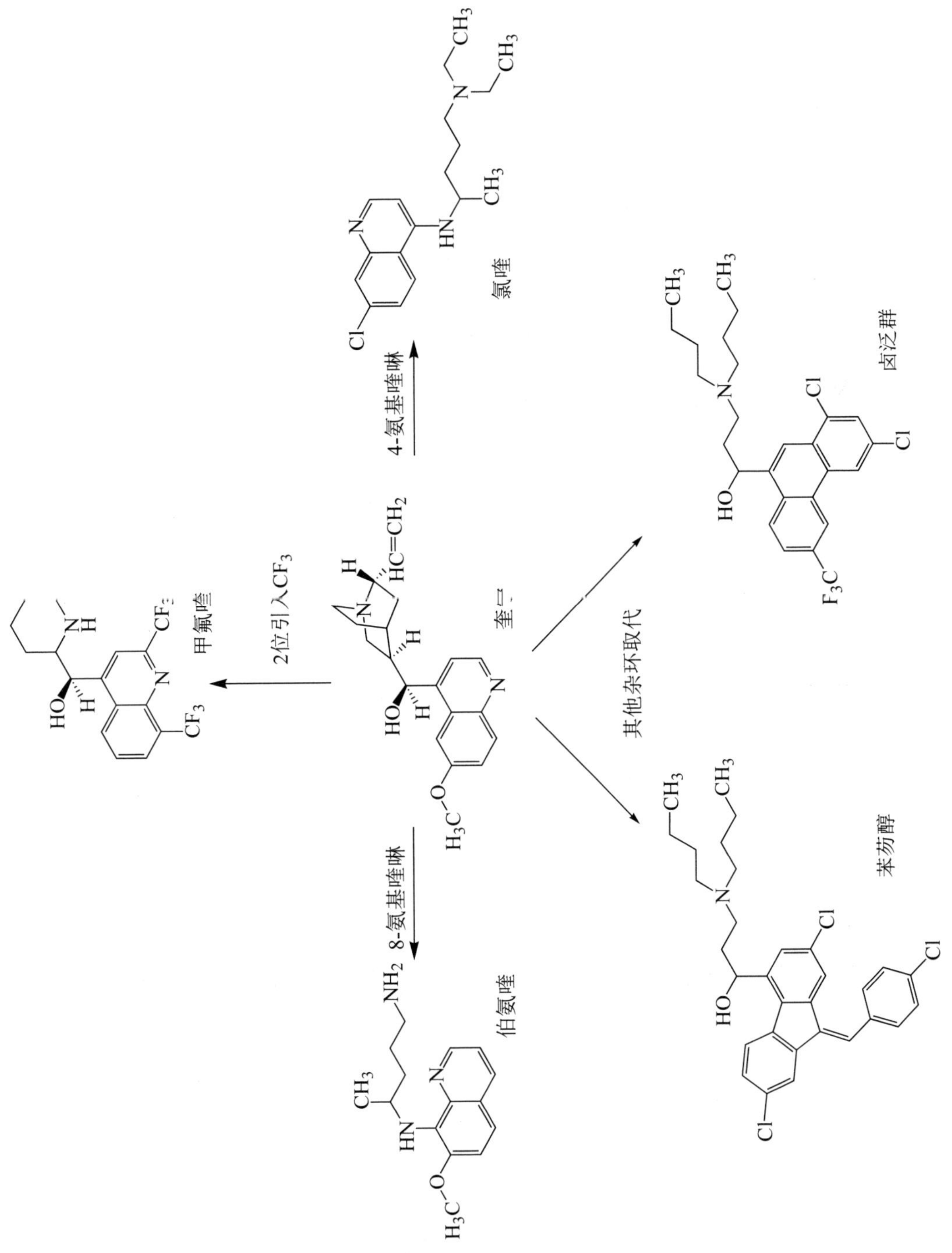
氯喹
4-氨基喹啉
甲氟喹
2位引入CF_3
奎宁
卤泛群
其他杂环取代
苯芴醇
8-氨基喹啉
伯氨喹

磷酸氯喹（chloroquine phosphate）

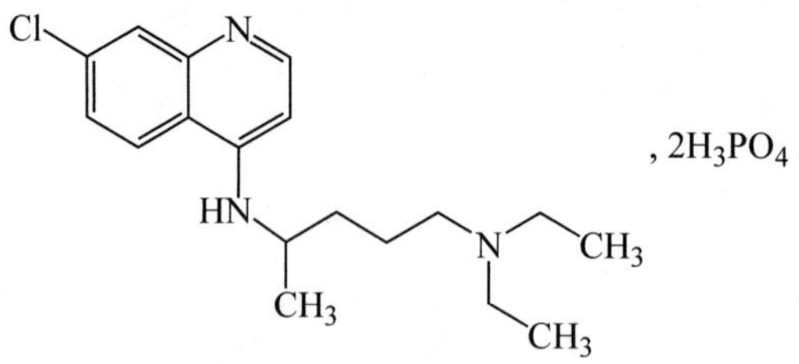

, 2H$_3$PO$_4$

化学名为(8S,9R)-6′-甲氧基-脱氧辛可宁-9-醇-硫酸盐二水合物。

本品为白色结晶性粉末；无臭，味苦。遇光渐变色。在水中易溶，在乙醇、乙醚、氯仿或苯中几乎不溶。熔点 193～196℃（分解）。

本品分子结构中有一个手性碳原子，光学异构体之间活性差异不大，但右旋体毒性低，故临床使用本品消旋体的水溶液加入苦味酸(2,4,6-三硝基苯酚)试液，生成黄色的苦味酸氯喹沉淀。

本品主要用于治疗疟疾急性发作和控制疟疾症状。具有作用快而持久且效力强的特点，为控制疟疾症状的首选药；同时本品也是治疗肠道外阿米巴病的首选药。

磷酸伯氨喹（primaquine diphosphate）

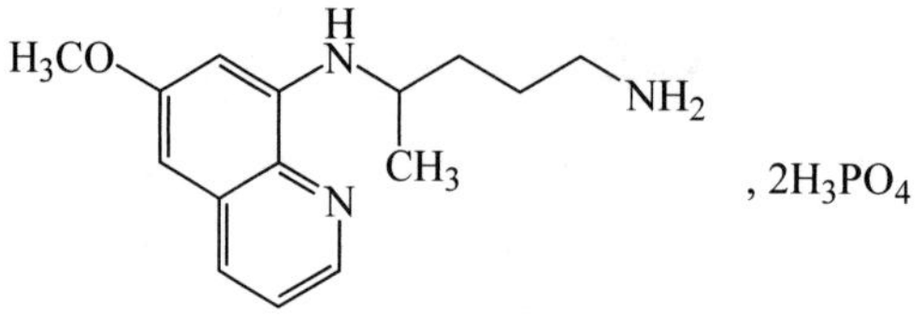

, 2H$_3$PO$_4$

化学名为 N^4-(6-甲氧基-8-喹啉基)-1-戊二胺二磷酸盐。

本品为橙红色结晶性粉末；无臭，味苦。溶于水，不溶于氯仿和乙醚。熔点 200～205℃（分解）。

本品水溶液加入氢氧化钠试液，摇匀，滤过，在滤液中加入适量硝酸中和后，溶液显磷酸盐的鉴别反应。

本品水溶液加入硫酸铈铵的稀硝酸溶液(5%)，显深紫色。

本品作用强，毒性低，但注射时可引起低血压，因此只能口服，本品是防止疟疾复发和传播的首选药。

青蒿素（artemisinin）

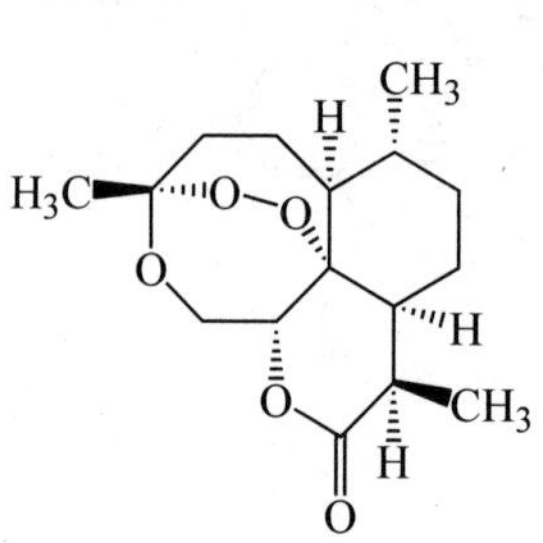

化学名为(3*R*,5α*S*,6*R*,8α*S*,9*R*,12*S*,12α*R*)-八氢-3,6,9-三甲基-3,12-桥氧-12*H*-吡喃[4,3-*j*]-1,2-苯并二氧杂环庚烷-10(3*H*)-酮。

本品为无色或白色针状结晶;味苦。在水中几乎不溶,在丙酮、氯仿、乙酸乙酯、苯或冰乙酸中易溶,在甲醇、乙醇、乙醚及石油醚中溶解。熔点150~153℃。

本品分子结构中具有过氧桥,具有氧化性,能与碘化钾试液作用析出碘,再加入稀硫酸和淀粉指示剂,即显紫色。

本品具有内酯结构,加入氢氧化钠试液并加热水解后,可与盐酸羟胺试液及三氯化铁试液作用,生成深紫红色的异羟肟酸铁。

本品主要用于间日疟、恶性疟的治疗,对脑性疟效果良好,但复发率稍高。

青蒿素是我国科学家屠呦呦等于20世纪70年代从菊科植物黄花蒿中提取分离得到的全新的过氧化物倍半萜内酯衍生物,其对氯喹有耐药性的恶性疟也有治疗作用,具有速效、高效、低毒等优点。屠呦呦因此获得2015年诺贝尔生理学或医学奖。

青蒿素存在口服活性低、水溶性小和复发率较高等缺点,通过对其进行结构改造得到了**双氢青蒿素(dihydroartemisinin)**,其抗疟活性是青蒿素的2倍;将双氢青蒿素的C_{10}羟基进行醚化得到均为β-构型的**蒿甲醚(artemether)**和**蒿乙醚(arteether)**,蒿甲醚与青蒿素的抗疟作用方式相似,与氯喹几乎无交叉耐药性。临床还可用于急性上呼吸道感染的高热患者的对症治疗;蒿乙醚对耐氯喹疟原虫的抑制作用较青蒿素高。蒿甲醚、蒿乙醚在体内代谢时候脱去烷基转化为双氢青蒿素。将双氢青蒿素与琥珀酸形成单酯得到β-构型的**青蒿琥酯(artesunate)**,其钠盐水溶液不稳定,可制成粉针剂,临用时配制供静脉注射,作用强度与氯喹相当,但起效比氯喹快,适用于脑型疟即各种危重疟疾的抢救。

双氢青蒿素

蒿甲醚

蒿乙醚

青蒿琥酯

硫酸奎宁（quinie phosphate）

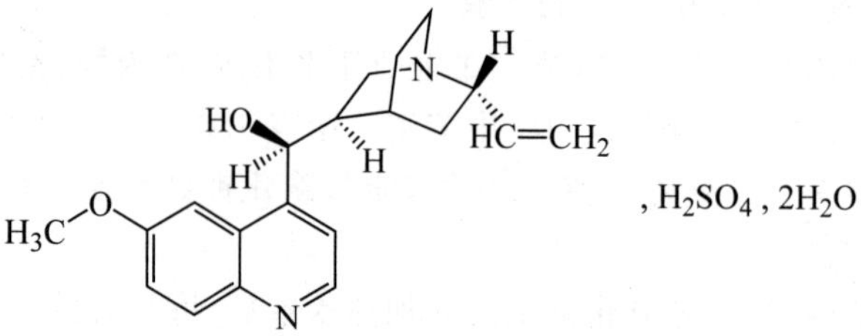

, H_2SO_4 , $2H_2O$

化学名为（8S,9R）-6′-甲氧基-脱氧辛可宁-9-醇-硫酸盐二水合物。

本品为白色粉末；无臭，味极苦，遇光渐变色。在乙醇、氯仿、乙醚中易溶，在水中几乎不溶。熔点 174～175℃。

本品分子结构中具有四个手性碳原子，具有旋光性，其中药用为左旋体，比旋度－169°。

本品分子结构由喹核碱环和喹啉环两个部分组成，并含有两个氮原子，故为二元碱。其中喹核碱环的碱性比喹啉环强，可以与酸成盐。

本品的微酸性水溶液，滴加溴水或氯水至微过量，再加入过量氨水，显翠绿色，亦称奎宁绿反应。

为消除本品的苦味，可将醇基与氯甲酸乙酯反应制备无苦味的奎宁碳酸乙酯，即"优奎宁"，适于儿童服用。

本品多用于治疗脑型疟疾和其他严重的恶性疟疾。

苯芴醇（benflumetol）

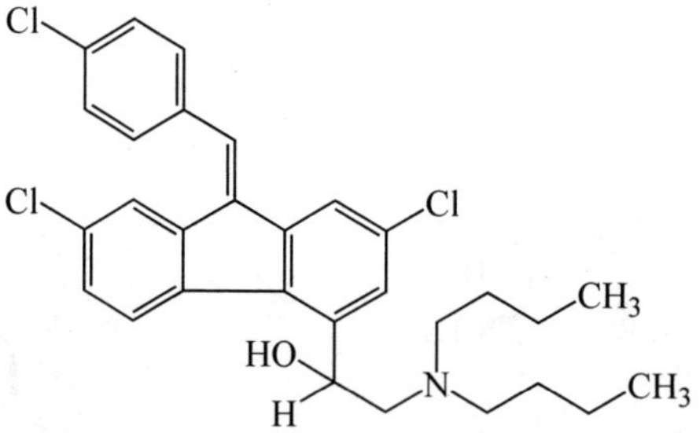

化学名为（9Z）-2,7-二氯-9 -[（4-氯苯基）亚甲基]-α-[（二正丁氨基）甲基]-9H-芴-4-甲醇。

本品为黄色结晶性粉末；有苦杏仁臭，无味。在三氯甲烷中易溶，在丙酮中略溶，在乙醇或水中几乎不溶。熔点 125～131℃。

主要用于恶性疟疾，尤其适用于耐氯喹的恶性疟原虫感染。

乙胺嘧啶（pyrimethamine）

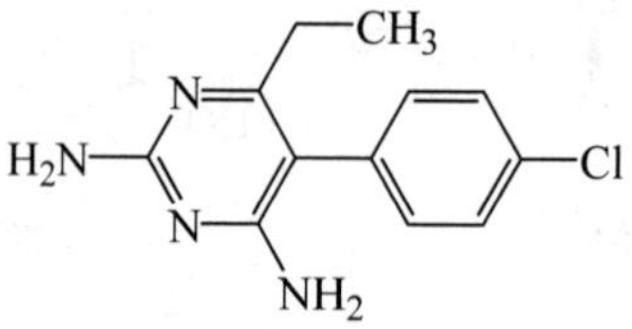

化学名为 2,4-二氨基-5-(对氯苯基)-6-乙基嘧啶。

本品为白色结晶性粉末；无臭，无味。在水中几乎不溶，在氯仿或乙醇中微溶，在热乙醇和丙二醇中溶解。熔点 239～242℃。

本品结构与磺胺增效剂如甲氧苄啶类似，均是二氢叶酸还原酶抑制剂，可对疟原虫的二氢叶酸还原酶有选择性抑制作用，因此能有效治疗疟原虫感染而对宿主影响较小，主要用作预防疟疾。由于其代谢排泄较慢，作用较持久，1 次用药预防作用可维持 1 周以上。

本品与磺胺-5,6-二甲氧嘧啶（磺胺多辛）组成复方片剂（抗疟片二号）用于恶性疟治疗。

第二节　驱肠虫药

驱肠虫药是指能杀死或驱除肠道寄生虫的药物。理想的驱肠虫药物应该具备以下三个条件：对肠道寄生虫具有高度的选择性；人体应吸收较少，毒性低；对胃肠道黏膜的刺激性较小。根据肠道寄生虫的种类，常用的驱肠虫药分为驱蛔虫药、驱钩虫药、驱蛲虫药及驱绦虫药等。有些药物对多种肠虫感染均有效，称为广谱驱肠虫药。

盐酸左旋咪唑（levamisole hydrochloride）

化学名为(S)-(-)-6-苯基-2,3,5,6-四氢咪唑并[2,1-b]噻唑盐酸盐。

本品为白色或类白色的针状结晶或结晶性粉末；无臭，味苦。在水中极易溶解，易溶于乙醇，微溶于氯仿，在丙酮中极微溶解。熔点 225～230℃。

本品分子结构中具有手性碳，具有旋光性。右旋体毒性大且活性低，故临床药用左旋体。

本品水溶液加氢氧化钠试液煮沸后放冷，与亚硝基铁氰化钠试液作用立即呈红色，放置后红色渐变浅。

本品水溶液加入碘试液产生红棕色沉淀。

本品为广谱驱肠虫药，还可用于人体免疫调节剂。

阿苯达唑（albendazole）

化学名为 5-(丙硫基)-2-苯并咪唑-氨基甲酸甲酯。

本品为白色或类白色粉末，无臭，无味。在冰乙酸中溶解，在丙酮或氯仿中微溶，在乙醇中几乎不溶，在水中不溶。熔点 206～212℃（分解）。

本品灼烧后产生的 H_2S 气体能使湿润的醋酸铅试纸变黑。

本品溶于微热的稀硫酸中，滴加碘化铋钾试液，生成红棕色沉淀。

本品在体内可以代谢为活性产物阿苯达唑亚砜，抑制寄生虫对葡萄糖的摄入，导致虫体内糖原耗竭，并抑制延胡索还原酶系统，阻碍 ATP 产生，使寄生虫无法存活和繁殖。

本品为咪唑类药物中驱虫谱较广、杀虫作用最强的，对线虫、血吸虫、绦虫均有高度活性，而且对虫卵发育具有显著抑制作用。但有致畸和胚胎毒性，故 2 岁以下小儿及孕妇禁用。

第三节　抗血吸虫病药

血吸虫病是由血吸虫寄生于人体内引起的地域性寄生虫病。血吸虫病急性发作时，患者呈现畏寒、长期发热、头痛、发力、咳嗽、腹泻等症状，晚期血吸虫病患者出现腹水、巨脾等肝硬化现象。因患者最后因腹水而撑大肚子，血吸虫病又称大肚子病。

血吸虫主要为曼氏血吸虫、日本血吸虫和埃及血吸虫三种。在我国及东南亚地区流行的血吸虫病由日本血吸虫引起。抗血吸虫病药可分为锑剂和非锑剂两大类。锑剂毒性较大，现已淘汰。目前使用非锑剂药物主要有**吡喹酮**（**praziquantel**）和**呋喃丙胺**（**furapromide**）。

吡喹酮（praziquantel）

化学名为 2-环己基甲酰基-1,2,3,6,7,11b-六氢-4H-吡嗪并[2,1-a]异喹啉-4-酮。

本品为白色或类白色结晶性粉末；味苦。在乙醚或水中不溶，在氯仿中易溶，在乙醇中溶解。熔点 136～141℃。

本品有两个手性碳原子，左旋体的疗效高于消旋体，药用外消旋体。

本品对虫体的糖代谢有明显抑制作用，影响虫体对葡萄糖的摄入，促进虫体内糖原分解，使虫体内糖原明显减少或消失。本品对三种血吸虫病均有效，其中对日本血吸虫的杀灭效果特别突出，具有剂量小、疗程短、毒性低和近期疗效高的优点。

本品具有疗效高、毒性小、广谱、疗程短等优点，是治疗血吸虫病和肝血吸虫病的首选药物，还可以防治绦虫病。

呋喃丙胺（furapromide）

化学名为 5-硝基-2-呋喃亚甲基乙酰异丙胺。

本品为淡黄色鳞片状结晶，无臭，无味，露置日光下色渐变深。微溶于乙醇，略溶于丙酮、氯仿，不溶于水。熔点 189～192℃。

本品是我国于 1961 年研制的抗血吸虫药物，具有干扰血吸虫糖代谢的作用，临床上主要用于急性血吸虫病，能迅速控制症状，并且退热作用明显，但存在复发率高、单用疗效较差的缺点。

第四节　抗丝虫病药

　　丝虫病是因寄生于人体的丝状线虫侵入结缔组织或淋巴系统内所致的一种流行性寄生虫病，多以蚊虫为传播媒介。早期应用的抗丝虫病药物有脾剂、锑剂、左旋咪唑等。脾剂和锑剂的毒性较大，现已淘汰。左旋咪唑对多种丝虫病均有效，但对寄生在淋巴管内的成虫无效。

枸橼酸乙胺嗪（diethylcarbamazine citrate）

　　化学名为 N,N-二乙基-4-甲基-1-哌嗪甲酰胺枸橼酸二氢盐。

　　本品为白色结晶性粉末；无臭，味微苦，略有引湿性。在水中易溶，在乙醇中略溶，在丙酮、氯仿或乙醚中不溶。熔点 135～139℃。

　　本品水溶液加氢氧化钠试液使成碱性，氯仿振摇萃取，有机相浓缩，得到乙胺嗪固体，固体加钼酸铵硫酸试液，水浴、加热生成蓝色沉淀。水相中的枸橼酸可通过其特有的鉴别反应鉴别。上述提取得到的乙胺嗪，也可与碘乙烷作用，生成季铵盐沉淀。

　　本品对微丝蚴及成虫均有效，是治疗丝虫病的首选药物，但疗效差，副作用较大。

第五节　抗滴虫病药

　　阴道毛滴虫病，通常称为滴虫性阴道炎，是妇科的常见病，是由阴道的毛滴虫引起的。多以间接方式传染。常用药物主要有**甲硝唑**（metronidazole）和**替硝唑**（tinidazole），二者均为硝基咪唑类化合物。

甲硝唑（metronidazole）

替硝唑（tinidazole）

习题及
参考答案

（李洪雷）

第二十章

抗肿瘤药

学习重点

1. 掌握抗肿瘤药的分类、结构类型、作用机制、构效关系和代谢特点；掌握环磷酰胺、顺铂、氟尿嘧啶、盐酸阿糖胞苷、巯嘌呤、甲氨蝶呤的名称、化学结构、理化性质和用途。

2. 熟悉塞替派、卡铂、奥沙利铂、吉西他滨、多柔比星、依托泊苷、长春碱、长春瑞滨、羟喜树碱、伊立替康、紫杉醇、多西他赛、氟他胺、来曲唑、枸橼酸他莫昔芬、托瑞米芬、甲磺酸伊马替尼、吉非替尼的结构和用途。

3. 了解抗肿瘤药的结构特点与化学稳定性和毒副作用之间的关系。

恶性肿瘤是严重危害人类身体健康的常见病和多发病。抗肿瘤药按作用机制和来源可分为烷化剂、抗代谢药、抗肿瘤抗生素、抗肿瘤天然药物等。

第一节　烷化剂

烷化剂又称生物烷化剂，是抗肿瘤药中应用最早的一类药物，在体内能与生物大分子起烷化反应。这类药物具有高度化学活性，可与脱氧核糖核酸（DNA）、核糖核酸（ribonucleic acid，RNA）和某些酶类中的氨基、巯基、羧基及磷酸基等发生共价键结合，使细胞的结构和生理功能发生变异，抑制细胞分裂，从而导致细胞死亡。烷化剂属于细胞毒类药物，其作用的选择性不高，在抑制肿瘤细胞的同时，对增生较快的正常细胞也有影响，如骨髓细胞、肠上皮细胞和生殖细胞等，因此会产生许多严重的副作用，如恶心、呕吐、骨髓抑制、脱发等。

按化学结构，烷化剂可分为氮芥类、乙烯亚胺类、磺酸酯及多元醇类、亚硝基脲类和金属配合物等五大类。

一、氮芥类

氮芥类是一类含有双-(β-氯乙基)氨基的化合物。其一般通式为：

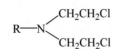

式中 β-氯乙氨基为烷化集团(氮芥基),是抗肿瘤活性的功能基;R 为载体,影响药物在体内的吸收、分布和稳定性,根据载体的不同,氮芥类药物分为脂肪氮芥、芳香氮芥、氨基酸氮芥、杂环氮芥和甾体氮芥等。

脂肪氮芥分子中氮原子碱性较强,在游离状态和生理条件(pH 7.4)时,易引起分子内成环作用,形成活性加强的乙烯亚胺离子,极易与细胞内的亲核中心(X^-,Y^-)起烷化反应,从而抑制细胞分裂,导致细胞死亡。这一过程可用下式表示:

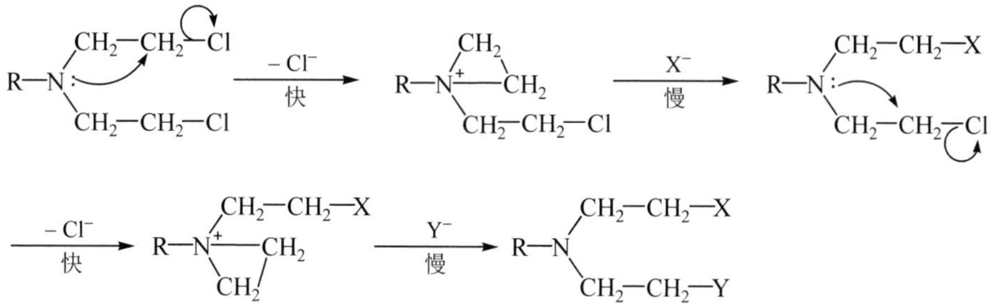

在脂肪氮芥类药物中,常用的有盐酸氮芥和盐酸氧氮芥,但是二者对肿瘤细胞的选择性差,因此毒性较大。

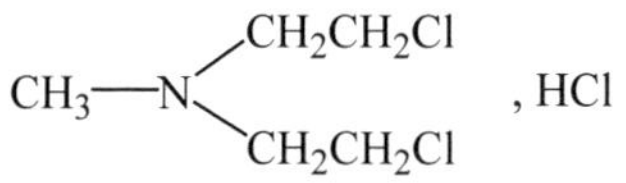

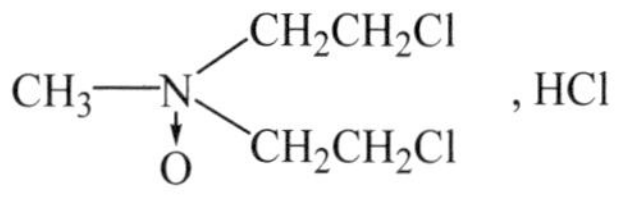

芳香氮芥的碱性较弱,不能像脂肪氮芥那样很快形成稳定的环状乙烯亚铵离子,而是通过失去氯原子形成碳正离子中间体,再与肿瘤细胞的亲核中心(X^-、Y^-)烷化。

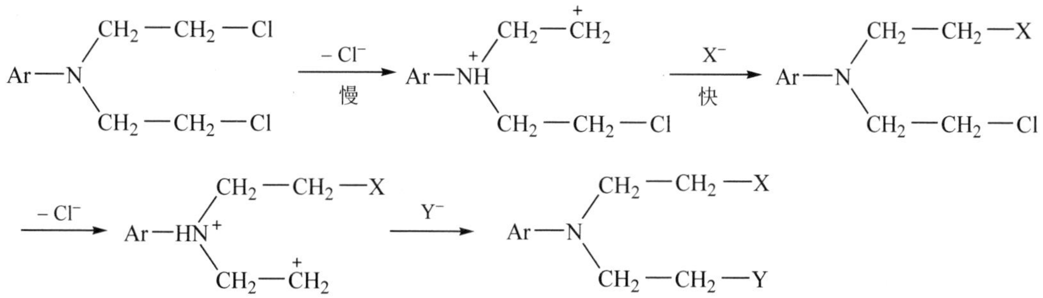

环磷酰胺(cyclophosphamide)

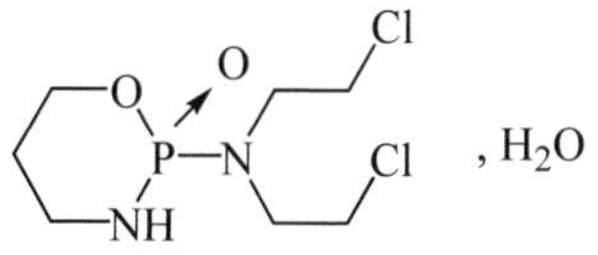

化学名为 P-[N,N-双(β-氯乙基)]-1-氧-3-氮-2-磷杂环己烷-P-氧化物一水合物。

本品为白色结晶或结晶性粉末;失去结晶水即液化为油状液体。易溶于乙醇,溶于水或丙酮。熔点 48.5~52℃。

本品水溶液不稳定,遇热易分解。本品与无水碳酸钠加热溶解后,冷却,过滤,滤液加硝酸使其呈酸性后,显磷酸盐与氯化物的鉴别反应。

本品抗肿瘤范围广，主要用于恶性淋巴瘤、多发性骨髓瘤、急性淋巴细胞白血病、神经母细胞、肺癌等，对卵巢癌、乳腺癌、鼻咽癌也有效。毒性比其他氮芥小。

本品的合成是以二乙醇胺为原料，在无水吡啶中用过量的三氯氧磷同时进行氯化和磷酸化，直接转化为氮芥磷酰二氯；再与 3-氨基丙醇缩合，即成油状的无水物。加丙酮溶解后，加适量的水使成水合物，析出结晶。

$$\underset{\text{ClCH}_2\text{CH}_2}{\overset{\text{ClCH}_2\text{CH}_2}{}} \text{NH} \xrightarrow[\text{ClCH}_2\text{CH}_2\text{Cl}]{\text{POCl}_3,\text{C}_5\text{H}_5\text{N}} \underset{\text{ClCH}_2\text{CH}_2}{\overset{\text{ClCH}_2\text{CH}_2}{}} \text{N} \underset{\text{Cl}}{\overset{\text{Cl}}{\text{P}}} \text{O} \xrightarrow[\text{2.H}_2\text{O},\text{CH}_3\text{COCH}_3]{\text{1.NH}_2\text{CH}_2\text{CH}_2\text{CH}_2\text{OH}} \quad , \text{H}_2\text{O}$$

异环磷酰胺（**ifosfamide**）是环磷酰胺结构类似物，也是前体药物。异环磷酰胺比环磷酰胺治疗指数高，毒性小，临床用于骨及软组织肉瘤、非小细胞肺癌、乳腺癌、恶性淋巴瘤、卵巢癌等的治疗。由于其主要毒性为骨髓抑制、出血性膀胱炎、尿道出血等，需和尿路保护剂美司纳（巯乙磺酸钠）一起使用，以降低毒性。

美法仑（**melphalan**）是以 *L*-苯丙氨酸为载体的氨基酸氮芥，又称溶肉瘤素。美法仑较其对映体具有更高的活性，美法仑对恶性淋巴瘤、卵巢癌及多发性骨髓瘤等有效。选择性较高，须注射给药。

异环磷酰胺   美司钠   美法仑

二、乙烯亚胺类

由于氮芥类药物是通过转变为乙烯亚胺正离子而起烷化反应的，因此合成了一系列乙烯亚胺的衍生物，主要有**替派**（**tepa**）和**塞替派**（**thiotepa**）。

替派   塞替派

塞替派（**thiotepa**）

化学名为 1,1′,1″-硫次膦基三氮丙啶。

本品为白色鳞片状结晶或结晶性粉末；无臭或几乎无臭。易溶于水、乙醇或氯仿，略溶于石油醚。熔点 52～57℃。

本品不稳定，乙烯亚胺环遇酸易破裂而失效。

本品水溶液加稀硝酸及高锰酸钾试液，分子中的硫氧化为硫酸盐，再加氯化钡试剂则产生白色硫酸钡沉淀。

本品水溶液与硝酸共热后，分解产生磷酸盐，加入钼酸铵试液，产生淡黄色沉淀，久置后，变为蓝绿色。

本品对乳腺癌和卵巢癌均有较好的疗效，是治疗膀胱癌的首选药物，可直接注入膀胱，疗效较好。

三、磺酸酯类和卤代多元醇类

白消安（busulfan）

化学名为 1,4-丁二醇二甲磺酸酯。

本品为白色结晶性粉末；几乎无臭。微溶于水或乙醇。熔点 114～118℃。

本品在碱性条件下不稳定，易水解失效，加热能促使水解加速。水解液遇氯化钡试液可产生白色沉淀。

本品主要用于慢性粒细胞白血病。

二溴甘露醇（dibrommannitol）是卤代多元醇类药物，在体内通过脱去溴化氢，形成双环氧化物而产生烷基化作用，用于治疗慢性粒细胞型白血病。

二溴甘露醇

四、亚硝基脲类

本类药物是 β-氯乙基亚硝基脲类化合物，具有广谱抗肿瘤活性。亚硝基脲类药物脂溶性大，易透过血-脑脊液屏障，有利于治疗中枢神经系统的恶性肿瘤。

卡莫司汀（carmustine）

化学名为 1,3-双（α-氯乙基）-1-亚硝基脲，又名卡氮芥。

本品为无色或微黄、微黄绿色结晶或结晶性粉末；无臭。在甲醇、乙醇中溶解，在水中不溶。

本品对酸、碱均不稳定，加氢氧化钠水解，用稀硝酸酸化后，再加硝酸银试液，可生成白色氯化银沉淀。

本品主要用于脑瘤及转移性脑瘤、淋巴肉瘤、肺癌和霍奇金病等，与其他抗肿瘤药合用可增加疗效。

五、金属配合物

顺铂（cisplatin）

化学名为（Z)-二氨二氯铂。

本品为亮黄色或橙黄色的结晶性粉末；无臭。在水中微溶，乙醇中不溶。

本品在 310nm 的波长处有最大吸收，在 247nm 的波长处有最小吸收峰（0.1%生理盐水溶液）。

本品加硫酸显灰绿色；本品加硫脲和水后，加热显黄色。

本品对睾丸恶性肿瘤、卵巢癌、乳腺癌、膀胱癌疗效较好，对食管癌、鼻咽癌、肺癌、恶性淋巴瘤也有效。

本品的作用机制是使肿瘤细胞停止复制，阻碍细胞分裂。铂配合物进入肿瘤细胞后水解成水合物，该水合物进一步去质子化生成羟基化的络合离子。这些离子均活泼，在体内与 DNA 的两个鸟嘌呤碱基 N 络合成一个封闭的五元螯合环，从而破坏了两条多核苷酸链上嘌呤基和胞嘧啶之间的氢键，扰乱了 DNA 的正常双螺旋结构，使其局部变性失活而丧失复制能力。反式铂配合物则无此作用。

为了克服顺铂的缺点，用不同的胺类（乙二胺、环己二胺等）及各种酸根（无机酸、有机酸）与铂（Ⅱ）络合，合成了一系列铂的配合物。

卡铂（carboplatin）为第二代铂类抗肿瘤药，其生化特征与顺铂相似，但肾毒性、消化道反应及耳毒性较低。本品为广谱抗肿瘤药，主要用于小细胞肺癌、卵巢癌、睾丸肿瘤、头颈部鳞癌等，也可用于非小细胞肺癌、膀胱癌、子宫颈癌、胸膜间皮瘤、黑色素瘤及子宫内膜癌等。

奥沙利铂（oxaliplatin）是第一个抗肿瘤手性铂配合物。1,2-环己二胺配体有三个立体异构体，其体外、体内活性不同，药用为草酸根（1R,2R-环己二胺）合铂。奥沙利铂性质稳定，水中溶解度介于顺铂和卡铂之间。对结肠癌有较好的疗效，对大肠癌、非小细胞肺癌、卵巢癌及乳腺癌等也有效，与多种抗肿瘤药物合用有较好的相加和协同作用。

卡铂　　　　　　　　　　　奥沙利铂

第二节 抗代谢药

抗代谢药通过干扰脱氧核糖核酸(DNA)合成中所需的嘌呤、嘧啶、叶酸及嘧啶核苷的合成和利用,抑制肿瘤细胞的生存和复制而起抗肿瘤作用。由于肿瘤细胞与正常细胞的生长分数不同,所以抗代谢药可杀死更多的肿瘤细胞,而对正常细胞影响较小。由于该类药物的选择性差,对增殖较快的消化道黏膜、骨髓等正常组织也有毒性。

一、嘧啶类抗代谢药

尿嘧啶渗入肿瘤细胞的速度较其他嘧啶快,根据生物电子等排原理,用卤原子代替氢原子合成的一系列卤代尿嘧啶衍生物中,以**氟尿嘧啶**(**fluorouracil**)的抗肿瘤活性最好,但毒性也大。为了减少氟尿嘧啶的副作用,又研制了其衍生物,效果较好的有**替加氟**(**tegafur**)、**卡莫氟**(**carmofur**)等。

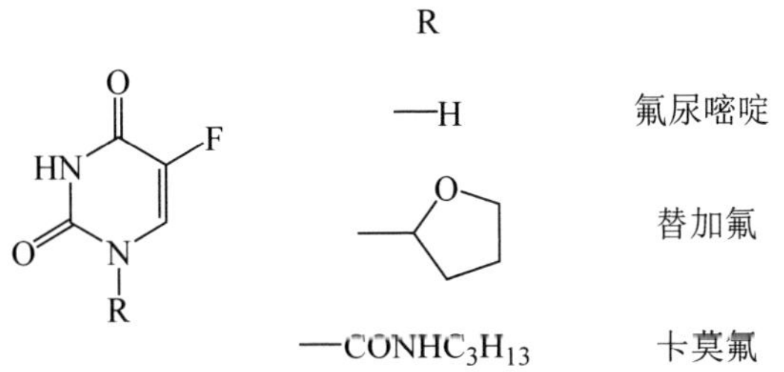

R

—H 氟尿嘧啶

替加氟

—CONHC₃H₁₃ 卡莫氟

经进一步研究发现,将尿嘧啶 4-位的氧被氨基取代后得到胞嘧啶的衍生物也有较好的抗肿瘤作用。如**盐酸阿糖胞苷**(**cytarabine hydrochloride**)为嘧啶核苷拮抗剂,可抑制脱氧胸腺嘧啶三磷酸核苷酸渗入到 DNA 中区,干扰 DNA 的合成。主要用于治疗急性白血病,特别是对急性粒细胞白血病效果显著。**环胞苷**(**cyclocytidine**)属于阿糖胞苷的前体药物,常用于治疗各种类型的急性白血病,也可用于虹膜炎和单疱病毒性角膜炎的治疗。**吉西他滨**(**gemcitabine**)临床上主要用于胰腺癌、中晚期非小细胞肺癌的治疗。

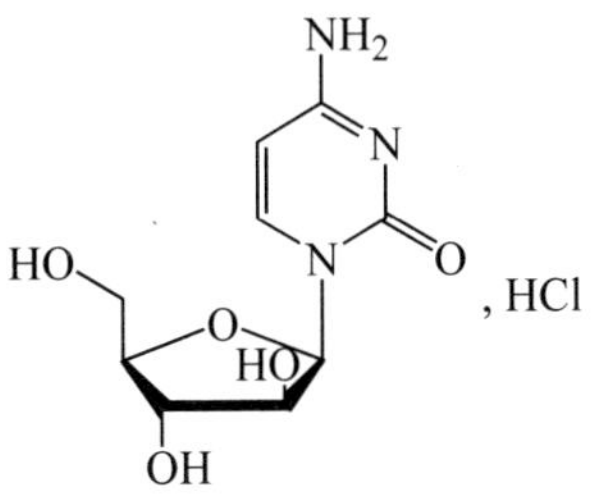

盐酸阿糖胞苷 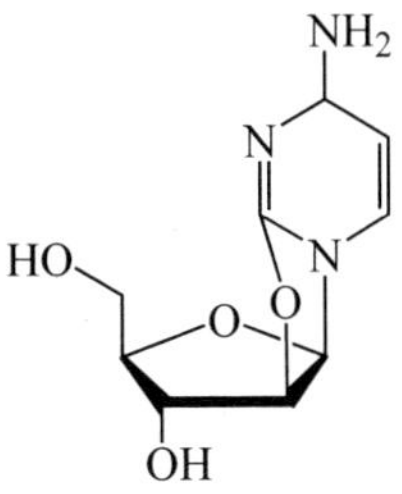　　　　环胞苷 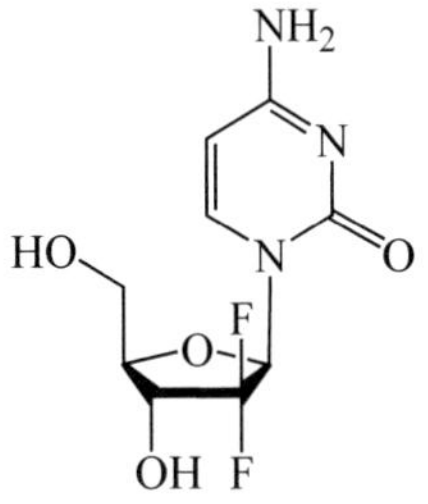　　　　吉西他滨

氟尿嘧啶(fluorouracil)

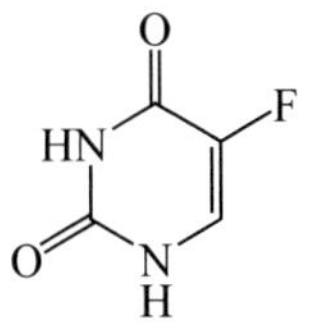

化学名为 5-氟-2,4(1H,3H)-嘧啶二酮,简称 5-FU。

本品为白色或类白色结晶或结晶性粉末。在水中略溶,在乙醇中微溶,在氯仿中不溶,可溶于稀盐酸或氢氧化钠溶液。熔点 281～284℃(分解)。

本品在空气及水溶液中非常稳定,在亚硫酸钠水溶液中较不稳定;若在强碱中则开环。

本品在 265nm 的波长处有最大吸收,在 232nm 的波长处有最小吸收。

本品结构中有烯键,遇到溴试液发生加成反应,溴的红色消失。

本品用于治疗绒毛膜上皮癌、恶性葡萄胎和白血病。

二、嘌呤类抗代谢药

腺嘌呤和鸟嘌呤是脱氧核糖核酸(DNA)和核糖核酸(RNA)的主要成分,次黄嘌呤是腺嘌呤和鸟嘌呤合成的重要中间体。嘌呤类抗代谢药主要是鸟嘌呤和次黄嘌呤的衍生物。

巯嘌呤(mercaptopurine)

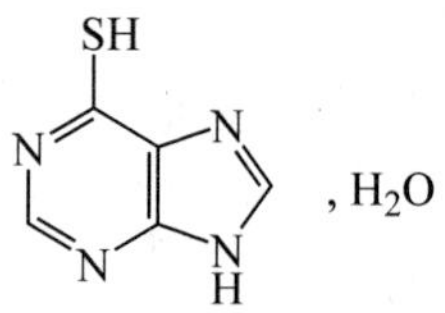

化学名为 6-嘌呤硫醇一水合物,简称 6-MP。

本品为黄色结晶性粉末;无臭,味微苦。极微溶解于水或乙醇,几乎不溶于乙醚。遇光易分解。

本品的乙醇溶液与乙酸铅作用,生成黄色的巯嘌呤铅沉淀。

本品具巯基,可被硝酸氧化生成 6-嘌呤亚磺酸,进一步氧化生成黄色的 6-嘌呤磺酸,再与氢氧化钠作用生成黄棕色的 6-嘌呤磺酸钠。

本品分子中的巯基可与氨反应生成铵盐而溶解,遇硝酸银试液生成不溶于热硝酸的巯嘌呤银的白色沉淀。

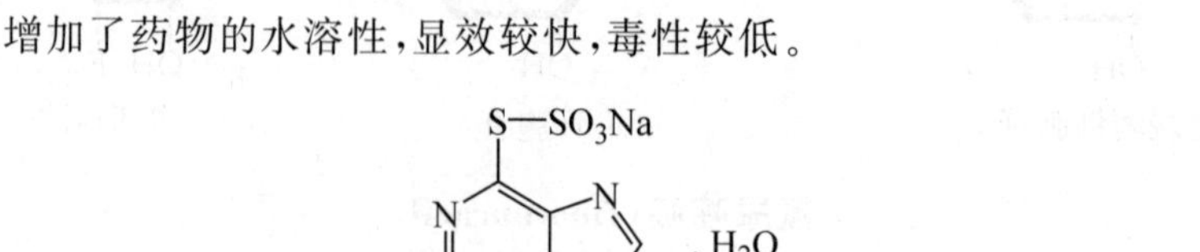

本品用于治疗绒毛膜上皮癌、恶性葡萄胎和急性白血病。

为改善巯嘌呤的水溶性,合成了前体药物**磺巯嘌呤钠(sulfomercapine sodium)**,用途与巯嘌呤相同,增加了药物的水溶性,显效较快,毒性较低。

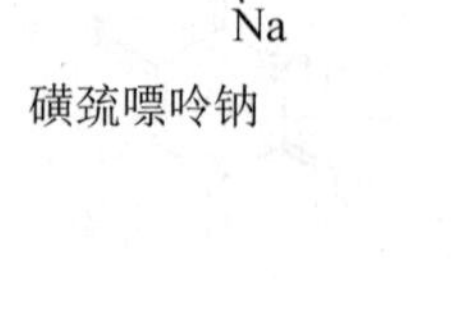

磺巯嘌呤钠

三、叶酸类抗代谢药

叶酸(folic acid)是核酸生物合成的代谢产物,也是红细胞发育生长的重要因子,常用于抗贫血。当叶酸缺乏时,白细胞减少,因此使用叶酸的拮抗剂能够缓解急性白血病。

甲氨蝶呤 (mercaptopurine)

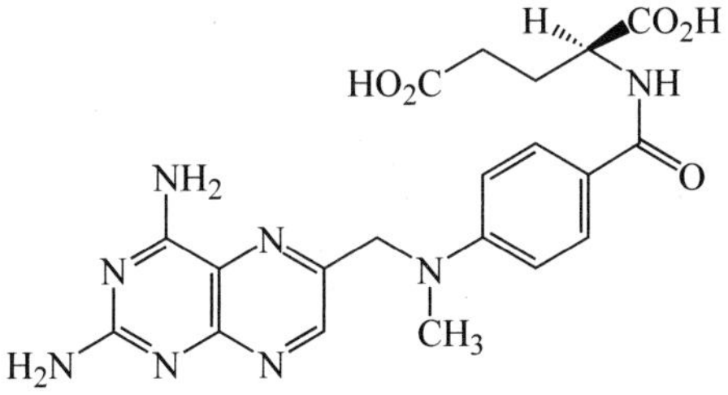

化学名为 L-(+)-N-[4-[[(2,4-二氨基-6-蝶啶基)甲基]甲氨基]苯甲酰基]谷氨酸,简称 MTX。

本品为橙黄色结晶性粉末。几乎不溶于水、乙醇、氯仿或乙醚,易溶于稀碱溶液。

本品 0.01% 盐酸溶液在 244nm 与 306nm 波长处有最大吸收,在 234nm 与 262nm 波长处有最小吸收。

本品在强酸性溶液中不稳定,酰胺基水解,生成蝶呤酸及谷氨酸而失去活性。

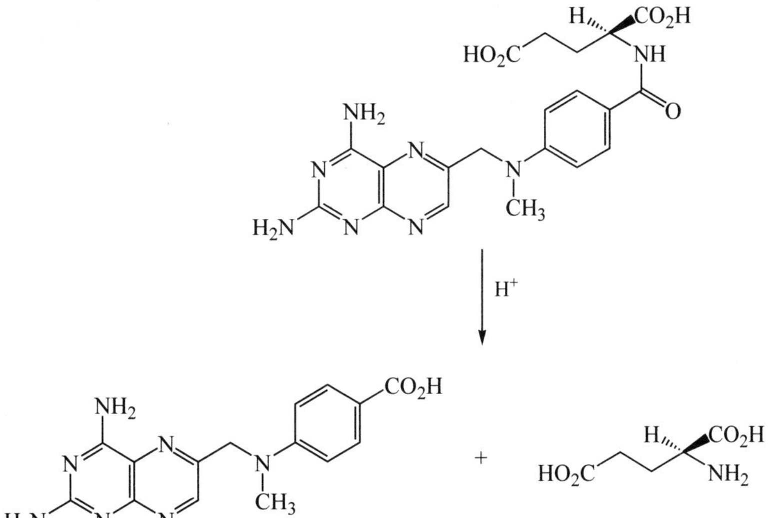

本品几乎是不可逆地与二氢叶酸还原酶结合,使二氢叶酸不能转化为四氢叶酸,因此脱氧核糖核酸(DNA)和核糖核酸(RNA)的合成均受到抑制,阻碍肿瘤细胞的快速增殖。主要用于治疗急性白血病、绒毛上皮癌和恶性葡萄胎。

四、羟基脲类

羟基脲(hydroxycarbamide)主要用于治疗黑色素瘤及耐药性慢性粒细胞性白血病。

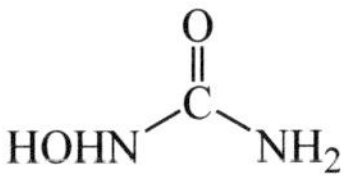

羟基脲

第三节　抗肿瘤天然药物及其半合成衍生物

一、植物来源抗肿瘤药及其衍生物

从植物中寻找抗肿瘤药，已成为抗癌药研究的重要组成部分。

（一）喜树碱类

从喜树中分离出的生物碱，主要有**喜树碱**（camptothecin）和**羟基喜树碱**（hydroxycamptothecin），二者对消化系统肿瘤和胃癌、直肠癌、结肠癌等有效，对绒毛膜上皮癌、恶性葡萄胎和白血病也有一定疗效。**拓扑替康**（topotecan）和**伊立替康**（irinotecan）是半合成喜树碱衍生物，具有水溶性。

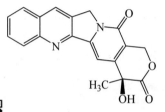

喜树碱

羟基喜树碱

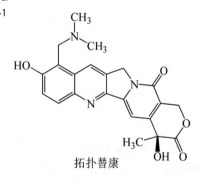

拓扑替康

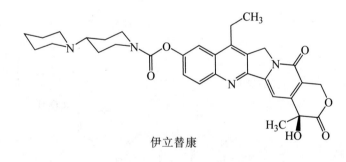

伊立替康

（二）长春碱类

本类药物是由夹竹桃科植物长春花分离得到的具有抗癌活性的生物碱。主要有**长春碱**（vinblastine）和**长春新碱**（vincristine），对淋巴细胞白血病的治疗作用较好。**长春地辛**（vindesine）抗肿瘤作用比长春碱和长春新碱强，毒性也小，主要用于急性淋巴细胞白血病、恶性淋巴瘤及绒毛膜上皮癌。

长春瑞滨（vinorelbine）是近年来开发上市的半合成的长春碱衍生物，对神经轴索微管抑制较轻，与其他长春碱类抗癌药物相比具有更大的治疗指数，对肺癌（尤其对非小细胞肺癌）的疗效好，还用于乳腺癌、卵巢癌、食道癌等的治疗。

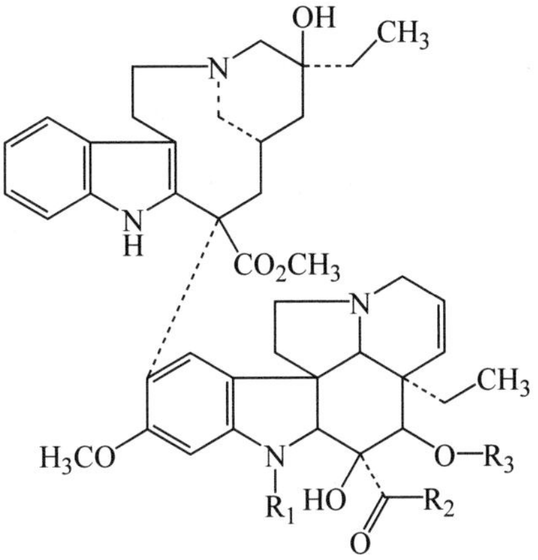

R_1	R_2	R_3	
$—CH_3$	$—OCH_3$	$—COCH_3$	长春碱
$—CHO$	$—OCH_3$	$—COCH_3$	长春新碱
$—CH_3$	$—NH_2$	$—H$	长春地辛

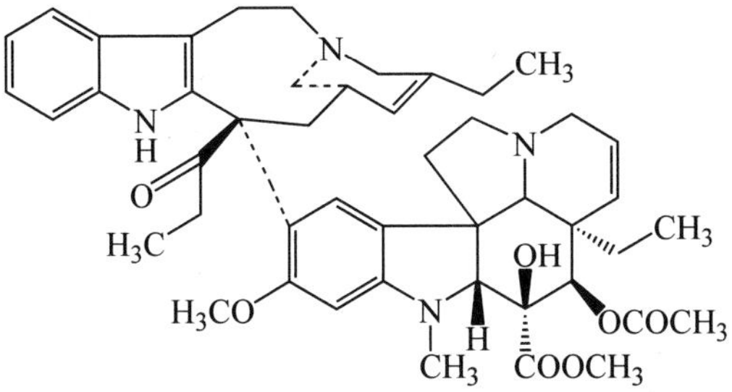

长春瑞滨

（三）三尖杉酯碱类

三尖杉生物碱中**三尖杉碱**（**cephalotaxin**）本身没有明显的抗肿瘤作用，其酯类衍生物**三尖杉酯碱**（**harringtonine**）和**高三尖杉酯碱**（**homoharringtonine**）临床上用于恶性淋巴瘤及各型白血病，疗效较显著。

R	
$—H$	三尖杉碱
$—C(=O)—C(OH)(CH_2CO_2CH_3)—(CH_2)_2—C(OH)(CH_3)_2$	三尖杉酯碱
$—C(=O)—C(OH)(CH_2CO_2CH_3)—(CH_2)_3—C(OH)(CH_3)_2$	高三尖杉酯碱

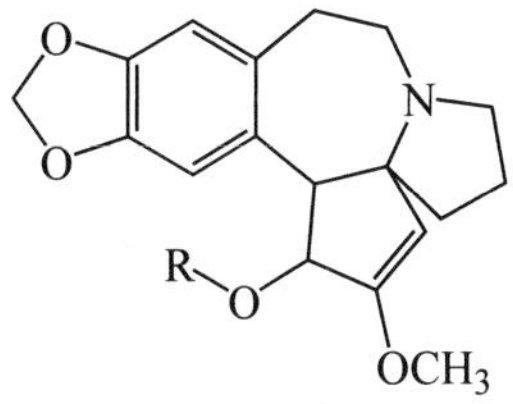

（四）鬼臼毒素类

鬼臼毒素（**pobophyllotoxin**）是美鬼臼和喜马拉雅鬼臼根茎中的主要生物碱，毒性大，经结构改造得到的**依托泊苷**（**etoposide**）对单核细胞白血病有效，对小细胞肺癌疗效显著，为小细胞肺癌化疗的首选药物。**替尼泊苷**（**teniposide**）脂溶性高，因可通过血-脑脊液屏障，而成为脑瘤首选药物。

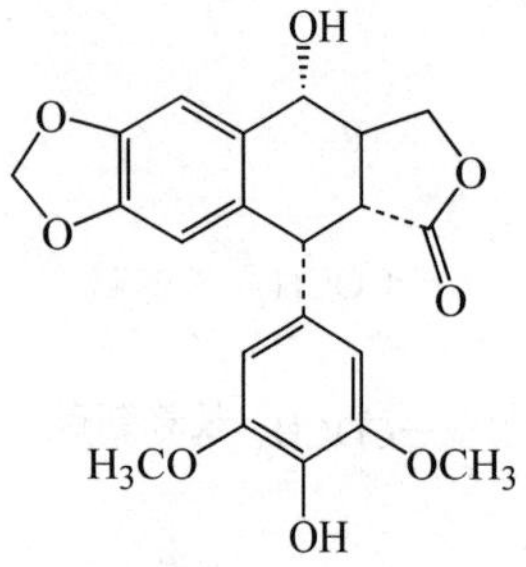

鬼臼毒素 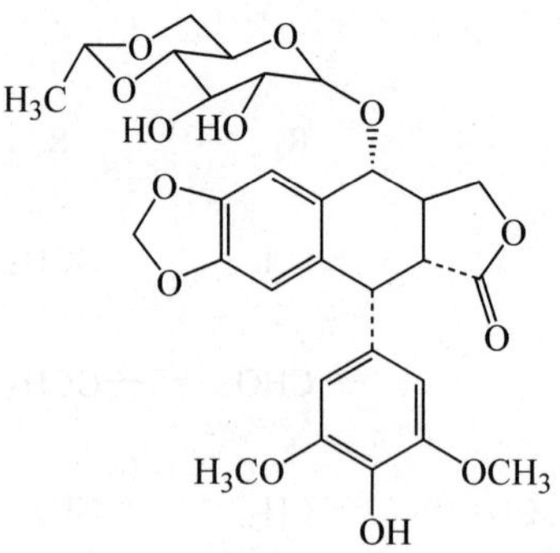   依托泊苷 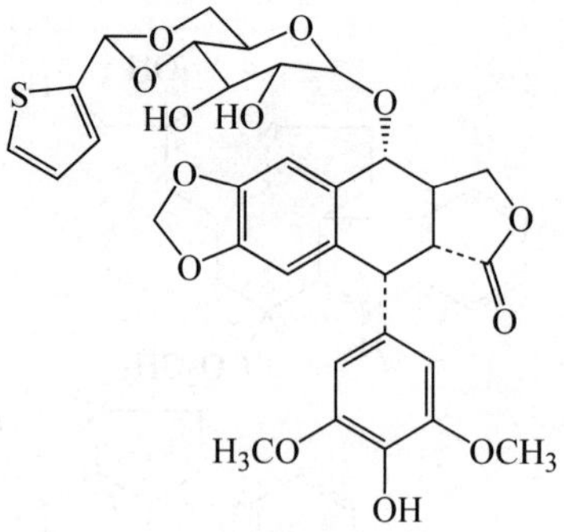   替尼泊苷

（五）紫杉烷类

紫杉醇（taxol）是从红豆杉的树皮中提取得到的具有紫杉烯环的二萜类化合物，主要用于治疗乳腺癌、卵巢癌及非小细胞肺癌。**多西他赛（docetaxel）**是由 10-去乙酰基浆果赤霉素进行半合成得到的一个紫杉烷类抗肿瘤药。其水溶性比紫杉醇好，抗肿瘤谱更广，对除肾癌、结肠癌、直肠癌以外的其他实体瘤都有效。在相当的毒性剂量下抗肿瘤作用比紫杉醇高1倍，且在同样情况下活性优于紫杉醇。

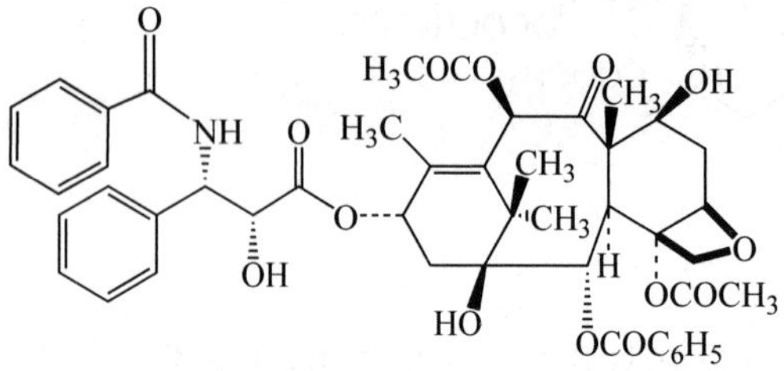

紫杉醇 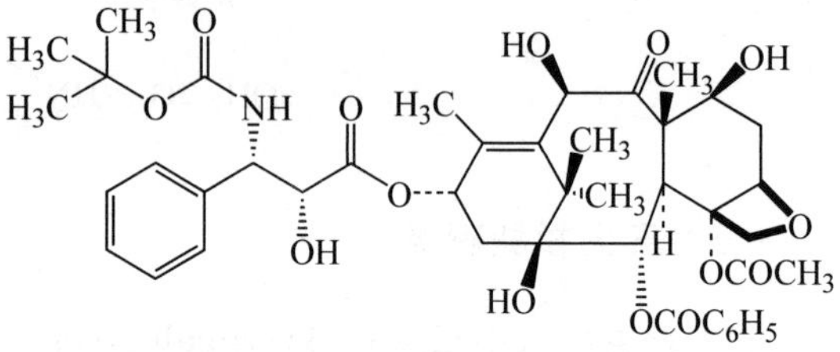   多西他赛

二、抗肿瘤抗生素

目前已发现多种抗生素具有抗肿瘤作用，常用的抗肿瘤抗生素按化学结构可分为多肽类和蒽醌类。

（一）多肽类抗生素

放线菌素 D（dactinomycin）是由放线菌产生的多肽抗肿瘤药物，又名更新霉素，是由 L-苏氨酸、D-缬氨酸、L-脯氨酸、N-甲基甘氨酸、L-N-甲基缬氨酸组成的两个多肽内酯环与母核 3-氨基-1,8-二甲基-2-吩噁嗪酮-4,5-二甲酸通过羧基相连接而成的。

主要用于治疗恶性淋巴瘤、霍奇金病、肾母细胞瘤、绒毛膜上皮细胞癌、恶性葡萄胎等。

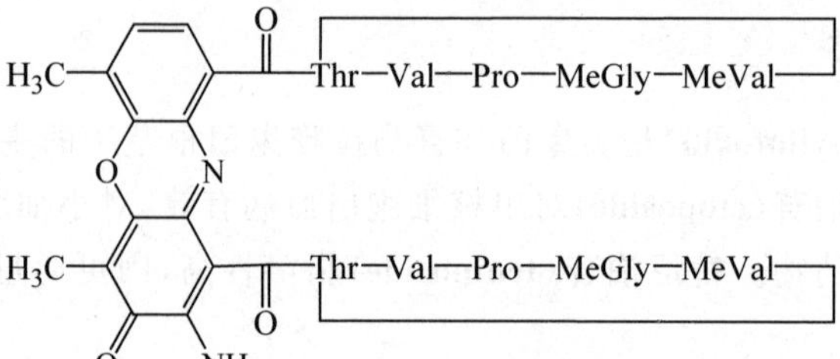

放线菌D

（二）醌类抗生素及其衍生物

阿霉素（多柔比星，**doxorubicin**）、**柔红霉素**（**daunorubicin**）和**表柔比星**（**epirubicin**）为蒽醌类药物的代表，它们都是苷类抗生素。柔红霉素是治疗骨髓性白血病、急性淋巴细胞白血病的重要药物。阿霉素抗瘤谱广，除用于白血病外，还用于治疗肺、甲状腺、乳房和卵巢等实体瘤及软组织瘤。表柔比星抗癌作用与阿霉素相近，但具有排泄快和在心脏的分布浓度低的特点，对心脏毒性和骨髓的抑制都较轻。

	R₁	R₂	R₃	
	—OH	—H	—OH	阿霉素
	—H	—H	—OH	柔红霉素
	—OH	—OH	—H	表柔比星

米托蒽醌（**mitoxantrone**）为合成蒽醌类衍生物，其抗肿瘤活性是阿霉素的 5 倍，而心脏毒性比阿霉素低，易被患者所耐受，可与许多抗肿瘤药合用。

米托蒽醌

第四节　其他抗肿瘤药

来曲唑（**letrozole**）是新一代芳香化酶抑制剂，通过抑制芳香化酶，使雌激素水平下降，从而消除雌激素对肿瘤生长的刺激作用。用于绝经后晚期乳腺癌，多用于抗雌激素治疗失败后的二线治疗。

枸橼酸他莫昔芬（**tamoxifen citrate**）为非甾体抗雌激素类抗癌药，与雌二醇竞争性结合肿瘤雌激素受体，从而抑制肿瘤生长。适用于乳腺癌，对雌激素受体阳性者，效果更佳。同类药物还有**托瑞米芬**（**toremifene**）等。

氟他胺（**flutamide**）是雄激素类调节剂，本身无激素样活性，临床上主要与其他药物合用治疗前列腺癌。

甲磺酸伊马替尼（**imatinib methanesulfonate**）是一种选择性的小分子酪氨酸激酶抑制剂，临床上用于慢性粒细胞白血病（CML）急变期、加速期或 α-干扰素治疗失败后的慢性期患者及不能手术切除或发生转移的恶性胃肠道间质肿瘤（GIST）患者的治疗。

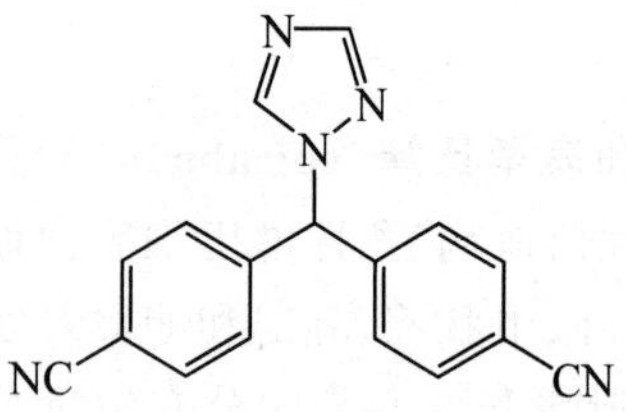

来曲唑

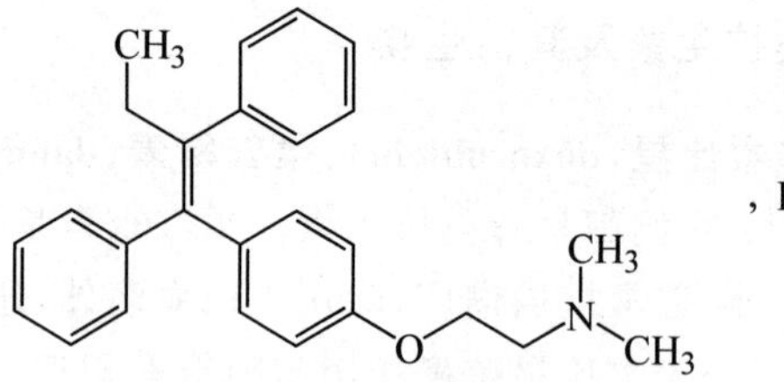

枸橼酸他莫昔芬

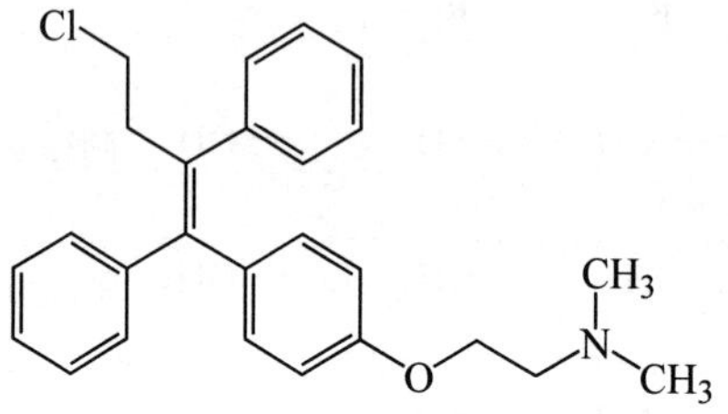

托瑞米芬

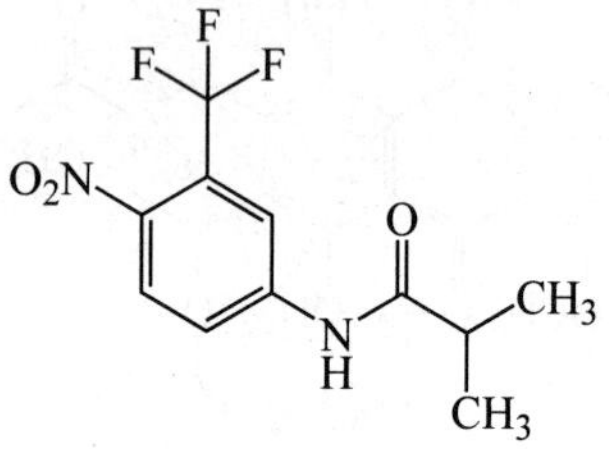

氟他胺

吉非替尼（gefitinib）是一种苯胺基喹唑啉类表皮生长因子受体酪氨酸激酶抑制剂，对肿瘤细胞的增值、生长、存活的信号转导通路起阻断作用，主要用于非小细胞肺癌的治疗。

舒尼替尼（sunitinib）是一种多靶点受体酪氨酸激酶抑制剂，用于甲磺酸伊马替尼不耐受或者病情恶化的胃肠道间质细胞瘤的治疗。

习题及
参考答案

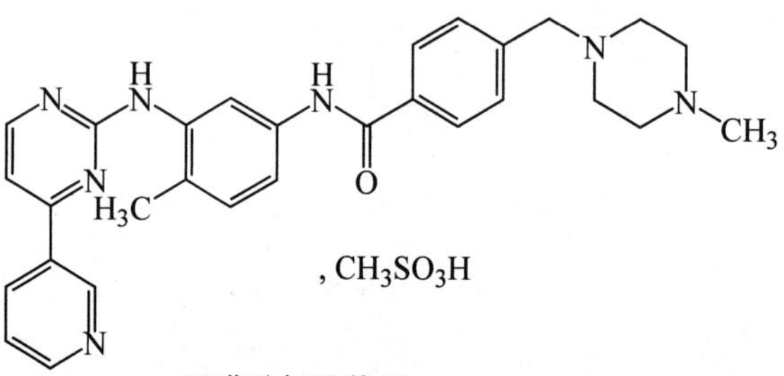

, CH₃SO₃H

甲磺酸伊马替尼

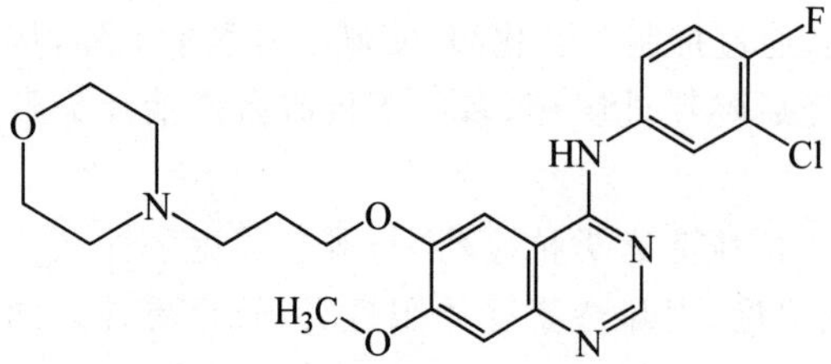

吉非替尼

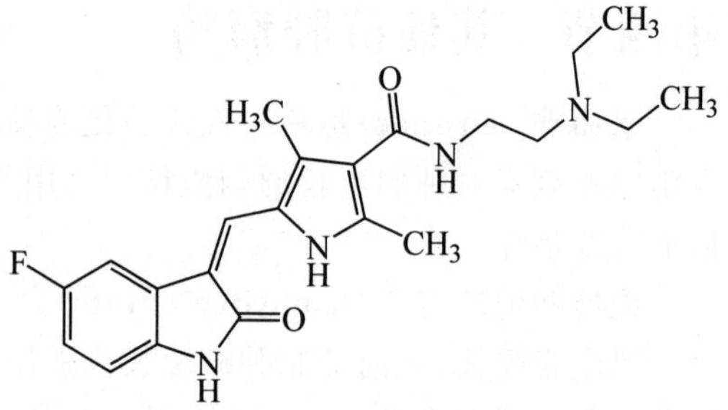

舒尼替尼

（高志超）

第二十一章

甾体激素类药物

学习重点

1. 掌握甾体激素类药物的分类、结构类型、作用机制、构效关系和代谢特点。

2. 熟悉醋酸氢化可的松、醋酸地塞米松、甲睾酮、丙酸睾酮、苯丙酸诺龙、雌二醇、炔雌醇、黄体酮、醋酸甲羟孕酮、炔诺酮的名称、化学结构、理化性质和用途。

3. 了解泼尼松、醋酸泼尼松龙、醋酸氟轻松、醋酸曲安奈德、倍他米松、司坦唑醇、非那雄胺、已烯雌酚、氯米芬、雌二醇、尼尔雌醇、雷洛昔芬、左炔诺孕酮、醋酸甲地孕酮、米非司酮的化学结构和用途。

甾体激素又称类固醇激素(steroid hormone),具有极重要的医药价值,对维持生命、调节性功能、机体发展、免疫调节、皮肤疾病治疗及生育控制有广泛作用。

甾体激素类药物的基本母核结构为环戊烷并多氢菲,由 A、B、C、D 四个环两两相邻并合而成。A、B、C 环为六元环,构成部分氢化的菲核,D 环为五元环戊烷。通常在 A/B 环稠合处(C-10)及 C/D 环稠合处(C-13)各有一个角甲基,编号分别为 C-19、C-18;多数甾体激素类药物在 D 环 C-17 处有侧链。

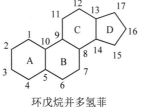

环戊烷并多氢菲

知识扩展
21-1

甾体激素类药物按药理作用可分为性激素和肾上腺皮质激素,其中性激素又可分为雄激素、雌激素、孕激素及甾体避孕药;按化学结构可分为雌甾烷类、雄甾烷类和孕甾烷类。其中雄激素属于雄甾烷类,雌激素属于雌甾烷类,肾上腺皮质激素、孕激素及甾体避孕药均属于孕甾烷类。

　　三类甾烷的母核结构相似，仅在 C-10、C-13 及 C-17 位上有所差别，根据母核结构中取代基的种类、数目和位置的不同，各类甾烷的结构特点见表 21-1。

表 21-1　各类甾烷结构特点

甾烷类型	雄 甾 烷	雌 甾 烷	孕 甾 烷
结构通式	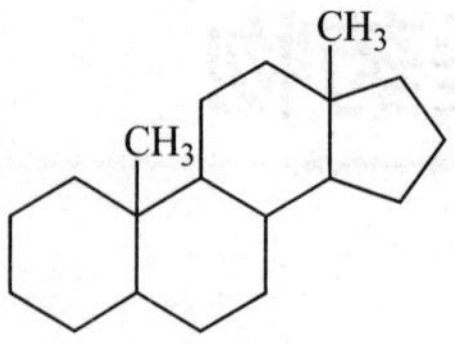	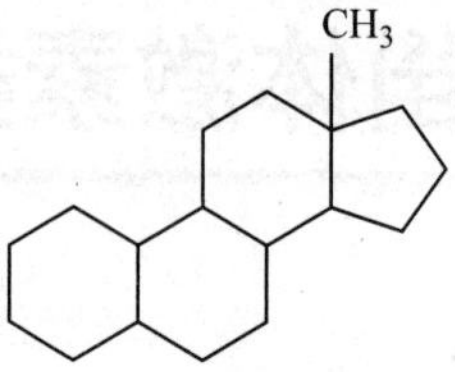	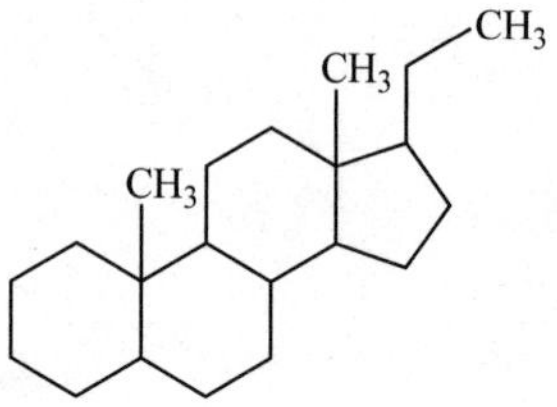
C-10	—CH$_3$	—H	—CH$_3$
C-13	—CH$_3$	—CH$_3$	—CH$_3$
C-17	—H	—H	—CH$_2$CH$_3$

第一节　雌激素

　　雌激素是最早被发现的甾体类激素，天然的雌激素有**雌二醇**（estradiol）、**雌酮**（estrone）和**雌三醇**（estriol），这三种内源性雌激素在体内可相互转化，其中雌二醇的活性最高，与受体形成的复合物稳定性大，而雌酮活性只有雌二醇的十分之一，但其体内含量最高，占雌激素总量的 60%～80%，因此人们最先分离到的就是雌酮。雌三醇是雌二醇的代谢产物，其活性最弱，只有雌酮的约三分之一。天然雌激素主要用于雌激素缺乏症，如更年期综合征、卵巢功能不全、骨质疏松症等。

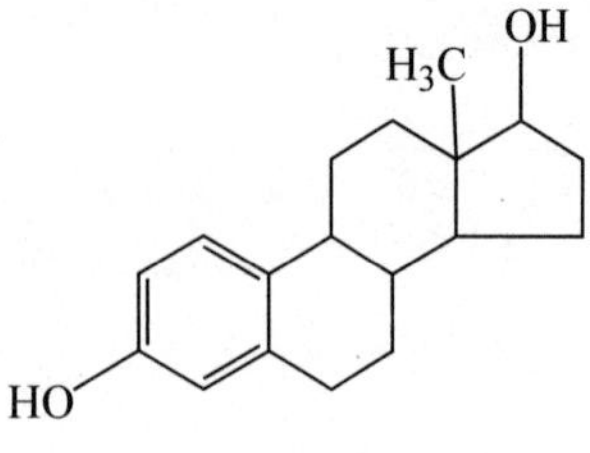

雌二醇 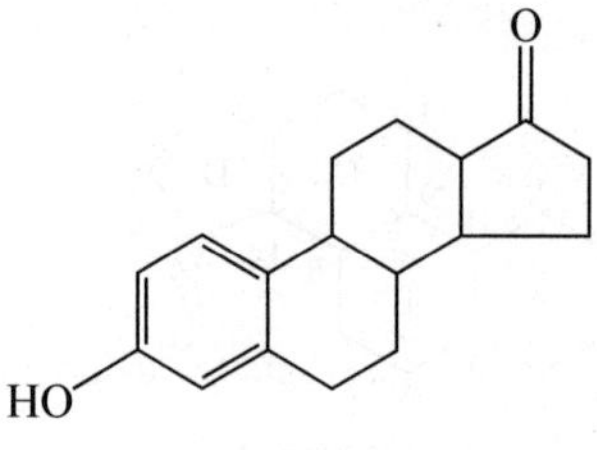　　　　　　　　雌酮 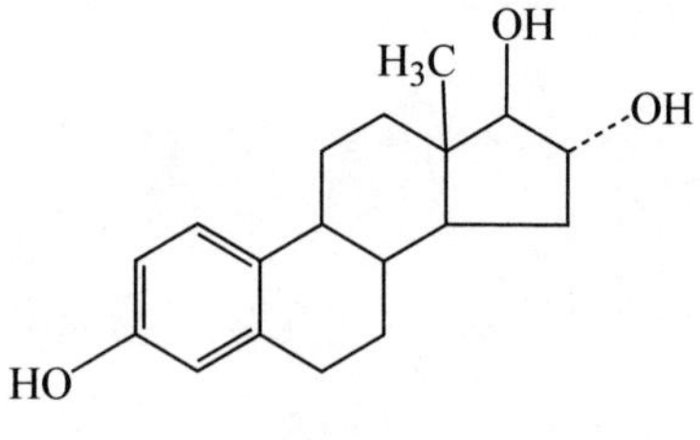　　　　　　　　雌三醇

一、结构特点

　　雌激素的母核结构为雌甾烷，结构特点：A 环为苯环，C-3 上具有酚羟基且有时成酯或醚；C-10 无角甲基；C-17 具有 β-羟基或酮基，羟基也可成酯，还有些具有乙炔基。

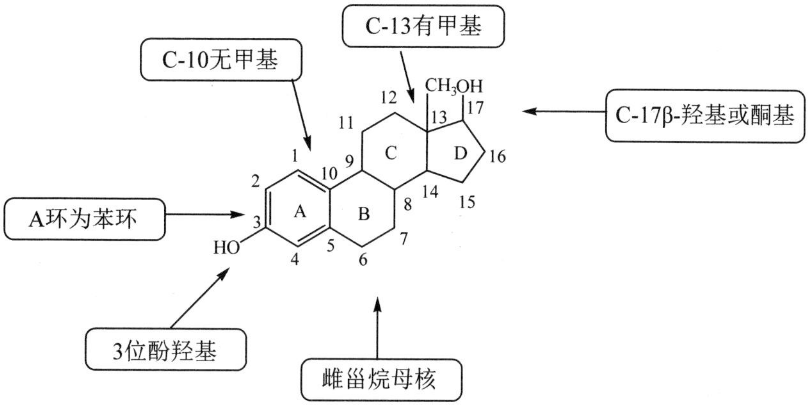

C-13有甲基

C-10无甲基

C-17β-羟基或酮基

A环为苯环

3位酚羟基

雌甾烷母核

雌二醇（estradiol）

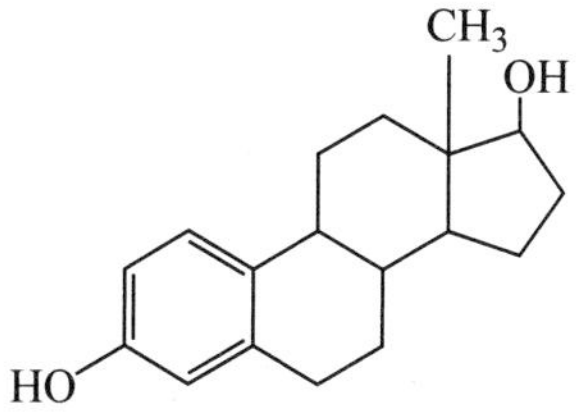

化学名为雌甾-1,3,5(10)-三烯-3,17β-二醇。

本品为白色或乳白色结晶性粉末；无臭。在二氧六环或丙酮中溶解，在乙醇中略溶，在水中不溶。熔点175～180℃。

本品结构中含有酚羟基，见光易氧化变色，应避光密闭保存。

本品加硫酸溶解，有黄绿色荧光。加三氯化铁试液呈草绿色，再加水稀释，则变为红色。

雌二醇为天然雌激素，临床用于卵巢机能不全或卵巢激素不足引起的各种症状，如功能性子宫出血、原发性闭经、绝经期综合征以及前列腺癌等。本品口服无效，常做成注射剂或经皮肤吸收制剂。

天然雌激素在体内代谢快，口服活性低，注射给药作用时间短。为了克服这些缺点，对天然雌激素进行结构改造，得到了一些作用时间长、可口服、更稳定的雌激素类药物，见表21-2。

表21-2 临床常用的雌激素类药物

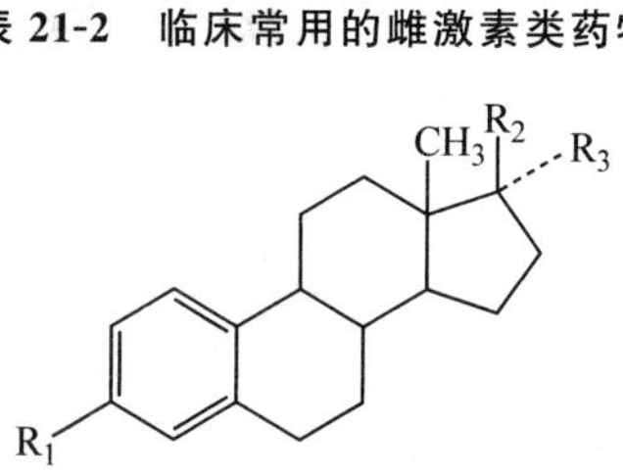

药 物 名 称	-R$_1$	-R$_2$	-R$_3$
雌二醇（estradiol）	—OH	—OH	—H
戊酸雌二醇（estradiol valerate）	—OH	—OCOC$_5$H$_{11}$	—H

药 物 名 称	-R₁	-R₂	-R₃
苯甲酸雌二醇（estradiol benzoate）	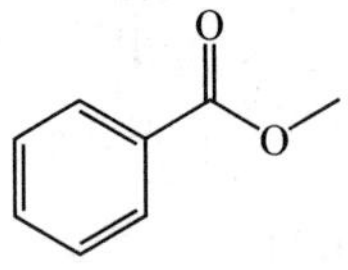	—OH	—H
炔雌醇（ethinylestradiol）	—OH	—OH	—C≡CH
炔雌醚（quinestrol）	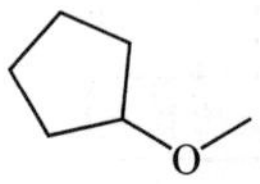	—OH	—C≡CH

炔雌醇（ethinyl estradiol）

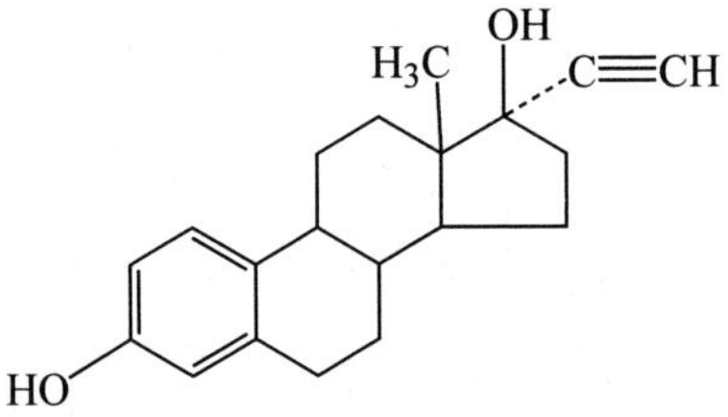

化学名为 3-羟基-19-去甲-17α-孕甾-1,3,5(10)-三烯-20-炔-17-醇。

本品为白色或类白色的结晶性粉末；无臭。在乙醇、丙醇或乙醚中易溶，在氯仿中溶解，在水中不溶。熔点 180～186℃。

本品是经雌二醇结构改造得到的，口服活性是雌二醇的 10～20 倍。用于补充雌激素不足，治疗女性性腺功能不良、闭经、更年期综合征等；炔雌醇与孕激素类药合用，能抑制排卵，可作避孕药。

己烯雌酚（diethylstilbestrol）

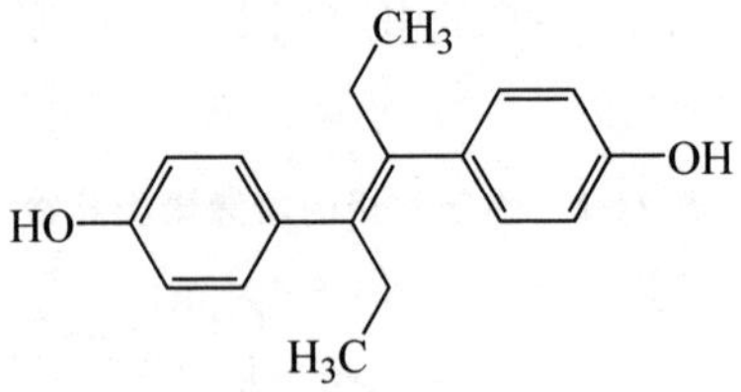

化学名为(E)-4,4′-(1,2-二乙基-1,2-亚乙烯基) 双苯酚，又名乙烯雌酚。

本品为白色结晶或结晶性粉末；几乎无臭。在乙醇、乙醚或脂肪油中溶解，在氯仿中微溶，在水中几乎不溶；在稀氢氧化钠溶液中溶解。熔点为 169～172℃。

本品是人工合成的非甾体雌激素，立体结构与雌二醇相似，能产生与天然雌二醇相同的药理与治疗作用。主要用于雌激素低下症及激素平衡失调引起的功能性出血、闭经等。

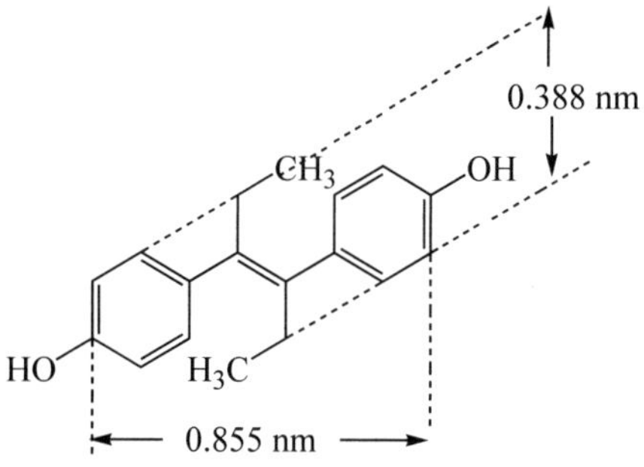

己烯雌酚

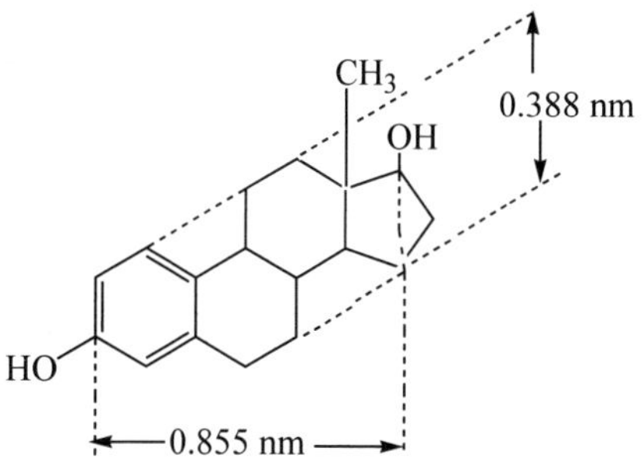

雌二醇

尼尔雌醇（nilestriol）为口服长效雌激素，活性为炔雌醚的 3 倍，作用维持时间较长。用于雌激素缺乏引起的绝经期或更年期综合征，如潮热烦躁易怒、神经过敏、老年性阴道炎等。

随着对雌激素的不断深入研究，开发了一系列抗雌激素药物，如**氯米芬**（clomifene）具有较强的抗雌激素作用和较弱的雌激素活性。**雷洛昔芬**（raloxifene）是一种选择性雌激素受体调节剂，能干扰雌激素的某些活动，模拟雌激素的其他作用，在预防绝经期骨质疏松症方面有效，能代替雌激素提高骨质密度。

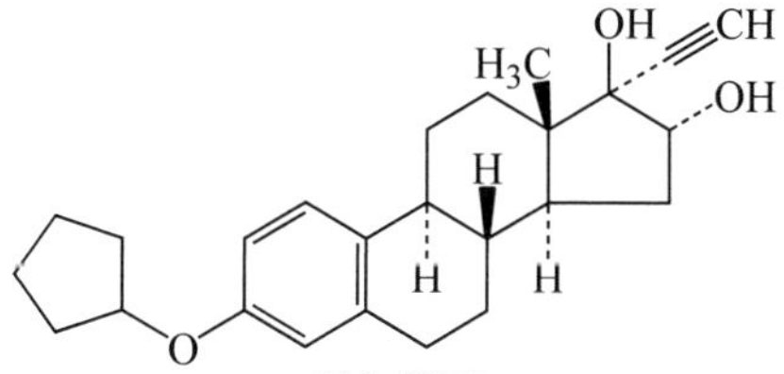

尼尔雌醇

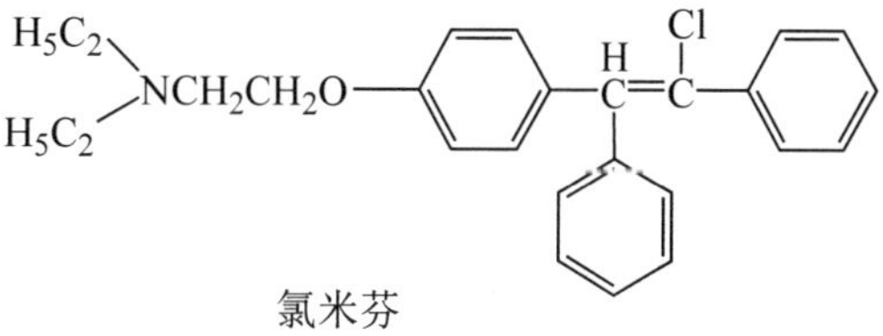

氯米芬

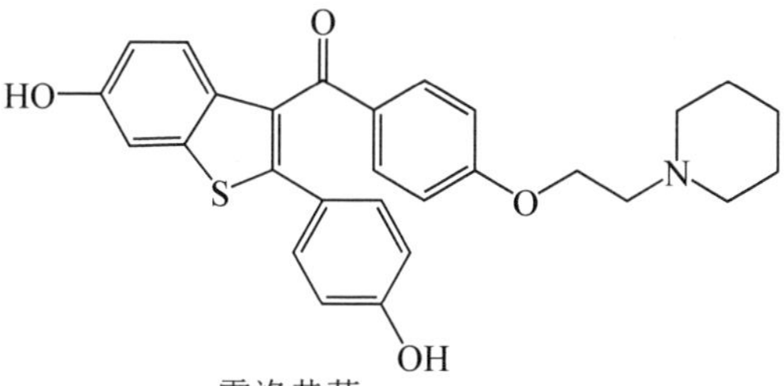

雷洛昔芬

第二节　雄性激素及蛋白同化激素

天然雄性激素是由雄性动物睾丸中产生的一种激素。雄性激素的母核结构为雄甾烷，A 环中含有 Δ^4-3-酮结构，C-10 和 C-13 均有角甲基（蛋白同化激素 C-10 上无角甲基），C-17 具有 β-羟基或成酯，有些具有 α-甲基。

天然雄性激素在体内易被破坏，作用时间短，口服无效。对天然雄激素结构改造主要体现在两个方面：一是口服有效，将 C-17 位引入 α-甲基，使其成为叔醇，增加位阻，稳定性增加，如甲睾酮；二是延长作用时间，通过 17β-羟基成酯，使稳定性增加，吸收减慢，如丙酸睾酮。

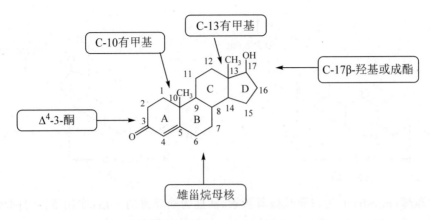

甲睾酮（**methyltestosterone**）

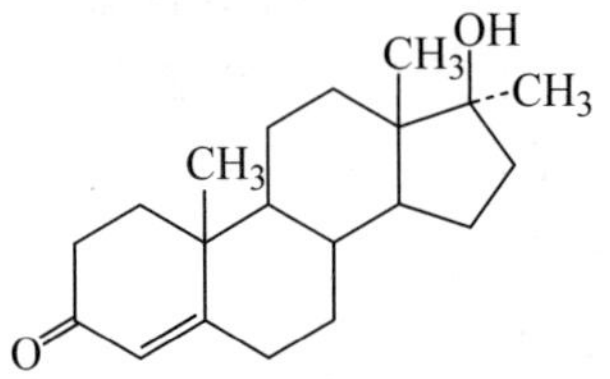

化学名为 17α-甲基-17β-羟基雄甾-4-烯-3-酮。

本品为白色或类白色结晶性粉末；无臭，无味；微有引湿性。在乙醇、丙酮或氯仿中易溶，在乙醚中略溶，在植物油中微溶，在水中不溶。熔点 163～167℃。

本品加硫酸-乙醇（2∶1）溶解，即显黄色并带有黄绿色荧光。

本品能促进蛋白质合成代谢，兴奋骨髓造血功能，刺激血细胞的生成。临床用于男性性腺机能减退症、无睾症及隐睾症；妇科疾病如月经过多、子宫肌瘤、子宫内膜异位症、老年骨质疏松及小儿再生障碍性贫血。

甲睾酮是在天然雄性激素结构中 C-17 位引入 α-甲基，增加了 C-17 位的空间位阻，使仲醇羟基变为叔醇羟基，在体内不易被代谢氧化，在消化道不易被破坏，因此口服有效。但 C-17 位引入 α-甲基使药物不易被代谢，易在肝脏内积蓄，因此对肝脏的毒性是其主要的副作用。

丙酸睾酮（**testosterone propionate**）

知识扩展
21-2

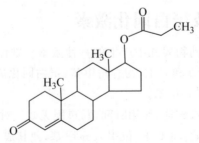

化学名为 17β-羟基雄甾-4-烯-3-酮丙酸酯。

本品为白色结晶或类白色结晶性粉末；无臭。在氯仿中极易溶解，在乙醇或乙醚中易溶，在乙酸乙酯中溶解，在植物油中略溶，在水中不溶。熔点 118～123℃。

本品为天然睾丸素的丙酸酯化合物,分子中不存在易变基团,性质相对较稳定,对热、光稳定。

本品具有长效作用,进入体内后逐渐水解放出睾丸素,作用与睾酮、甲睾酮相同,但肌内注射作用时间较持久,每2～3日注射一次即可。临床适用于无睾症、隐睾症、男性性腺机能减退症,妇科疾病如月经过多、子宫肌瘤、老年性骨质疏松以及再生障碍性贫血等。

雄性激素除具有雄性化作用外,还有促进机体蛋白质合成、组织生成,抑制组织蛋白质异化分解的作用,使肌肉发达,骨骼粗壮,即蛋白同化作用。蛋白同化激素是在对雄性激素A环进行改造时发现的,如C-4引入卤素、去C-19位甲基等,得到一些雄性活性减弱,而蛋白同化活性增强的药物(如苯丙酸诺龙)。

苯丙酸诺龙(nandrolone phenylpropionate)

化学名为17β-羟基雌甾-4-烯-3-酮-3-苯丙酸酯。

本品为白色或类白色结晶性粉末;有特殊臭。在乙醇中溶解,在植物油中略溶,在水中几乎不溶。熔点93～99℃。

本品为C-10去甲基的雄激素衍生物,由于失去甲基后雄激素活性降低,而蛋白同化激素活性相对增强,为较早使用的蛋白同化激素类药物。既能促进合成蛋白质,又能抑制氨基酸分解生成尿素,并有促进体内钙质蓄积的功能。其同化作用较其他睾丸素类药物强大而持久,而其男性激素作用却较小。主要用于蛋白质缺乏症,如严重灼伤、恶性肿瘤患者手术前后、骨折后不易愈合和严重骨质疏松症、早产儿生长发育显著迟缓等。

此外,临床上还存在一类能够抑制雄激素合成或阻断其作用的药物,称为抗雄激素药物。如雄激素受体阻断药环丙孕酮、5α还原酶抑制剂非那雄胺等。

常见的雄性激素、蛋白同化激素及抗雄激素药物见表21-3。

表 21-3　常见的雄性激素、蛋白同化激素及抗雄激素药物

药物名称	结构式	作用特点
甲睾酮 (methyltestosterone)		可口服

药 物 名 称	结 构 式	作 用 特 点
丙酸睾酮 （testosterone propionate）		长效
氯司替勃 （clostebol）		雄性化作用降低、蛋白同化 作用增强
苯丙酸诺龙 （nandrolone phenylpropionate）		雄性化作用降低、蛋白同化 作用增强，长效
司坦唑醇 （stanozolol）		蛋白同化作用增强
达那唑 （danazol）		具有蛋白同化作用、抗孕激 素作用
环丙孕酮 （cyproterone）		治疗男性性欲异常、妇女多 毛症、痤疮、青春期早熟及前 列腺癌等。

续表

药 物 名 称	结 构 式	作 用 特 点
非那雄胺 （finasteride）	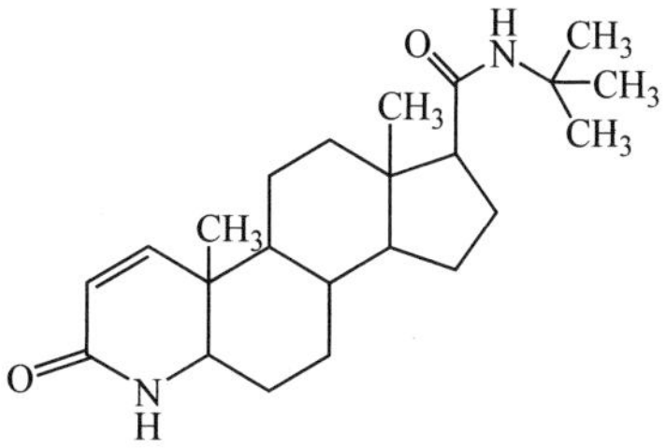	抑制前列腺增生、改善良性前列腺增生；治疗男性秃发（雄激素性秃发）等

第三节　孕激素

　　孕激素也称为黄体酮激素或孕酮，是由卵巢的黄体细胞分泌，以孕酮（黄体酮）为主。孕激素往往在雌激素作用基础上产生效用，共同维持女性生殖周期及女性生理特征。主要生理功能为抑制排卵，促进乳腺腺泡的生长等。天然来源的孕激素有黄体酮及 17α-羟基黄体酮，合成的孕激素有乙酸甲羟孕酮、炔诺酮等。

　　孕激素的母核结构为孕甾烷，具有 21 个 C 原子；A 环中含有 Δ^4-3-酮结构；C-10、C-13均有角甲基；C-17 具有甲酮基，有些具有 α-羟基，与醋酸、己酸等成酯（如醋酸甲地孕酮等），有的在 C-17 上具有 β-羟基、α-乙炔基；有的在 C-10 上无角甲基，与雌激素相同。

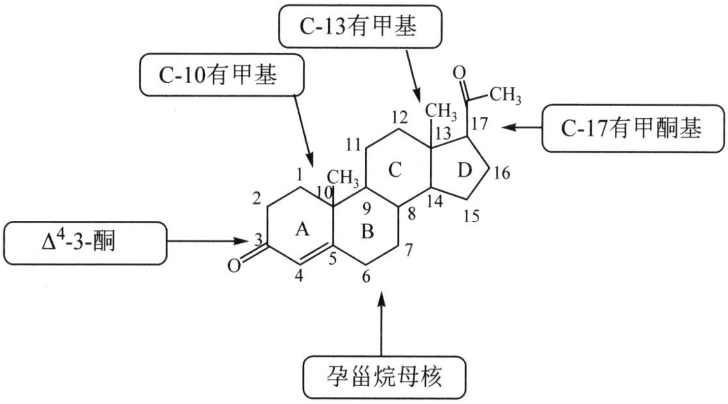

黄体酮（progesterone）

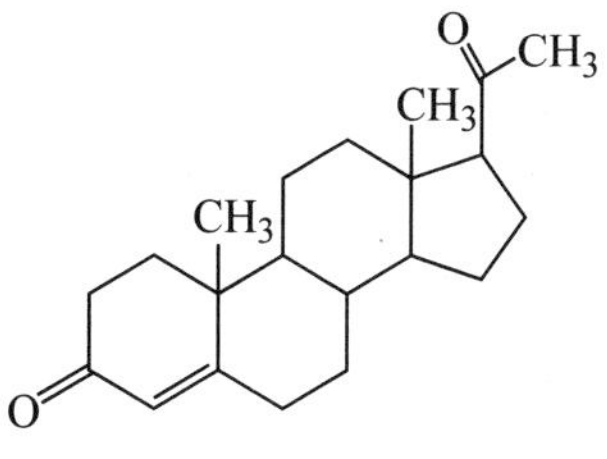

化学名为孕甾-4-烯-3,20-二酮,又名孕酮。

本品为白色或类白色结晶性粉末;无臭,无味。在氯仿中极易溶解,在乙醇、乙醚或植物油中溶解,在水中不溶。熔点 128～131℃。

本品加亚硝基铁氰化钠、碳酸钠及乙酸铵,摇匀,放置 10～30 分钟,显蓝紫色。其他常用甾体药物仅呈浅橙色或无色,此反应为黄体酮的专属性反应。本品与异烟肼反应显黄色。

本品具有保胎作用,用于先兆流产和习惯性流产、经前期紧张综合征、无排卵型宫血和无排卵型闭经等,与雌激素联合使用治疗更年期综合征。

醋酸甲羟孕酮（medroxyprogesterone acetate）

化学名为 6α-甲基-17α-羟基孕甾-4-烯-3,20-二酮乙酸酯,又称安宫黄体酮、甲孕酮。

本品为白色或类白色的结晶性粉末;无臭。在氯仿中极易溶解,在丙酮中溶解,在乙酸乙酯中略溶,在无水乙醇及乙醚中微溶,在水中不溶。熔点 202～208℃。

本品加硫酸溶解,沿管壁缓缓加入乙醇使成两液层,接界面显蓝紫色。本品加乙醇制氢氧化钾试液,水浴中加热,加硫酸溶液煮沸,即发生乙酸乙酯的香气。

本品主要用于痛经、功能性闭经、功能性子宫出血、先兆流产或习惯性流产、子宫内膜异位症、晚期乳腺癌、子宫内膜腺癌及肾癌等。大剂量可用作长效避孕针。

炔诺酮（norethisterone）

化学名为 17β-羟基-19-去甲-17α-孕甾-4-烯-20-炔-3-酮。

本品为白色或类白色结晶性粉末;无臭,味微苦。在氯仿中溶解,在乙醇中微溶,在丙酮中略溶,在水中不溶。熔点 202～208℃。

本品与硝酸银试液反应生成白色沉淀。

本品主要促进并维持妊娠前期与妊娠期的子宫变化,用于功能性子宫出血症、痛经、月经不调、子宫内膜异位症及不育症等;与雌激素类药合用,可作避孕药。

通过对孕激素的活性及构效关系的研究,发展出一类新型抗孕激素药物,代表药物有**米非司酮（mifepristone）**。临床常见的孕激素及抗孕激素见表 21-4。

表 21-4 临床常见的孕激素及抗孕激素

药 物 名 称	结 构 式	用 途
黄体酮(progesterone)	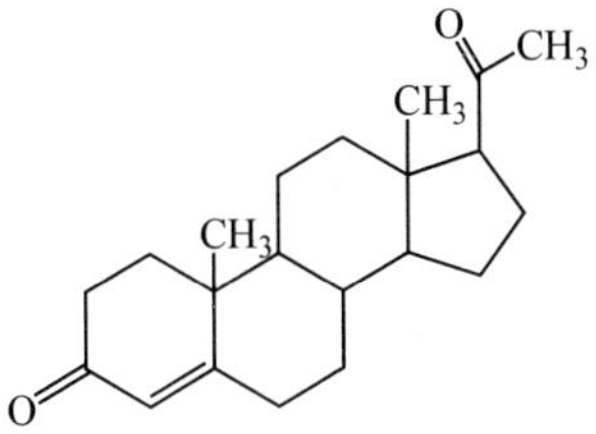	先兆流产和习惯性流产、经前期紧张综合征、无排卵型功血和无排卵型闭经等
醋酸甲羟孕酮 (medroxyprogesterone acetate)	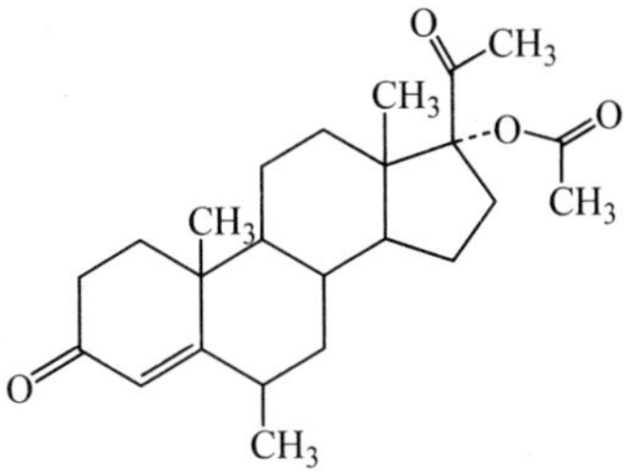	痛经、功能性子宫出血、先兆流产或习惯性流产、晚期乳腺癌、子宫内膜腺癌及肾癌等
炔诺酮(norethisterone)	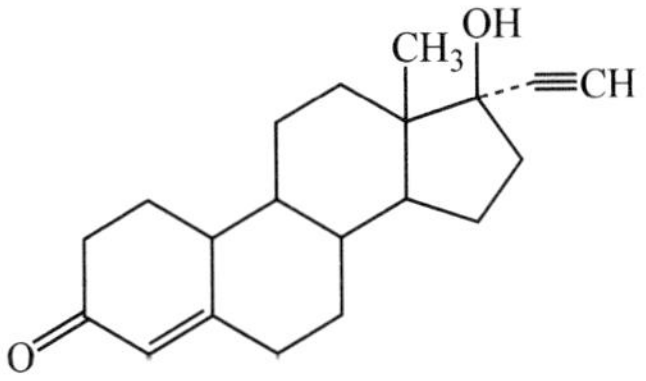	功能性子宫出血症、痛经、月经不调、子宫内膜异位症及不育症等
左炔诺孕酮(levonorgestrel)	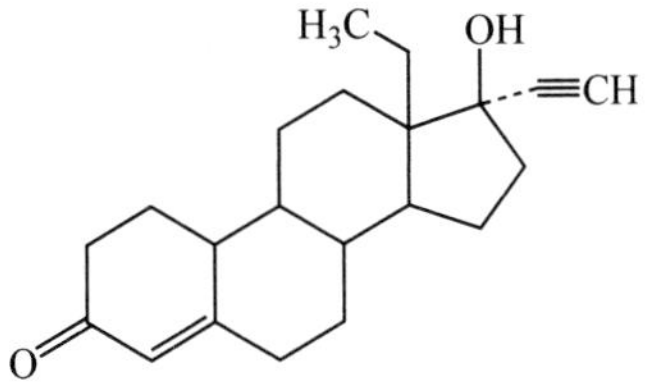	速效避孕药和紧急避孕药
醋酸甲地孕酮 (megestrol acetate)	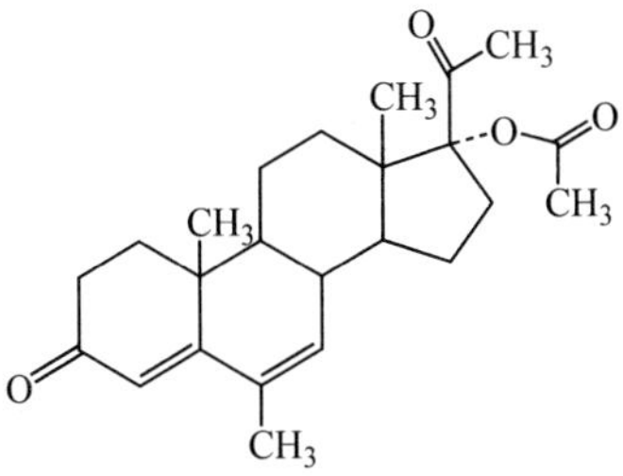	短效口服避孕药,也可作肌内注射长效避孕药。用于治疗痛经、闭经、功能性子宫出血等
米非司酮(mifepristone)	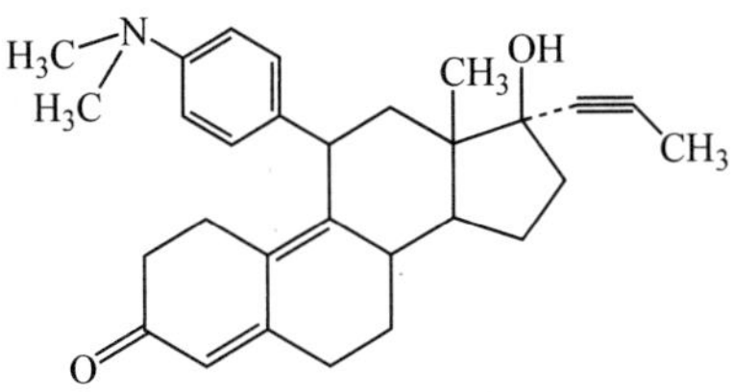	新型抗孕激素,用于终止早期妊娠

知识扩展
21-3

第四节　肾上腺皮质激素

　　肾上腺皮质激素是肾上腺皮质所分泌的甾体激素的总称,按其生理作用特点可分为盐皮质激素及糖皮质激素,前者主要调节机体的水、盐代谢和维持电解质平衡;后者主要与糖、脂肪、蛋白质的代谢及生长发育有关,大剂量应用时,可产生抗炎、抗休克和抗过敏等作用。

　　肾上腺皮质激素的母核结构也为孕甾烷,具有 21 个 C 原子,A 环中含有 Δ^4-3-酮结构, C-10、C-13 均有角甲基,C-11 有羟基或酮基,C-17 有醇酮基并多数有 α-羟基。

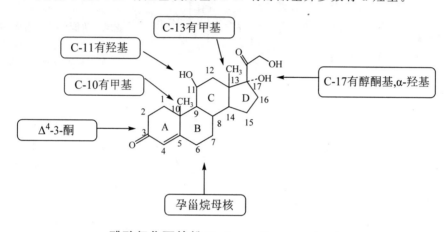

醋酸氢化可的松（hydrocortisone acetate）

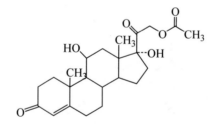

　　化学名为 11β,17α,21-三羟基孕甾-4-烯-3,20-二酮 21-乙酸酯。

　　本品为白色或类白色结晶性粉末;无臭,有苦味。在乙醇或氯仿中微溶,几乎不溶于乙醚,难溶于水。熔点为 216～224℃(分解)。

　　本品加乙醇溶解后,加新制的硫酸苯肼试液加热,即显黄色。

　　本品加硫酸溶解,即显黄至棕黄色,并带绿色荧光。

　　本品加醇制氢氧化钾试液,置水浴中加热,冷却,加硫酸溶液煮沸,即发生醋酸乙酯的香气。

　　本品主要用于治疗类风湿性关节炎、风湿热、痛风、支气管哮喘等;针剂用于结核性或化脓性脑膜炎、结核性胸膜炎、关节炎、肌腱劳损、扭伤等;滴眼剂用于各种眼炎;霜剂用于过敏性或脂溢性皮炎、瘙痒症等。

醋酸地塞米松（dexamethasone acetate）

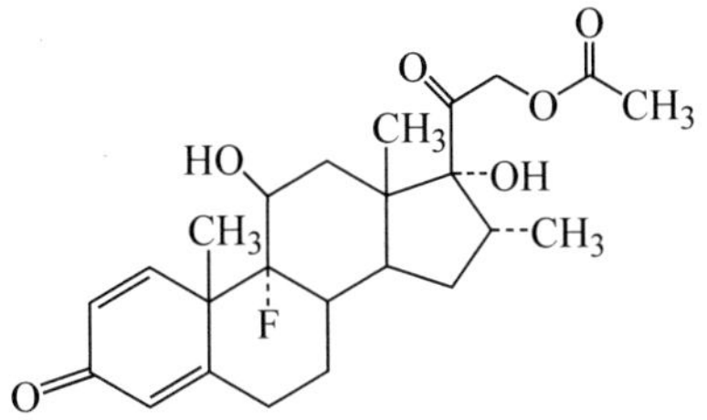

化学名为 16α-甲基-11β,17α,21-三羟基-9α-氟孕甾-1,4-二烯-3,20-二酮 21-醋酸酯。

本品为白色或类白色结晶或结晶性粉末；无臭，味微苦。在丙酮中易溶，在甲醇或无水乙醇中溶解，在乙醇或氯仿中略溶，在乙醚中极微溶解，在水中不溶。熔点为 223～233℃（分解）。

本品加甲醇溶解后，加碱性酒石酸铜试液，即生成红色沉淀。

本品加醇制氢氧化钾试液水浴加热，放冷，加硫酸溶液煮沸，即发生醋酸乙酯的香气。

本品显有机氟化物的鉴别反应。

本品主要用于过敏性与自身免疫性炎症性疾病，如结缔组织病、支气管哮喘、皮炎、溃疡性结肠炎、急性白血病、恶性淋巴瘤等。

临床常见的肾上腺皮质激素见表 21-5。

表 21-5　临床常见的肾上腺皮质激素

药物名称	结构式	用途
醋酸氢化可的松 （dexamethasone acetate）	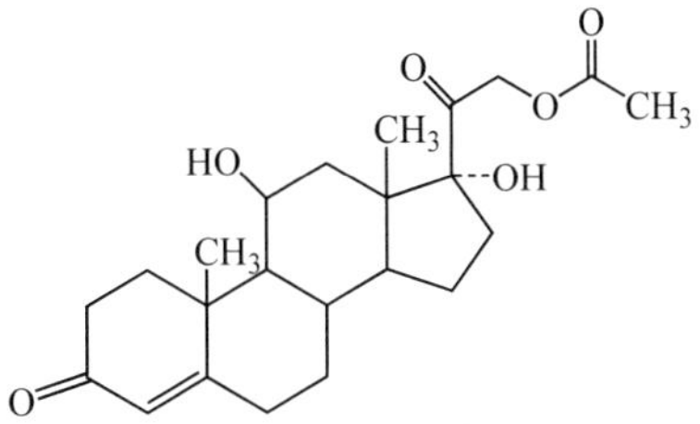	治疗类风湿性关节炎、风湿热、痛风、支气管哮喘等
醋酸地塞米松 （dexamethasone acetate）	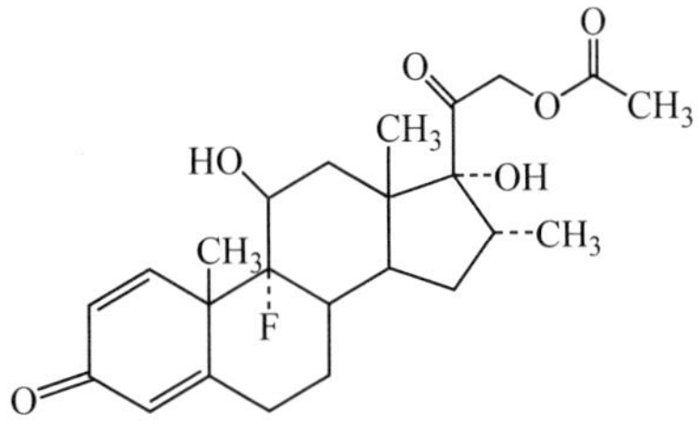	治疗过敏性与自身免疫性炎症性疾病
醋酸泼尼松龙 （prednisolone acetate）	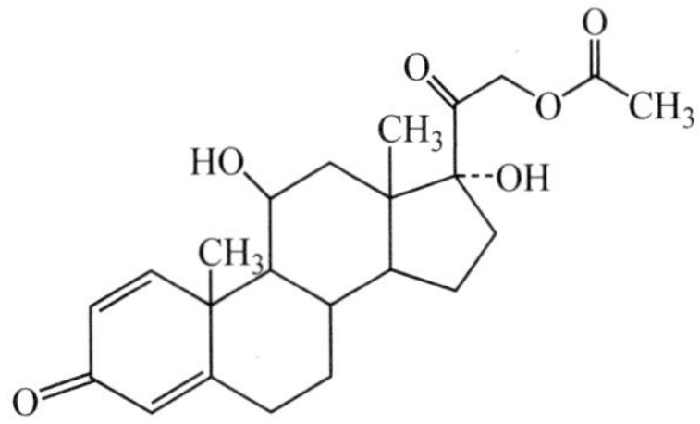	治疗风湿病、类风湿性关节炎、红斑狼疮、严重支气管哮喘、肾病综合征等

续表

药 物 名 称	结 构 式	用 途
醋酸氟轻松 （fluocinolone acetonide）	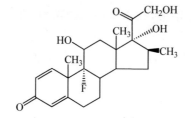	治疗湿疹、神经性皮炎、皮肤瘙痒症、接触性皮炎、牛皮癣、盘状红斑狼疮、扁平苔藓、外耳炎、日光性皮炎等
倍他米松 （betamethasone）	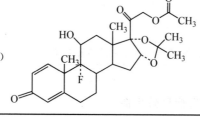	将地塞米松 16α-甲基的构型转换为 16β-甲基而得，抗炎作用较地塞米松强 2～3 倍
醋酸曲安奈德 （triamcinolone acetonide acetate）		抗炎强度为氢化可的松的 5～20 倍，且抗炎作用和抗过敏作用强，较持久，水钠潴留作用较强。用于湿疹、皮炎

（张星海）

第二十二章

胰岛素及口服降血糖药

学习重点

1. 掌握胰岛素及常用口服降血糖药的结构及理化性质和临床应用。
2. 熟悉胰岛素及口服降血糖药物的作用机制和代谢特点。
3. 了解降血糖药物的发展。

糖尿病是一种复杂的代谢疾病,其临床主要特点是慢性高血糖,伴随因胰岛素分泌及(或)作用缺陷引起的糖、脂肪和蛋白质代谢紊乱,进而引发机体多器官的慢性损害,最终导致严重功能障碍并引发器官衰竭。临床上分为 1 型糖尿病、2 型糖尿病、妊娠糖尿病和其他特殊类型糖尿病,其中 2 型糖尿病约占临床病例的 90% 以上。

糖尿病不仅会因急性并发症导致生命危险,还能引起多种严重的慢性并发症,例如糖尿病性肾病、糖尿病性眼部疾患、糖尿病性神经病变、糖尿病性心脏病及糖尿病合并高血压、高血脂症等。因此,糖尿病的药物治疗具有重要意义,胰岛素及口服降血糖药是目前用于干预糖尿病的主要药物。

第一节　胰岛素

胰岛素(insulin) 是由胰岛 β 细胞分泌的一种激素,能促进细胞对葡萄糖的摄取,促进脂肪和蛋白质的合成。临床中 1 型糖尿病患者和胰岛功能显著降低的 2 型糖尿病患者需使用胰岛素治疗。

胰岛素

胰岛素由两条多肽链共 51 个氨基酸组成(其中 A 链含 21 个氨基酸、B 链含 30 个氨基酸),其中两条多肽链之间以两个二硫键连接。

A链: H−Gly−Ile−Val−Glu−Gln−Cys−Cys−Thr−Ser−Ile−Cys−Ser−Leu−Tyr−Gln−Leu−Glu−Asn−Tyr−Cys−Asn−OH

B链: H−Phe−Val−Asn−Gln−His−Leu−Cys−Gly−Ser−His−Leu−Val−Glu−Ala−Leu−Tyr−Leu−Val−Cys−Gly−Glu−Arg

HO−Thr−Lys−Pro−Thr−Tyr−Phe−Phe−Gly

220

本品为白色或类白色的结晶性粉末。在水、乙醇、氯仿或乙醚中几乎不溶，在无机酸或氢氧化钠溶液中易溶。胰岛素能与氧化锌形成金属蛋白复合物，成为结晶胰岛素，熔点233℃（分解）。

本品具有酸碱两性，等电点 pH5.35～5.45，在弱酸性（pH2.5～3.5）溶液中稳定，在碱性溶液中及遇热不稳定。注射用胰岛素用的是其弱酸性溶液，可室温保存，冷冻条件下易发生一定程度的变性。

胰岛素与受体结合后抑制腺苷酸环化酶活性，增强磷酸二酯酶的作用，从而减少三磷酸腺苷（adenosine triphosphate，ATP）转化为环磷酸腺苷（cAMP），同时加速 cAMP 的分解。它也可增加细胞膜的通透性，促进葡萄糖进入细胞内，加速葡萄糖的磷酸化、氧化和糖原合成，发挥调节糖代谢的作用。还能促进脂肪的合成与贮存，减少血液中游离脂肪酸的含量，抑制脂肪的氧化分解；能促进细胞对氨基酸的摄取和蛋白质的合成，同时抑制蛋白质的分解。另外，胰岛素可促进钾和镁离子进入细胞；促进 DNA（脱氧核糖核酸）和 RNA（核糖核酸）的合成。

作为药物使用的胰岛素主要有 3 类，分别是牛胰岛素、猪胰岛素和人胰岛素。

牛胰岛素：来源于牛胰腺，经分离纯化后供药用。牛胰岛素分子中有三个氨基酸与人胰岛素不同，使用时容易发生过敏反应或胰岛素抵抗。

猪胰岛素：来源于猪胰腺，经分离纯化后供药用。猪胰岛素分子中仅一个氨基酸与人胰岛素不同，疗效优于牛胰岛素，不良反应较少，然而对某些患者仍会产生变态反应等严重不良反应。

人胰岛素：20 世纪 90 年代，通过基因工程生产的上市。它彻底解决了动物胰岛素容易使人体产生抗体并引起变态反应的问题。虽然，人胰岛素的生产成本高于猪胰岛素，但因其不受原材料来源限制，具有良好的发展前景且市场应用广泛。

本品易被消化酶破坏，因此胰岛素制剂几乎都是注射给药。

第二节　口服降血糖药

2 型糖尿病患者可以通过口服降血糖药进行治疗，目前临床中常用的口服降血糖药主要有磺酰脲类、双胍类及 α-葡萄糖苷酶抑制剂等。

一、磺酰脲类

磺酰脲类口服降血糖药通过促进胰岛素分泌而发挥降血糖功效，常见的磺酰脲类口服降血糖药见表 22-1。

表 22-1　常见的磺酰脲类口服降血糖药

代数	药物名称	化学结构	作用持续时间/h
第一代	甲苯磺丁脲（tolbutamide）		6～12

续表

代数	药物名称	化学结构	作用持续时间/h
第一代	氯磺丙脲（chlorpropamide）	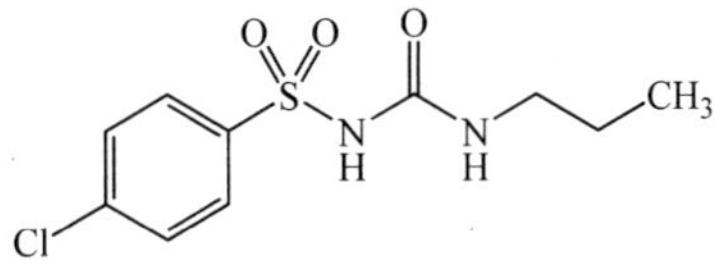	24～60
	醋磺己脲（acetohexamide）	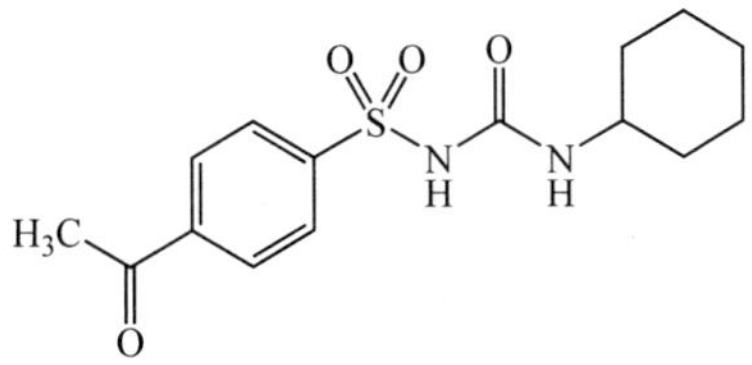	12～18
	妥拉磺脲（tolazamide）	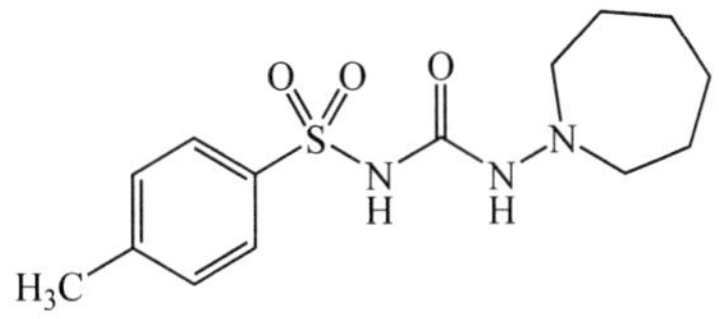	6～18
第二代	格列本脲（glibenclamide）	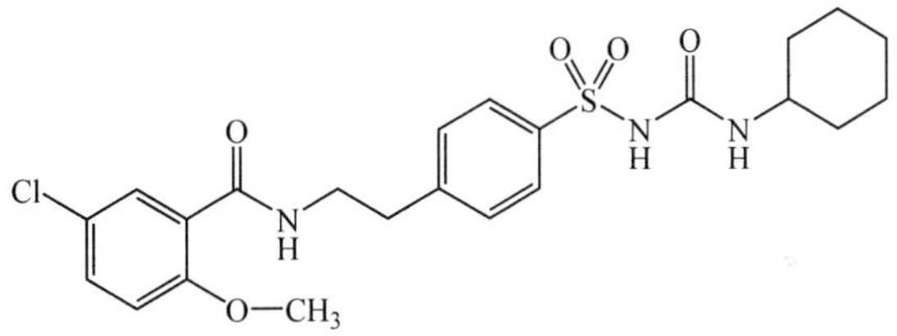	24
	格列吡嗪（glipzide）	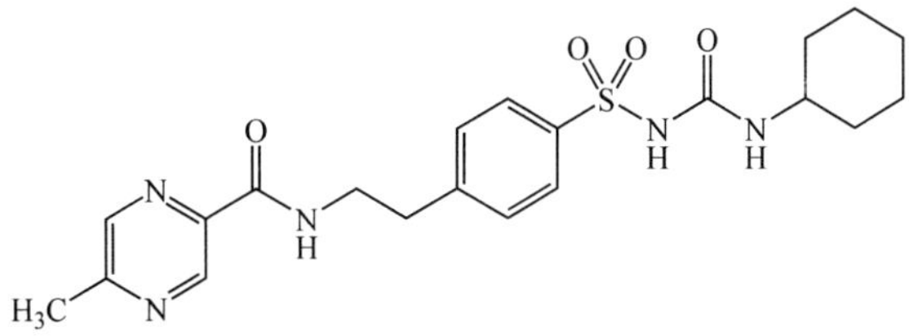	12～18
	格列喹酮（gliquidone）	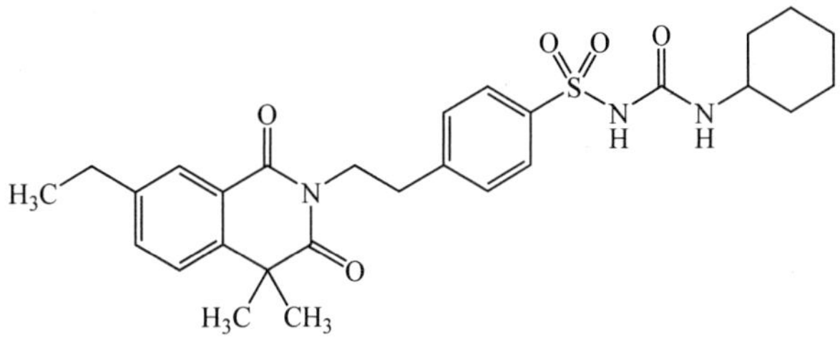	8
	格列齐特（gliclazide）	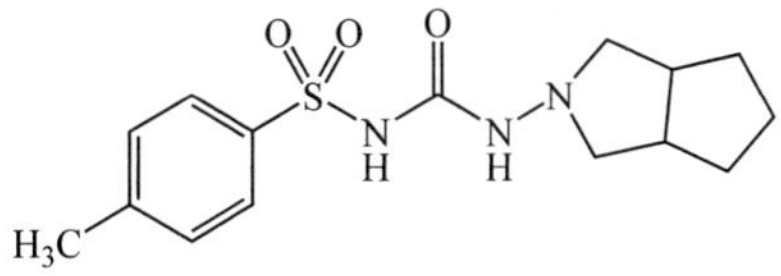	24

续表

代数	药物名称	化学结构	作用持续时间/h
第二代	格列波脲（glibornuride）	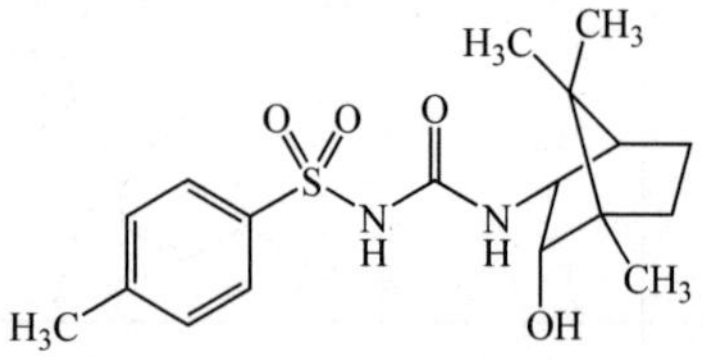	24
第三代	格列美脲（glimepiride）	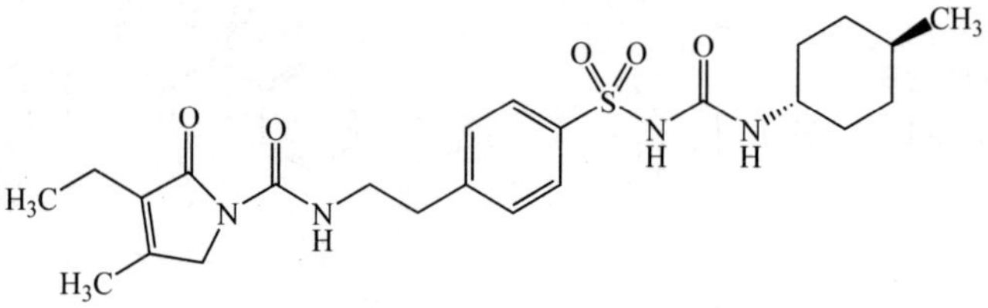	24

甲苯磺丁脲（tolbutamide）

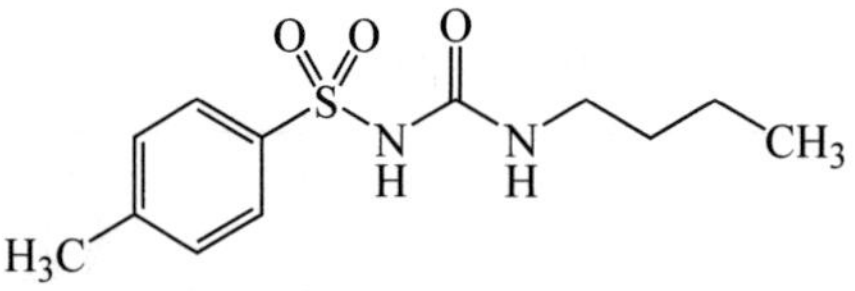

化学名 4-甲基-N-[（丁氨基）羰基]苯磺酰胺。

本品为白色的结晶或结晶性粉末；无臭，无味。在丙酮、氯仿中易溶，在乙醇中溶解，在水中几乎不溶。熔点 126～130℃。

本品含磺酰脲结构，具有酸性，可溶于氢氧化钠溶液，并可用酸碱滴定法进行含量测定。

知识扩展
22-1

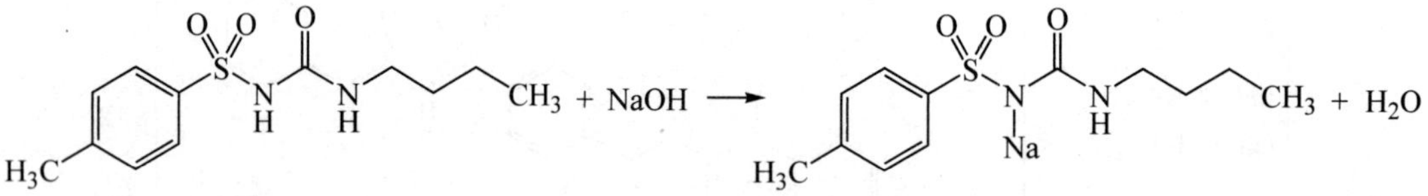

本品结构中酰脲部分不稳定，在酸性溶液中受热易水解。例如，将本品加入硫酸溶液中加热回流，水解后析出对甲苯磺酰胺沉淀，滤出此沉淀用水重结晶后测得熔点为 138℃；滤液中的硫酸正丁胺用氢氧化钠溶液加热中和，即生成带特臭的正丁胺。此性质可用于鉴定甲苯磺丁脲。

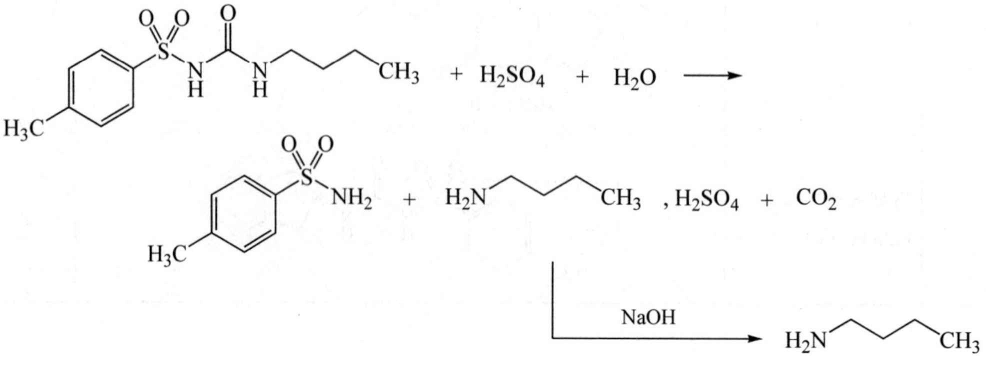

本品为短效磺酰脲类降血糖药,口服后 30min 即可在血液中检出。本品经肝脏代谢,苯环上磺酰基的对位被氧化成羟基而失活,代谢产物主要经由肾脏排泄。临床用于治疗轻度、中度 2 型糖尿病,尤其适用老年糖尿病患者。

格列本脲(glibenclamide)

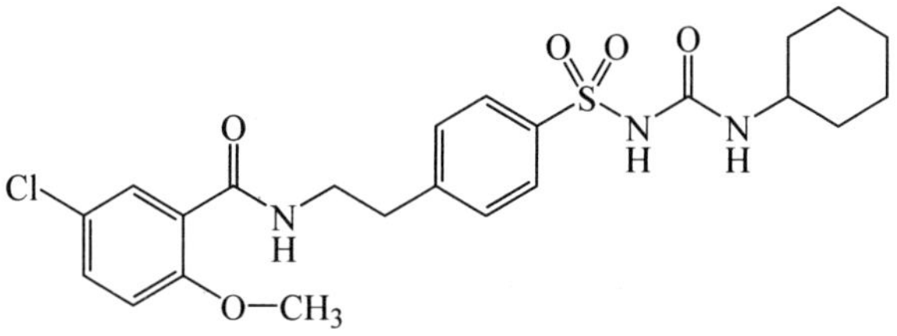

化学名 N-[2[4-[[[(环己氨基)羰基]氨基]磺酰基]苯基]乙基]-2-甲氧基-5-氯苯甲酰胺。

本品为白色的结晶性粉末,几乎无臭,无味。在氯仿中略溶,在甲醇、乙醇中微溶,在水、乙醚中不溶。熔点 170～174℃。

本品在常温、干燥环境中稳定,但易受潮发生水解,故储存过程中要注意密封保存。其水解反应过程如下:

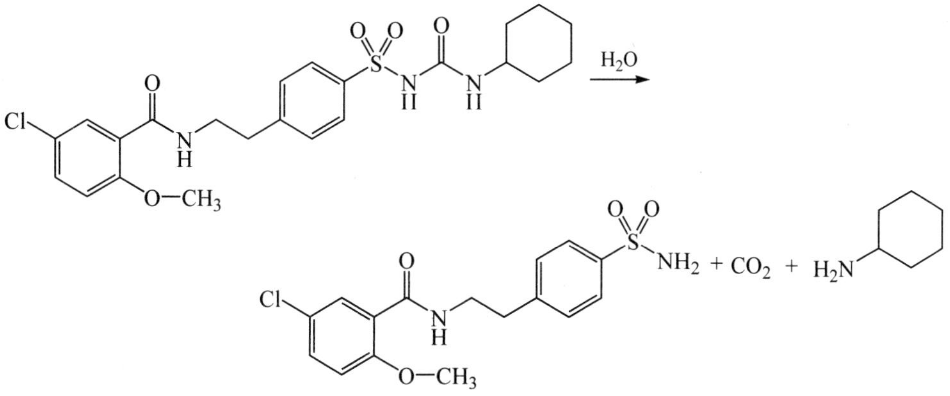

本品为强效降糖药,其降糖作用约等于同等剂量甲苯磺丁脲的 200 倍。口服吸收迅速、完全,经肝脏代谢,主要代谢方式为环己基 3 位或 4 位羟基化,原形及代谢产物约 60％经肾脏排泄,40％经肝脏排泄。临床用于治疗中度、重度 2 型糖尿病,但对胰岛功能丧失的糖尿病患者无效。

瑞格列奈(repaglinide)是新型非磺酰脲类促胰岛素分泌药物,是用电子等排体取代磺酰脲类药物的磺酰脲结构而得到的。与磺酰脲类降糖药物不同的是,本品在胰岛 β 细胞上另有结合位点,不直接刺激胰岛 β 细胞分泌胰岛素。其作用强度是格列苯脲的 3～5 倍,且更多的依赖体内的 D-葡萄糖的浓度来调节活性。分子中有一个手性碳原子,S-(＋)-构型异构体的活性是 R-(－)-构型的 100 倍,因此临床上用 S-(＋)-构型体。

本品口服吸收快、起效迅速、半衰期短,是第一个餐时血糖调节剂。用于饮食控制、降低体重及运动锻炼不能有效控制高血糖的 2 型糖尿病患者。在餐前 15min 服用,快速吸收,30min 起效,持续时间约 4h,因而发生低血糖的概率低。经肝脏代谢,代谢物不具有生物活性,主要通过肾脏排泄。

同类药物还有**瑞格列奈**（repaglinide）和**那格列奈**（nateglinide）等。

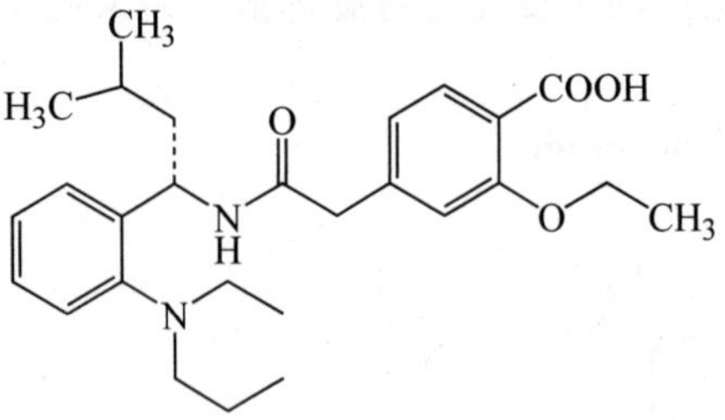

瑞格列奈 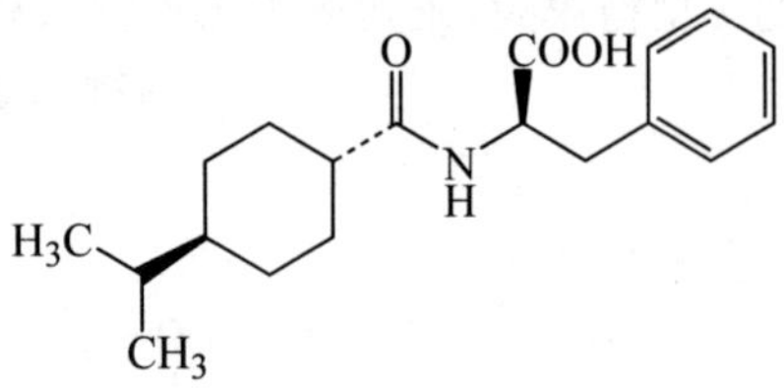   那格列奈

二、双胍类

盐酸二甲双胍（metformin hydrochloride）

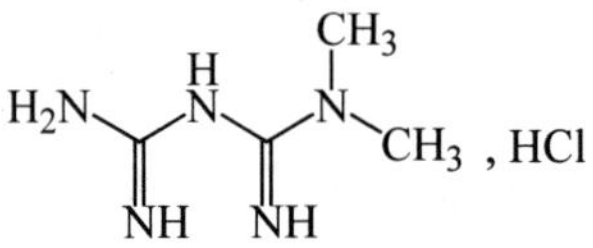

化学名为 1,1-二甲基双胍盐酸盐。

本品为白色结晶或结晶性粉末,无臭。在水中易溶,在甲醇、乙醇中溶解,在氯仿、乙醚和丙酮中微溶。熔点 220～225℃。

本品具有高于一般脂肪胺的强碱性,pK_a 值为 12.4。本品 1% 水溶液的 pH 为 6.68,呈近中性。

本品的水溶液加 10% 亚硝基铁氰化钠溶液、铁氰化钾试液、10% 氢氧化钠溶液,3 分钟内溶液呈红色。

本品口服后吸收迅速,不与血浆蛋白结合,很少在肝脏代谢,几乎全部以原形由尿液排出。临床主要用于治疗轻度 2 型糖尿病。

双胍类药物属胰岛素增敏剂,该类药物还有 **苯乙双胍**（phenformin）和 **丁福明**（buformin）等。

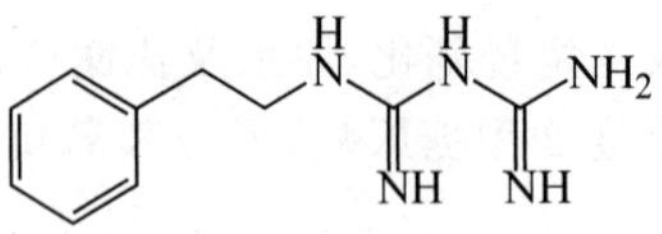

苯乙双胍 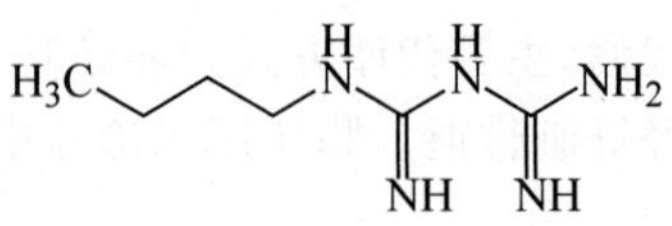   丁福明

马来酸罗格列酮（rosiglitazone maleate）属噻唑烷二酮类胰岛素增敏剂,能增加组织对胰岛素敏感性,提高细胞对葡萄糖的利用而发挥降低血糖的疗效,可明显降低空腹血糖及胰岛素和 C-肽水平,对餐后血糖和胰岛素亦有明显的降低作用。用于经饮食控制和锻炼治疗效果仍不满意的 2 型糖尿病患者,也可与磺脲类或双胍类合用治疗单用磺脲类或双胍类血糖控制不佳的 2 型糖尿病患者。同类药物还有 **吡格列酮**（pioglitazone）。

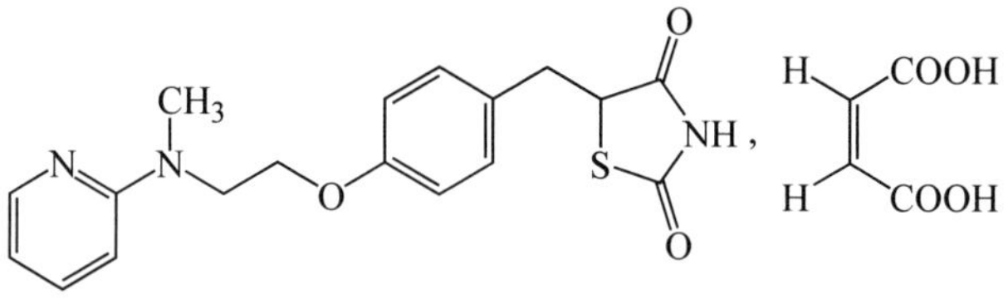

马来酸罗格列酮

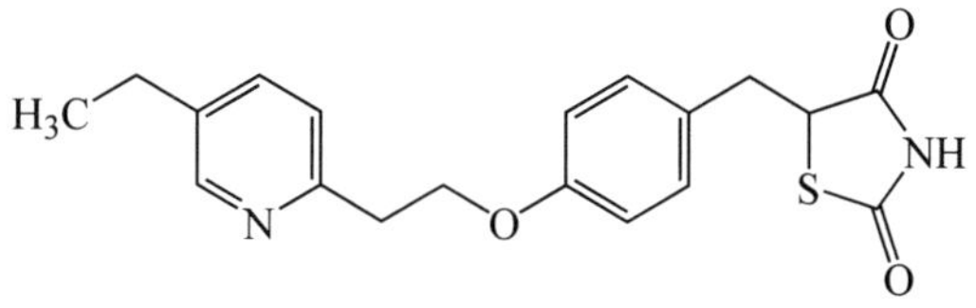

吡格列酮

三、α-葡萄糖苷酶抑制剂

α-葡萄糖苷酶抑制剂通过抑制小肠刷状缘上的各种 α-葡萄糖苷酶活性,减慢麦芽糖和蔗糖分解为葡萄糖的速度,减缓了糖的吸收,降低餐后血糖。此类药物多为糖或多糖的衍生物,例如**阿卡波糖**(acarbose)、**伏格列波糖**(voglibose)和**米格列醇**(miglitol)等。

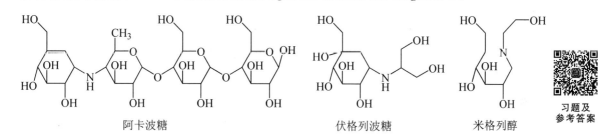

阿卡波糖　　　　　　　　　　　　　伏格列波糖　　　　米格列醇

习题及参考答案

（宫帼唯）

第二十三章

维 生 素

学习重点

1. 掌握维生素的分类、结构类型、立体异构和作用机制；掌握维生素 A 乙酸酯、维生素 D_3、维生素 E、维生素 B_1、维生素 B_2、维生素 B_6、维生素 C 的名称、化学结构、理化性质和用途。

2. 熟悉阿法骨化醇、骨化三醇、维生素 D_2、维生素 K_3 的化学结构和用途。

3. 了解维生素的结构与化学稳定性之间的关系。

维生素（vitamin）是指一类能维持机体正常代谢所必须的微量活性物质，主要作用是参与机体的能量转移和代谢调节。维生素不是细胞的组成部分，绝大多数是酶的辅基或辅酶的组成部分，在人体内几乎不能合成或合成的量很少，也不能贮存维生素，主要依靠从食物中摄取，是人类食物中必需的六大营养素（即蛋白质、碳水化合物、矿物质、脂肪、水、维生素）之一。

维生素种类繁多，生理功能各异，其化学结构又缺乏类缘关系，一般根据维生素的溶解性能，将其分为脂溶性和水溶性维生素两大类。

知识扩展
23-1

第一节　脂溶性维生素

脂溶性维生素包括维生素 A、D、E、K 等。它们多数在食物中与脂类中共存，并伴随脂类一起被吸收进入机体，但因脂溶性维生素在机体内排泄缓慢，故摄取过多则可能引起积蓄中毒。临床上常见的脂溶性维生素见表 23-1。

表 23-1　脂溶性维生素

药 物 名 称	化 学 结 构	临 床 应 用
维生素 A 醋酸酯 （vitamin A acetate）	H_3C CH_3 CH_3 CH_3 CH_2OCOCH_3 CH_3	主要用于治疗维生素 A 缺乏症、干眼病、夜盲症等

续表

药 物 名 称	化 学 结 构	临 床 应 用
维生素 D_2 （vitamin D_2）	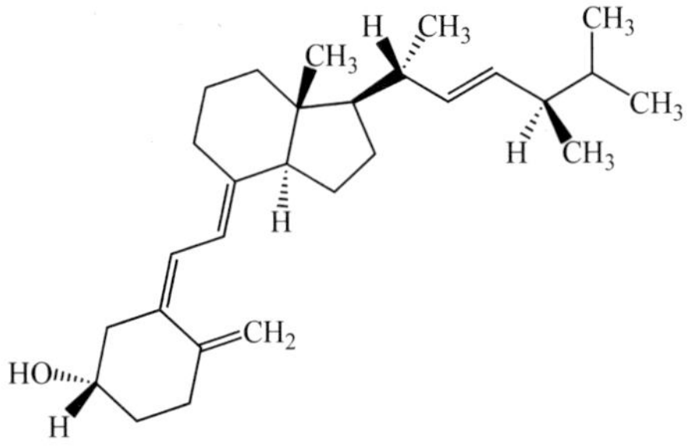	维生素 D 缺乏症、骨软化症、佝偻病等
维生素 D_3 （vitamin D_3）	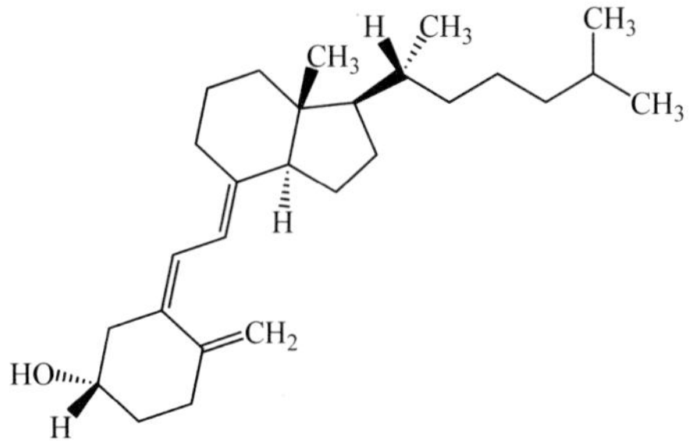	与维生素 D_2 相同
阿法骨化醇 （alfacalcidol）	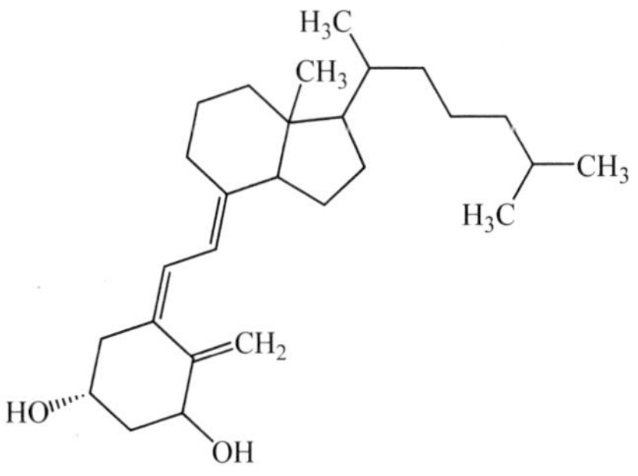	主要用于防治骨质疏松症、肾原性骨病（肾病性佝偻病）、甲状旁腺功能亢进、营养和吸收障碍引起的佝偻病和骨软化症、假性缺钙的佝偻病和骨软化症等
维生素 E （vitamin E）	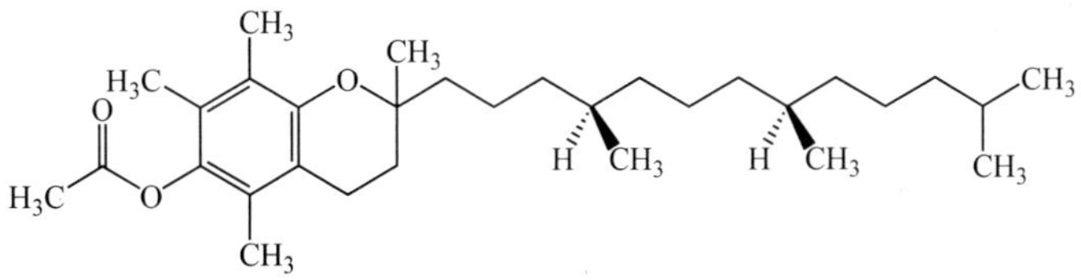	主要用于维生素 E 缺乏症、习惯性流产、不孕症等
维生素 K_1 （vitamin K_1）	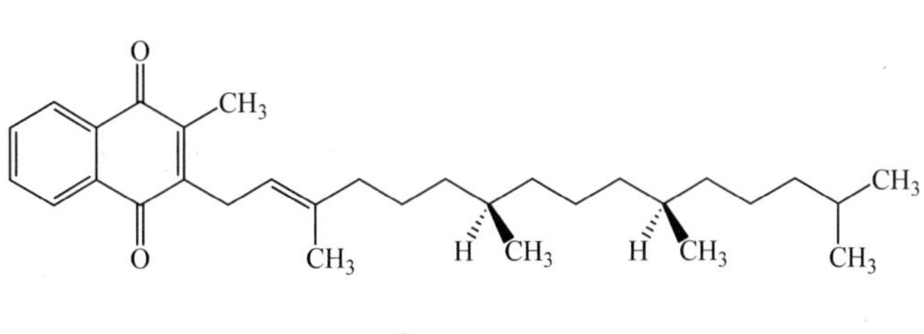	主要用于维生素 K_1 缺乏所致的出血，如梗阻性黄疸、胆瘘、慢性腹泻等所致出血及低凝血酶原血症
维生素 K_3 （vitamin K_3）	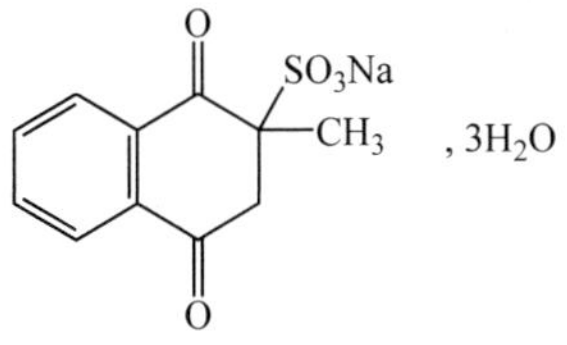	主要用于维生素 K 缺乏症、新生儿出血症、吸收不良或口服抗凝剂所致的低凝血酶原症

一、维生素 A

20世纪初发现维生素A广泛存在于动物的肝脏、奶汁、肉类及蛋黄中，能明显改善动物的生长。1931年从鱼肝油中分离得到了维生素 A_1（又称视黄醇），也即是通常所说的维生素A，并阐述了它的化学结构，该化合物广泛存在于哺乳动物和咸水鱼的肝脏当中。后来从淡水鱼的肝脏中分离出了另一种维生素，将其命名为维生素 A_2，其结构与维生素 A_1 类似，都为多烯烃一元醇，只是环己烯的 C-3 多了一个双键，但生物活性仅为维生素 A_1 的 $30\%\sim40\%$。

在植物中则仅仅含有维生素A原，如胡萝卜素、玉米黄素等。理论上在机体内1分子胡萝卜素可转变为2分子的维生素A。在人类营养中约有 2/3 的维生素A来源于 β-胡萝卜素；玉米黄素也能转变为1分子的维生素A，但因维生素A原在体内的吸收率和转化率都较低，目前主要依靠人工合成制备维生素A。

维生素A_1　　　　　　　　　　　　　　维生素A_2

β-胡萝卜素

维生素A分子结构中因含有共轭多烯醇的侧链，故其化学性质不稳定，对紫外线敏感，且易被空气中氧气氧化。加热或金属离子（如铁离子）存在时均可促进氧化。所以本品应贮存于铝制或其他适宜的容器内，并充氮气、密封，保存在凉暗干燥处。

维生素 A 乙酸酯（vitamin A acetate）

化学名为全反式-3,7-二甲基-9-(2,6,6-三甲基-1-环己-1-烯基)-2,4,6,8-壬四烯-1-醇乙酸酯。

本品为黄色棱形结晶。在乙醇、三氯甲烷、乙醚中易溶，在水中不溶。化学稳定性与维生素 A_1 比较明显提高。《中国药典》收载的维生素A为维生素 A_1 的醋酸酯。

本品为乙酸酯类化合物，在酸或碱的催化下，易发生水解反应生成维生素A和乙酸。由于维生素A含有丙烯醇型结构，遇酸容易发生脱水反应，生成脱水维生素A，其生物活性大大降低，只有维生素A的 0.4%。

维生素A醋酸酯　$\xrightarrow{H^+\text{或}OH^-}$　维生素A

$+\ CH_3COOH$

$\downarrow -H_2O$

脱水维生素A

本品加入三氯化锑的三氯甲烷溶液后,显蓝色,放置后逐渐变为紫红色。

维生素 A 乙酸酯油溶液比在空气中稳定,故多制成油溶液制剂。临床上主要用于防治维生素 A 缺乏症,例如角膜软化病、夜盲症、干眼病等。

二、维生素 D

维生素 D 是一类跟抗佝偻病有关的维生素的总称,在鱼肝油、肝脏、蛋黄和乳汁中含量最为丰富。维生素 D 类药物都属于甾醇的开环衍生物,目前已知的有十多种,其中最主要的为维生素 D_2 和维生素 D_3。

人体皮肤内存在维生素 D_3 的前体,经紫外线或日光照射后可转变为维生素 D_3,这是人体获得维生素 D 的主要方式,一般情况下人体通过皮肤合成的维生素 D_3 能够基本满足机体的需要。因此多晒太阳是预防维生素 D 缺乏的最佳方式之一。酵母和植物中存在维生素 D_2 的前体,经紫外线或日光照射可转化为维生素 D_2。

维生素 D_3(vitamin D_3)

知识扩展
23-2

化学名为 9,10-开环胆甾-5,7,10(19)-三烯-3β-醇。

本品为白色针状结晶或结晶性粉末;无臭,无味。本品在乙醇、丙酮、乙醚和三氯甲烷中极易溶解,在植物油中略溶,在水中不溶。熔点 84~88℃(分解),比旋度 $+105°\sim+112°$(0.5%无水乙醇溶液)。

本品具有甾类化合物颜色反应。

本品本身无活性，需经肝、肾细胞的两次转化生成有活性的骨化三醇（calcitriol）发挥作用，用于预防及治疗维生素 D 缺乏引起的佝偻病、软骨病和婴儿手足搐搦症等。活性中间体阿法骨化醇（骨化二醇，25-羟基维生素 D_3）和骨化三醇已成功开发上市，适用于肝、肾功能衰退者。

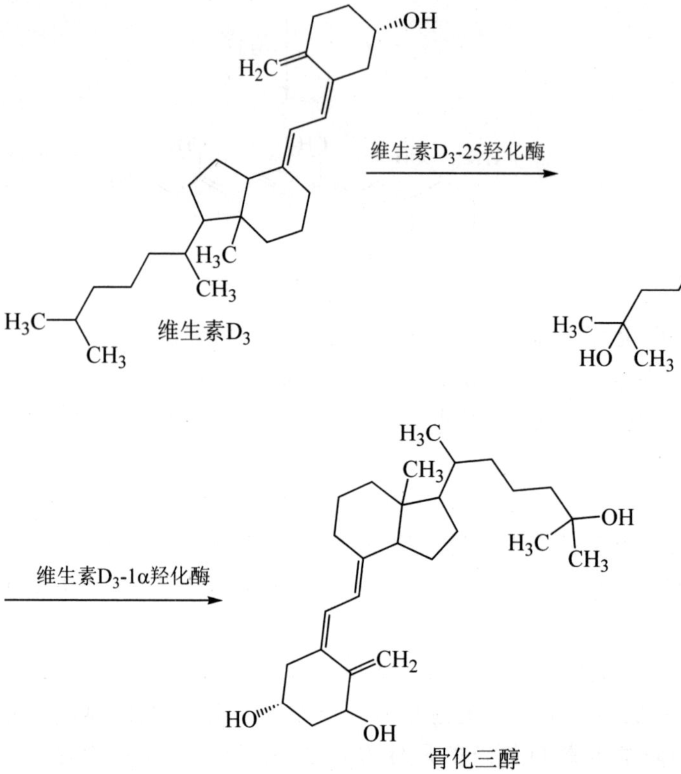

维生素D_3 → 维生素D_3-25羟化酶 → 阿法骨化醇

维生素D_3-1α羟化酶 → 骨化三醇

三、维生素 E

维生素 E 又称生育酚，是一类与生育有关且具有生育酚基本母核结构的天然化合物的总称，常见的有 8 种，即 α、β、γ、δ、ε、$ζ_1$、$ζ_2$、η-生育酚，其中以 α-生育酚的活性最强。维生素 E 主要存在于植物中，其中以豆类、麦胚油及蔬菜中含量最为丰富。天然型维生素 E 为右旋体，人工合成品为消旋体，其生物活性为右旋体的 40% 左右。

维生素 E 醋酸酯（vitamin E acetate）

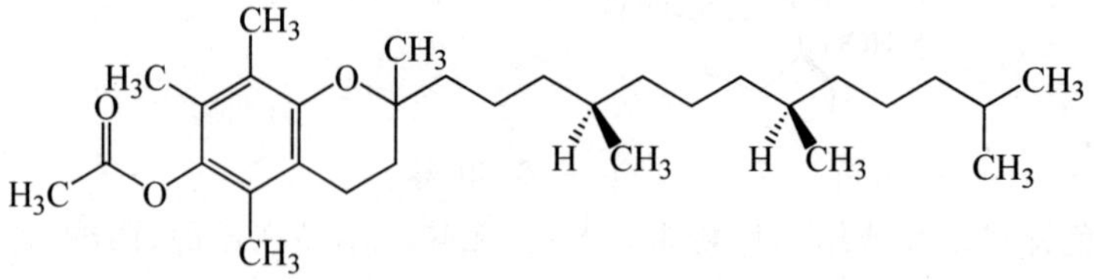

化学名为（±）-2,5,7,8-四甲基-2-(4,8,12-三甲基-十三烷基)-6-苯并二氢吡喃醇乙酸酯。

本品为微黄色或黄绿色透明的黏稠液体；几乎无臭；遇光色渐变深。本品在无水乙醇、丙酮、三氯甲烷、乙醚等有机溶剂中易溶，在水中不溶。

本品稳定性明显高于 α-生育酚，不易被氧化，但与氢氧化钾溶液加热可发生水解反应，生成游离的 α-生育酚。游离 α-生育酚能与三氯化铁作用，生成二价铁离子和生育醌，前者与 2,2′-联吡啶作用生成血红色的配合物。

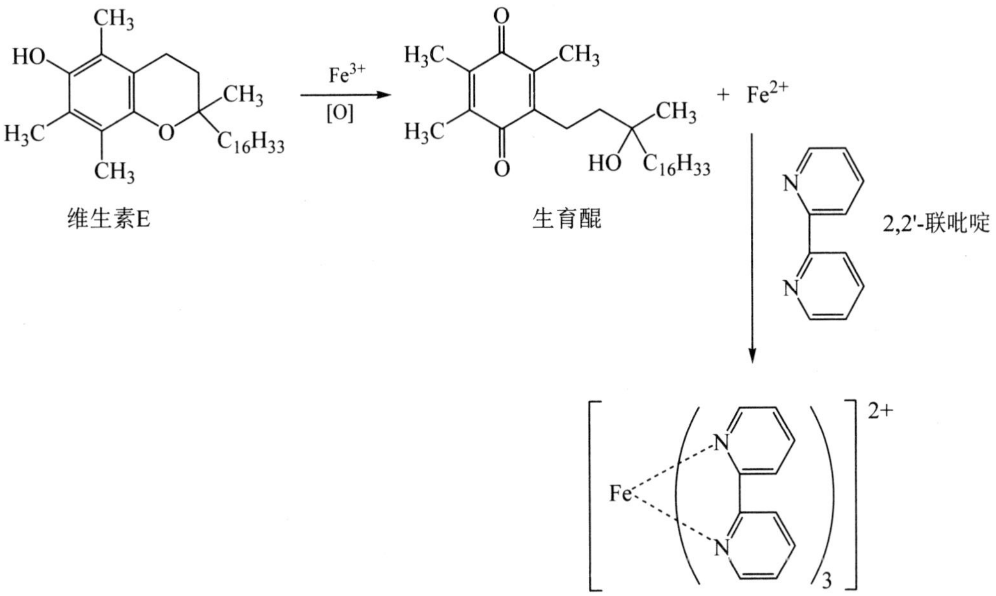

游离的维生素 E 加入无水乙醇溶解后，再加入硝酸并微热，可生成生育红，其溶液呈橙红色。

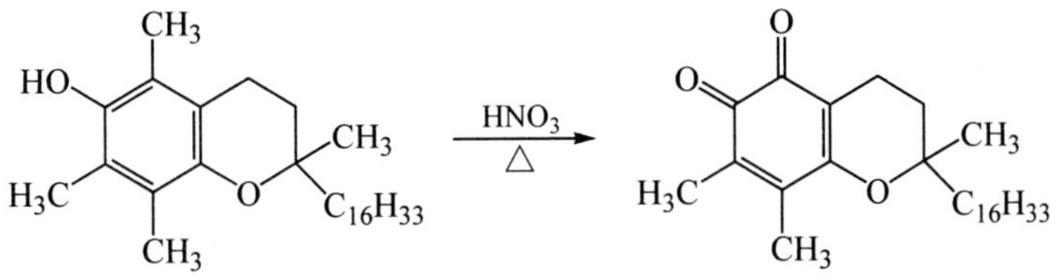

生育红

由于本品具有较强还原性，易被氧化，故可作为油溶性的抗氧剂使用。

本品主要用于不孕症、习惯性流产、进行性肌营养不良等疾病，也适用于心血管疾病、脂肪肝及延缓衰老等。

四、维生素 K

维生素 K 是具有促凝血作用、结构类似的一类维生素的总称，目前已知的有 7 种，即维生素 $K_1 \sim K_7$，其中维生素 K_3 的生物活性最强。维生素 K_3 主要用于凝血酶原过低症、新生儿出血症及维生素 K 缺乏病的防治。

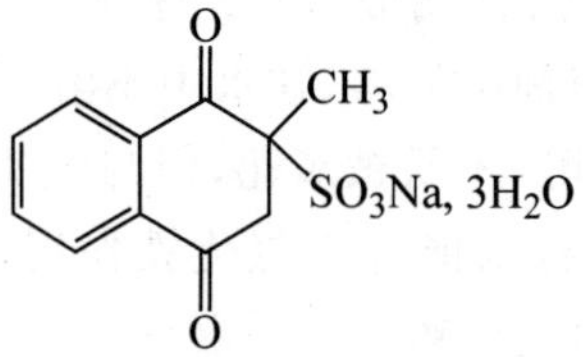

维生素K₃

第二节　水溶性维生素

一、B 族维生素

B 族维生素的化学结构和生理活性完全不同,但因它们最初是从同一来源中分离得到,故将其归为一类。维生素 B 族主要包括维生素 B_1（硫胺）、维生素 B_2（核黄素）、维生素 B_6（吡多辛）、维生素 B_{12}（氰钴胺）、烟酸及烟酰胺等。

维生素 B_1（vitamin B_1）

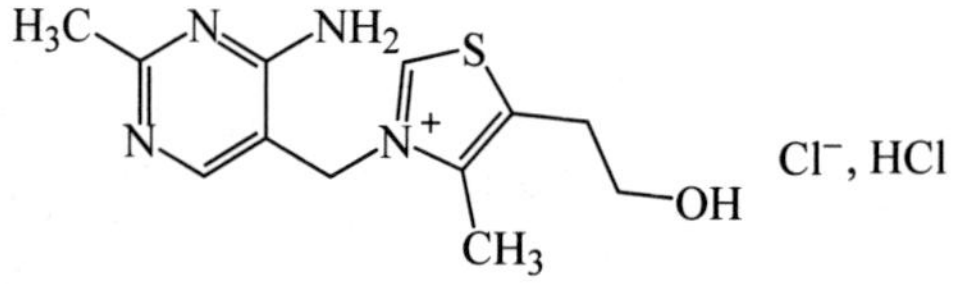

化学名为氯化 4-甲基-3-[（2-甲基-4-氨基-5-嘧啶基）甲基]-5-（2-羟基乙基）噻唑鎓盐酸盐。

本品为白色结晶或结晶性粉末;味苦,有微弱的特臭。在水中易溶,在乙醇中微溶,在乙醚中不溶。熔点 248～250℃（分解）。

本品水溶液显酸性,加入氢氧化钠溶液溶解后,噻唑环开环,生成硫醇型化合物,加铁氰化钾试液,则被氧化成硫色素,再加入正丁醇,上面的醇层显强烈的蓝色荧光,加酸使成酸性时,荧光即消失,再加碱使成碱性,荧光又显出。

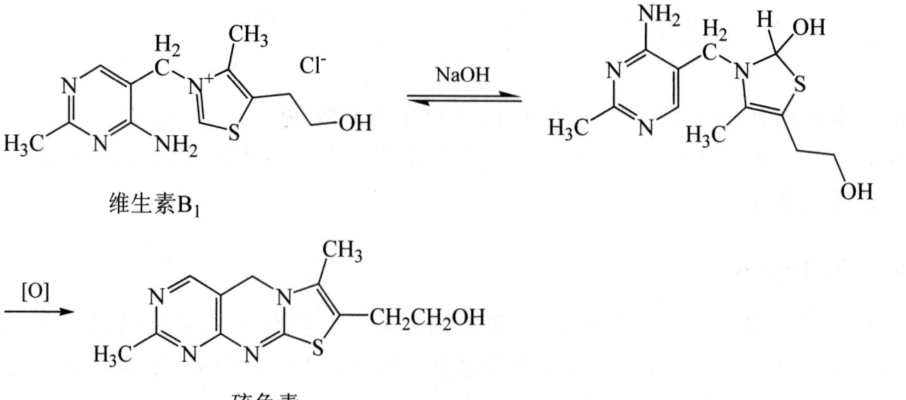

维生素B₁

硫色素

本品与碘化汞钾反应生成黄色的沉淀,与苦味酸作用生成扇形结晶,与碘生成红色沉淀。

本品主要存在于米糠、酵母、麦麸等,现可以由人工合成。维生素 B_1 在体内吸收较慢,且易被体内的硫胺酶破坏而失效。适用于脚气病的防治,也用于神经炎、消化不良等。

维生素 B_2(vitamin B_2)

化学名为 7,8-二甲基-10[(2S,3S,4R)-2,3,4,5-四羟基戊基]-3,10-二氢苯并蝶啶-2,4-二酮。

本品为橙黄色结晶性粉末;微臭,味微苦。在水、乙醇、三氯甲烷或乙醚中几乎不溶,在稀氢氧化钠溶液中溶解。熔点为 280℃(分解)。比旋度 $-120°\sim-140°$(0.5% 的氢氧化钾乙醇液)。

维生素 B_2 水溶液在透射光下显淡黄绿色并有强烈的黄绿色荧光,pH6.0~7.0 时荧光最强;加入无机酸或碱后,荧光将立即消失;加入连二亚硫酸钠结晶,振摇后,黄色消失,荧光也消失。

本品临床上主要用于治疗维生素 B_2 缺乏所致的唇炎、结膜炎、脂溢性皮炎等。

维生素 B_6(vitamin B_6)

化学名为 5-羟基-6-甲基-3,4-吡啶二甲醇盐酸盐,又名盐酸吡多醇、盐酸吡多辛。

本品为白色或类白色结晶或结晶性粉末;无臭,味酸苦;遇光渐变质。在水中易溶,在乙醇中微溶,在氯仿或乙醇中不溶。熔点 205~209℃(分解)。

本品固体在干燥条件下对光和空气均较稳定,但因分子结构中具有三个羟基,故水溶液遇空气易被氧化变色,且随 pH 升高,氧化速度加快。本品在酸性溶液中较稳定,但中性或碱性溶液遇光则易分解。

本品分子结构中的烯醇型羟基可与三氯化铁反应显红色;两个醇羟基可被酯化。此外,本品还能与 2,6-二氯对苯醌氯亚胺反应生成蓝色化合物,放置数分钟后变为红色。此反应为对位未取代酚类所共有的反应。

本品在体内可以与吡多醛、吡多胺相互转化,它们的磷酸化形式均为氨基酸脱羧酶、转氨酶的辅酶,并参与氨基酸、神经递质的代谢。

本品临床上主要用于妊娠呕吐、放射病或抗癌药等所致的呕吐、脂溢性皮炎、异烟肼中毒等。

二、维生素 C

维生素 C（vitamin C）

化学名为 *L*-（＋）-苏糖型-2,3,4,5,6-五羟基-2-己烯酸-4-内酯,又名抗坏血酸。

本品为白色结晶或结晶性粉末;无臭,味酸;久置色渐变微黄。本品在水中易溶,在乙醇中略溶,在三氯甲烷或乙醚中不溶。熔点 190～192℃（分解）。

本品分子结构中存在两个手性碳原子,故有四个光学异构体。其中 *L*-（＋）-抗坏血酸的活性最强。

本品水溶液加硝酸银试液可发生银镜反应,产生银的黑色沉淀。

本品水溶液加二氯靛酚试液(试液本身为青色,在酸性溶液中为红色),试液的颜色即消失。

　　本品结构中因有连二烯醇结构,其水溶液呈酸性。此外,连二烯醇结构还具有较强的还原性,重金属离子等可催化氧化变质反应。

　　本品在空气、光线、温度等因素的影响下,可氧化生成去氢维生素 C,在特定条件下可发生脱水反应,进而水解和脱羧生成糠醛,以至聚合显色。

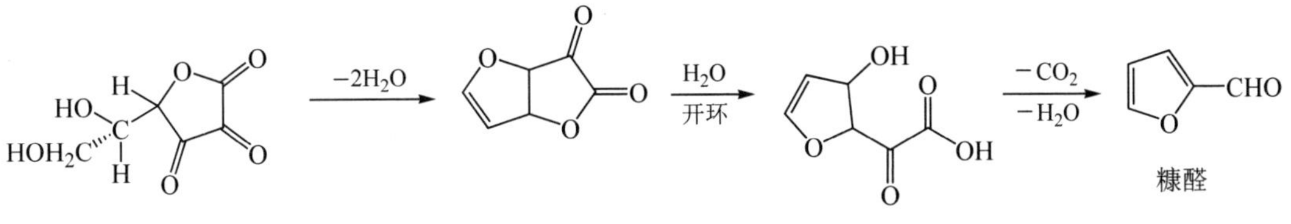

$$\text{(见结构图)} \xrightarrow{-2H_2O} \text{(见结构图)} \xrightarrow[\text{开环}]{H_2O} \text{(见结构图)} \xrightarrow[-H_2O]{-CO_2} \text{糠醛 —CHO}$$

　　本品主要用于防治坏血病以及预防冠心病,大量注射给药也可用于治疗克山病。本品也适用于尿液的酸化、高铁血红蛋白血症和其他疾病。

习题及
参考答案

(张毅)

参 考 文 献

［1］ 中华人民共和国国家药典委员会.中华人民共和国药典［M］.北京：中国医药科技出版社,2020.
［2］ 中华人民共和国国家药典委员会.中国药品通用名称［M］.北京：化学工业出版社,2023.
［3］ 陈新谦,金有豫,汤光.新编药物学［M］.18 版.北京：人民卫生出版社,2019.
［4］ 孟繁浩,余瑜.药物化学-案例版［M］.2 版.北京：科学出版社,2016.
［5］ 马玉卓.药物化学实验指导［M］.北京：科学出版社,2016.
［6］ 余瑜,孟繁浩.药物化学笔记与复习考试指南 ［M］.北京：科学出版社,2016.
［7］ 国家药品监督管理局.国家执业药师职业资格考试考试大纲［M］.第 8 版.北京：中国医药科技出版社,2024.
［8］ 孟繁浩,李念光.药物化学［M］.2 版.北京：中国医药科技出版社,2021.
［9］ 魏敏杰,周红.药理学［M］.北京：中国医药科技出版社,2021.
［10］ 方浩.药物设计学［M］.4 版.北京：人民卫生出版社,2023.
［11］ 孟繁浩.药物设计学学习指导与习题集［M］.3 版.北京：人民卫生出版社,2023.
［12］ 尤启东.药物化学［M］.4 版.北京：化学工业出版社,2021.
［13］ 毕开顺.高等药物分析学［M］.北京：人民卫生出版社,2021.
［14］ 李柱来,孟繁浩.药物化学实验指导［M］.北京：中国医药科技出版社,2016.
［15］ 许军,孟繁浩,杨明.新编中药成分学［M］.北京：清华大学出版社,2018.
［16］ 王小燕.常用药物的化学结构与系统命名［M］.2 版.上海：第二军医大学出版社,2013.